高等医药院校护理学"十二五"规划教材

（供护理专业用）

总主编 何国平 唐四元

护理科研

罗隆明 朱明瑶 **编著**

U0332120

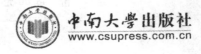
中南大学出版社
www.csupress.com.cn

内容简介

本书系统地、简要地介绍了护理科研的六步程序，即科研选题、科研设计、科研实施、统计分析、论文写作和成果推广。

本书根据"知识、能力、素质"的综合要求，坚持以"必需、适用、够用"为度，体现了"三基五性"的原则，即基本理论、基本知识、基本技能和思想性、科学性、先进性、启发性、适用性，突出了两大特色，即简明性和适用性。附有可供模仿写作的科研设计方案和实例论文，还附有实习练习参考答案。

本书可作为高等医学院校、职业技术学院的护理等专业学生的教材，同样也可作为护理等医药卫生工作者从事护理科研的一本理想的参考工具书。

图书在版编目(CIP)数据

护理科研/罗隆明,朱明瑶编著. —长沙:中南大学出版社,2014.5
ISBN 978 – 7 – 5487 – 1076 – 9

Ⅰ.护... Ⅱ.①罗...②朱... Ⅲ.护理学 – 科学研究
Ⅳ. R47

中国版本图书馆 CIP 数据核字(2014)第 078534 号

护 理 科 研

罗隆明　朱明瑶　编著

□责任编辑	彭亚非
□责任印制	易建国
□出版发行	中南大学出版社
	社址:长沙市麓山南路　　邮编:410083
	发行科电话:0731-88876770　　传真:0731-88710482
□印　　装	长沙印通印务有限公司

□开　　本	720×1000 B5	□印张 23	□字数 461 千字
□版　　次	2014 年 6 月第 1 版	□2014 年 6 月第 1 次印刷
□书　　号	ISBN 978 – 7 – 5487 – 1076 – 9
□定　　价	48.00 元

出版说明

为适应国家十二五规划医学教育的发展需要，提高护理专业教、学、考三结合的总体水平，由教育部211、985的学校——中南大学，组织湖南省护理教育界的专家共同编写了这套新版的护理专业规划教材，旨在帮助师生更好地了解和学好专业课，以便将来更好地掌握新版本的教学内容。编写的教材主要包括：

生理学	生物化学	病理学生物化学
病理学	免疫学与微生物学	人体解剖学
护理专业英语	人际沟通	康复护理
护理管理学	营养护理学	护理伦理学
护理学基础	急救护理学	内科护理学
外科护理学	妇产科护理	精神科护理学
传染病护理学	中医护理学（本科）	中医护理学（专科）
社区护理学	护理科研	

新版本教材的基本理念、规划及其课程目标与课程结构，均遵循国家护理专业课程标准及其评估要求。本套新版教材的设计、学习方式及其转变，基于课程标准的有效教学、课程评价制度的创新、课程资源的开发与利用、课程管理体制的创新，全面反映了最新研究成果，致力于以全新的方式设计，以新的理念阐述课程的新内容。本套教材既可作为护理专业通用教材，也可供在职护理人员自学进修参考。

高等医药院校护理学"十二五"规划教材

（供护理专业用）

NURSING

总 主 编　何国平　唐四元

丛书编委　（以姓氏笔画为序）

<table>
<tr><td>丁郭平</td><td>王卫红</td><td>王臣平</td><td>任小红</td></tr>
<tr><td>卢芳国</td><td>孙梦霞</td><td>刘晓云</td><td>何国平</td></tr>
<tr><td>吴晓莲</td><td>李　敏</td><td>陈正英</td><td>陈　燕</td></tr>
<tr><td>周建华</td><td>罗森亮</td><td>罗隆明</td><td>贾长宽</td></tr>
<tr><td>唐四元</td><td>蒋小剑</td><td>黄红玉</td><td>谭凤林</td></tr>
</table>

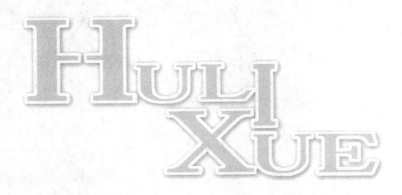

总　序

　　当今世界，医学科技迅猛发展，医疗对医护人员的要求越来越高，人们对健康的需求越来越大，对健康越来越重视，护理工作在医院、社区、家庭的疾病防治、康复等方面起着越来越重要的作用，护士已成为国内的热门职业之一。加入 WTO 后，随着国内人才市场面向国际的开放，我国护理人才已成为目前世界各国急需的技能型、应用型、紧缺型的专业人才。2014 年国家明确提出培养两类人才，即学术型人才和技能型人才。护理专业是培养技能型人才的重要阵地。护理对人才的要求除了基本技能与操作之外，还要求有不断更新知识的能力，使护士的知识从护理专业拓宽到更多学科。

　　护理职业的创始人南丁格尔曾说："护理是一门艺术。"如何培养一批南丁格尔式的护理人才，是护理教育工作者的一项重要任务。2011 年 3 月，根据国务院学位委员会公布的新修订学科目录，护理学获准成为一级学科，新的学科代码为 1011。国务院学位委员会对护理学一级学科的确认，既是对护理人员辛勤付出的肯定，也是对全国护理人员的极大鼓舞，是继国家卫生部将护理学科列入重点专科项目后，国家对发展护理学科的又一大支持。随着医学模式的转变，护理模式也发生了适应性转变，"十二五"时期如何适应新形势的发展，提高护理队伍人才素质以及实践水平，建设护理队伍和拓展护理领域，使我国护理工作水平得到整体提高，是护理教育工作者以及护理从业人员面临的重要挑战和机遇。

　　从教学的内涵讲，有了一支护理专业的师资队伍，就必须有一套较为完善的专业教材，以辅助教师教授护理学基本理论、基本知识、基本技能，同时也适应学科不断发展创新的要求。我们编写的系列丛书，从适应社会发展、护理职业发展和护理理念发展等层面出发，以巩固基础知识、强化前沿知识和技能为原则，选择了与现代护理发展方向紧密相关的学科，力求既适合护理人才的自主性学习，又适合教师的引导性教授。

中南大学是湖南省护理专业本科自学考试主考学校，是护理专业本科网络教育招生规模最大的学校，其护理学院是全国最早的护理专业博士学位授予点之一，社区护理学课程被评为国家精品课程。护理学院师资力量雄厚，教学资源丰富，其悠久的教学历史和先进的教学方法、设施，已为国内外医学事业培养出众多的优秀人才。为了适应社会发展的需求，培养出更多国内外急需的护理人才，由中南大学护理学院组织湖南省及外省有护理专业教学的多家院校中教学和实践经验丰富的教授和专家编写了一套有针对性的护理专业必修课和选修课教材，即针对授课对象的不同、学习方法的不同、人才使用的不同，对以往的教材内容进行了增加或减少。本系列教材包括：

《生理学》	《免疫学与微生物学》
《病理学》	《护理专业英语》
《护理科研》	《康复护理》
《人体解剖学》	《营养护理学》
《护理人际沟通》	《护理学基础》
《护理管理学》	《护理学导论》
《护理伦理学》	《内科护理学》
《急救护理学》	《妇产科护理》
《外科护理学》	《传染病护理学》
《精神科护理学》	《中医护理学(专科)》
《中医护理学(本科)》	《护理心理学》
《社区护理学》	《护理法律实务》
《生物化学》	

这套教材涵盖了护理专业的医学基础课、护理专业课及护理人文课程，目的是帮助护理专业的学生有条理、有效率地学习，有助于学生复习课程的重点内容和自我检查学习效果，有助于学生联系相关知识，融会贯通。本套教材是自学考试、网络教育的必备教材，也是全日制护理本科学生的选修用书。为检验学生学习的效果，在本套学习教材中编写了相关模拟试题及答案，使其更切合实际，达到学习目的。

由于时间仓促，加之水平有限，书中不当之处在所难免，恳请批评指正。

何国平　唐四元

前　言

　　《护理科研》主要是为护理专业学生和从事护理工作的人员进行教学和科研而编写的一本简明适用的教材。由于科研方法具有通用性，因此也适用于从事医药卫生工作的人员学习参考。该书对科研的 6 步程序——科研选题、科研设计、科研实施、统计分析、论文写作、成果推广作了简要叙述，重点介绍了科研设计和论文写作，特别突出了几种常用医学学术论文的写作格式与写作要求，并附有可供模仿写作的科研设计方案和供模仿练习的实例论文，还附有实习练习参考答案。

　　根据"知识、能力、素质"的综合要求，本书的编写坚持以"必需、适用、够用"为度，体现了"三基五性"的原则，即基本理论、基本知识、基本技能；思想性、科学性、先进性、启发性、适用性。突出了两大特色，一是简明性：即结构完整，纲目清晰；层次清楚，条理分明；图表陈述，归纳系统；语言流畅，通俗易懂。二是适用性：即技能导向，能力为主；联系实践，注重实用；实例示范，模仿应用；模写练习，学以致用。这有助于技能型人才的培养。

　　编写本书参考了大量的文献资料，选用了一些论文作为实例论文，在此向原作者编著者表示深切的谢意。鉴于编者学识水平有限，不当之处在所难免，诚望读者提出宝贵意见，以期修改完善。

罗隆明　朱明瑶

2014 年 9 月

目 录

绪 论/1

第一章 科研选题/4

第一节 选择课题 /4

第二节 查阅文献 /7

第三节 建立假说 /10

第四节 课题申报 /14

第二章 科研设计/16

第一节 实验设计 /16

第二节 试验方案拟定的讨论 /36

第三节 调查设计 /38

第三章 科研实施/50

第一节 科研素质 /50

第二节 科研伦理 /52

第三节 误差控制 /54

第四节 资料搜集 /62

第四章 统计分析/63

第一节 科研资料与统计分析方法 /63

第二节 科研资料的描述性分析 /66

第三节 科研资料的比较性分析 /70

第四节 科研资料的相关性分析 /87

第五节 统计分析的讨论 /98

第五章 论文写作/99

第一节 论文写作概述 /99

第二节 论文写作规范 /105

第三节 原著——实验报告的写作格式 /117

第四节 试验报告写作的讨论 /145

第五节 原著——调查报告的写作格式 /149

第六节 调查报告写作的讨论 /155

第七节 原著——资料分析的写作格式 /157

第八节 资料分析写作的讨论 /211

第九节 原著——个案护理报告的写作格式 /214

第十节 编著——综述的写作格式 /256

第十一节 编著——科普短文的写作格式 /266

第十二节 论文答辩辞的写作格式 /280

第六章 成果推广/284

第一节 成果鉴定 /284

第二节 成果奖励 /289

第三节 成果推广 /291

第四节 成果保护 /292

参考文献/356

绪 论

一、科研的概念

1. 科研

科研是探索未知的认识活动。"路漫漫其修远兮，吾将上下而求索"（屈原）。"科学就是整理实事，以便从中得出普遍的规律和结论"（英·达尔文）。通过探索未知，可以创造知识和整理知识，"知识就是力量"（英·培根）。"知识改变命运，学习创造未来"。只要肯探索，就会有发现，就能取得成果。

2. 医学科研

医学科研就是认识生命过程和疾病发生发展的规律，寻求有效的防治方法，以促进人类的健康长寿。

3. 护理科研

护理科研就是探索医学领域的护理问题，用以指导护理实践。

二、科研的方法

科研学是一门方法学，方法是很重要的。常言道："送人以鱼，不如授人以渔。送人以鱼，一饭之需；授人以渔，终生受用。"有水之渔，就是指打鱼的方法。又如"送人黄金，不如授人点金术"。掌握了点金术，就能"点石成金"。"送人猎物，不如授人使猎枪"。这些都同样强调了方法的重要。英国哲学家培根说过："跛足而不迷路的人，能超过虽健步如飞但误入歧途的人。"在科研中要不迷路，就要学习、掌握和运用正确的科研方法，才能使科研工作卓有成效。

1. 循证研究的概念

医学研究方法被称为循证方法，也称实证方法。循证即遵循证据，循证研究就是寻找证据作出结论的研究，即作出的结论要有据可循。所谓证据就是客观存在的事实，所以循证研究也称实证研究。

2. 循证研究的方法

循证方法或实证方法主要有以下 3 类：①实验研究：随机对照实验（RCT），非随机对照实验；②调查研究：现况调查，病例对照调查，队列调查；③资料分析：荟萃分析，即 Meta 分析（同类文献汇总分析）。病例分析、病例报告或临床经验总结也可作为循证研究的证据来源，但证据级别较低。

3. 循证实践——循证医学与循证护理

（1）循证医学（EBM） 也称实证医学，就是有据可循的医学。疾病的诊断、治疗不是以医生个人的经验为依据，而是以科学的证据为依据进行诊疗决策（循证实践），实施最安全有效的治疗。

（2）循证护理（EBN） 即实证护理，是以证据为基础的护理。在护理实践中，将科研结论（实证）与患者的需求（需求）相结合，根据个人经验（经验），作出最终的护理决策。循证护理体现了护理措施的科学性、实用性、安全性、有效性。因此循证护理就是有据可循的护理。疾病的护理不是以护士个人的经验进行护理，而是以科学的证据为依据进行护理决策（循证实践），实施最佳的护理。循证护理将护理研究与护理实践有机地结合起来，成为促进经验护理向科学护理迈进的重要途径，使护理真正成为一门以研究为基础的专业。

（3）循证医学与循证护理实践的三原则即实证＋经验＋需求。①实证：寻求最佳的证据（实证）作为医疗决策或护理决策的依据；②经验：以医生或护士的经验和技术作为专业治疗和护理的保证；③需求：以患者的利益和要求作为治疗或护理的最终目标需求。

三、科研的意义

科研的意义可概括为 3 个字，即一培二考三促。

1. 培养学生的科研能力

学生学习科研知识，开展科学研究，撰写毕业论文是国家对专科以上学生的培养要求，可以培养学生多方面的能力。每个学生要懂得："真正的知识、卓越的才能，永远属于勤奋学习、勇于实践、善于总结经验的人"。同时，专科以上学生在毕业实习期间只有进行科研，撰写毕业论文，并进行论文答辩合格者，才能获得毕业证书和学位证书。

2. 考核专业人员的学识水平

在职的专业技术人员进行科研，撰写科技论文，可以反映个人的学识水平和专业能力。同时以第一作者公开发表论文者，才有资格申请评定与晋升专业技术职称。

3. 促进科学技术发展

科学技术是第一生产力。"建设有中国特色的社会主义""科教兴国""建设创新型国家"需要加强科学研究。我国制定了加快科技发展的 16 字方针，即"自主创新，重点跨越，支撑发展，引领未来"。通过科研，可以发展生产力，推动社会的发展与进步。

四、科研的程序

科研的基本程序可分为 6 步, 即一选二设三实四分五写六推, 可简单概括为 3 步, 即设计、实施、写作。

1. 科研选题 ⎫
2. 科研设计 ⎬ 设计
3. 科研实施——实施
4. 统计分析 ⎫
5. 论文写作 ⎬ 写作
6. 成果推广 ⎭

第一章　科研选题

第一节　选择课题

一、选题步骤

选题过程，可分 4 步。

（一）选择课题

选题即选择一个研究的题目。科研的题目称为课题，选题是科研的第一步。选出课题就是明确研究的问题。选题是决定科研成败的因素之一，它关系到能否创新出成果以及出多大成果。选准一个课题，等于科研成功了一半。因此，开展科研，首先要认真地选出一个合适的研究课题。

（二）查阅文献

查阅文献即通过查阅和对比国内外有关文献，检查此研究课题是否有新颖性，即所谓查新。通过查新避免重复选题，减少科研的盲目性。

（三）建立假说

假说即对研究课题的预期结果提出一个假定性的说明。假说就是一个假定的答案。"没有假说，实验就无从谈起"（哥伦布）。形成了科学假说，即确定了科研课题。

（四）课题申报

课题申报即对确定的课题设计方案，并进行可行性论证，然后填写课题申请书，并向有关部门上报，以争取单位和领导的支持（科研经费、仪器设备等的支持）。

二、课题来源

（一）自选课题

自选课题根据个人专长，结合实际需要，自由选择研究的课题。

（二）指令课题

指令课题由部门或单位指定或安排的研究课题。

（三）招标课题

招标课题部门公开招标，个人自由申请，通过竞争获准研究的课题。

（四）委托课题

委托课题其他部门或单位委托研究的课题。

三、课题类型

按研究领域、学科类别、科研方法可将课题分为以下类型（表1-1）。

表1-1　科研课题的类型

```
科研 ┬ 基础研究 ─────┬ 基础医学研究
     │ 应用基础研究 ─┘
     └ 应用研究 ──────┬ 临床医学研究
                      └ 预防医学研究

实验研究 ┬ 动物实验
         ├ 临床试验
         └ 社区试验

调查研究 ┬ 现况调查 ┬ 普查
         │          └ 抽样调查 ┬ 描述性现况调查
         │                      ├ 比较性现况调查
         │                      └ 相关性现况调查
         ├ 病例对照调查（回顾性调查）
         └ 队列调查 ┬ 回顾性队列调查
                    └ 前瞻性队列调查

资料分析 ┬ 常规资料分析
         ├ 病例分析 ┬ 医疗病例分析
         │          └ 护理病例分析
         ├ 病例报告 ┬ 医疗病例报告
         │          ├ 误诊病例报告
         │          ├ 中医医案医话
         │          └ 个案护理报告
         ├ 病理讨论（包括病例讨论）
         └ 荟萃分析（同类文献汇总分析）

经验总结 ┬ 医疗经验总结
         ├ 护理经验总结
         ├ 医教经验总结
         ├ 管理经验总结
         └ 医学技术交流

整理知识 ┬ 综述述评
         ├ 进展讲座
         ├ 科普短文
         ├ 动态信息
         ├ 技术标准
         ├ 检索文献
         └ 图书读物
```

四、选题方法

（一）从实践中选题

在医疗、护理、预防的实践中留心观察、用心思考、捕捉闪念、抓住机遇，就能找到有价值的研究课题。

（二）从理论中选题

从有争议的或不成熟的或不完善的理论、学说中寻找研究的课题。

（三）从文献中选题

阅读文献时，注意文献中的空白点，以启发研究思路。如从论文的讨论中找出研究的不足，或对某些课题进行延伸性研究等。还可以通过参加学术会议或请教专家，选择研究课题。

（四）从招标中选题

从上级主管部门下达的科研课题中，选择适合自己的研究课题。

为了提高选题能力，应勤奋学习，敏锐观察，创新思维。创新需要求异思维，需要奇思妙想，需要异想天开，需要质疑问难，不能盲目崇拜。

五、选题要求

（一）求新（创新性）

"建设有中国特色的社会主义""科教兴国""建设创新型国家"需要加强创新研究。我国几代领导人为此作出了巨大努力。毛泽东：实事求是，善于创新；邓小平：大胆敢闯，勇于创新；江泽民：与时俱进，开拓创新；胡锦涛：求真务实，锐意创新；习近平：解放思想，科学创新。2006 年我国制定了加快科技发展的 16字方针，即"自主创新，重点跨越，支撑发展，引领未来"。创新无限，点亮智慧人生。我们要积极开展创新研究。

选题要求开拓创新，即要求原创先进，独特新颖。科研贵在创新，创新是选题的灵魂与生命。我国著名的国画大师齐白石关于创新有句名言："学我者生，似我者死。"要求学画者做到"神似而形不似"。即学者应学技能与方法，不要临摹或模仿，应有创新或创造。自主创新包括理论创新和应用创新。

1. 原始创新

（1）未探索研究的领域　从未研究的课题，填补本学科的空白点。

（2）未解决的课题　从未有人解决过的课题研究。

2. 继承创新

（1）尚未开展的课题　国外已有研究，国内尚未开展的课题。

（2）补充发展的课题　他人已有研究，对未完全解决的问题、不完善的问题进行延伸性研究。

（3）修正改进的课题　对有怀疑的或有争议的或不成熟的问题进行批判性研究。

（4）转换角度的课题　对同一个问题从不同的角度进行研究，因为角度可以改变观念。

（5）荟萃分析的课题　荟萃分析即对同类文献进行汇总分析。

（6）综合归纳的课题　对他人的一些零星研究，进行系统的具有特色的综合归纳，如综述。

3.应用创新——引进消化吸收再创新

(1)继续深入性研究 对已知的原理进行应用于实践的研究。

(2)引进性研究 对国内外的新技术结合本地情况进行开发性研究。

(3)科技成果推广 对科技成果或新技术进行推广应用的研究。

(二)求真(科学性)

选题要求真实客观,即要求科学真实、依据客观。课题具有正确性,课题的来源有事实依据或理论依据,并且可用科学手段得到证实,而不是主观臆造,凭空想象。

(三)求行(可行性)

选题要求现实可行,即要求能力胜任、财物具备。科研要考虑各种主客观条件,既要个人能力能胜任,又要财力物力都具备。要量力而行,不能好高骛远,纸上谈兵。

第二节 查阅文献

一、文献的概念

用一定的符号(如文字、图像、声频、视频等)记录在一定载体(如纸张、胶片、磁盘、光盘等)上的有价值的资料称为文献。

查阅文献也称文献检索,检索的目的有三。①更新知识;②开展科研:在科研的各个阶段特别是选题(课题查新)和写作(对比讨论)阶段更需要查阅文献;③编写著作。

二、文献的类型

(一)按加工资料不同分为4类(表1-2)

表1-2 书本文献的类别

文献类别	加工资料	文体类别	成果性质	应用价值
零次文献(原始资料)	未加工或未公开发表的原始记录或内部资料	科研记录、会议记录、笔记、书信、草稿、草图、内部档案等	原始记录	作一次文献的写作素材

续表1-2

文献类别	加工资料	文体类别	成果性质	应用价值
一次文献（原始文献）（原著）	利用原始资料写成的论文或专著	期刊论文、学位论文、专利说明书、专著	创造知识	①情报资源 ②产生二、三次文献的资料 ③查阅文献（期刊浏览法）
二次文献（检索文献）	利用一次文献的某种特征分类、编排的检索工具	目录、索引、文摘	检索工具	查阅文献（工具查找法）
三次文献（再生文献）（编著）	利用一次文献进行综合归纳编写而成的再生文献	期刊——综述、述评、进展、讲座、科普短文等 图书——教科书、百科全书、年鉴等	整理知识	①更新知识 ②查阅文献（引文追溯法）

（二）按载体不同分为4类（表1-3）

表1-3 文献的类别

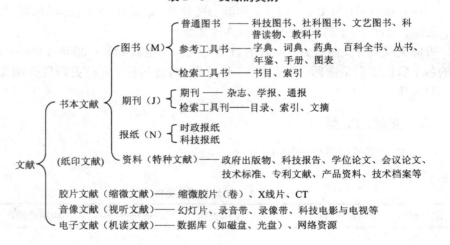

（三）图书分类法

中国图书馆图书分类法，简称中图法，分五大部类22大类。（表1-4）

表 1-4 中图分类法

Ⅰ马列毛著作(1类)	A 马克思、列宁、毛泽东、邓小平著作	
Ⅱ哲学(1类)	B 哲学	
Ⅲ社会科学(9类)	C 社会科学总论	
	D 政治、法律	
	E 军事	
	F 经济	
	G 文化、科学、教育、体育	
	H 语言、文字	R1 预防医学
	I 文学	R2 中国医学
	J 艺术	R3 基础医学
	K 历史、地理	R4 临床医学(R47 护理学)
Ⅳ自然科学(10类)	N 自然科学总论	R5 内科学
	O 数理科学和化学	R6 外科学
	P 天文学、地球科学	R71 妇产科学
	Q 生物科学	R72 儿科学
	R 医药卫生———————	R73 肿瘤学
	S 农业科学	R74 神经病学与精神病学
	T 工业技术	R75 皮肤病学与性病学
	U 交通运输	R76 耳鼻咽喉科学
	V 航空、航天	R77 眼科学
	X 环境科学、安全科学	R78 口腔科学
Ⅴ综合性图书(1类)	Z 综合性图书	R79 外国民族医学
		R8 特种医学
		R9 药学

三、查阅文献的方法

(一)期刊浏览法

1. 现刊

到现刊阅览室查阅现刊(当年的现期期刊)首页的目录,找出需要阅读的文献题目,然后阅读原文。

2. 过刊

到过刊阅览室(馆藏期刊室)查阅过刊(以前的过期期刊)年终最后一期的年度总目录,找出需要阅读的文献题目,然后找出原文阅读。

(二)引文追溯法

引文即参考文献。期刊中的论文或综述等都有参考文献,利用参考文献找到原文进行阅读。许多图书后面也附有参考文献,也可追溯原文阅读。

（三）工具查找法

1. 文献检索工具

（1）手工检索工具

检索工具刊——目录、索引、文摘。

检索工具书——书目、索引、参考工具书。

（2）计算机检索工具——光盘数据库、网络数据库。

2. 文献检索途径（表 1-5）

表 1-5　文献的检索途径与检索标识

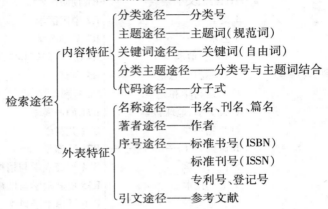

3. 文献查找方法

（1）倒查法　由近到远查找文献。

（2）顺查法　由远到近查找文献。

（3）抽查法　根据需要抽查某年的文献。

第三节　建立假说

一、假说的概念

假说也称假设，是对未知结果所作的一种推测，是对拟定研究问题的预期结果提出的有待证实的假定性说明。简言之，假说就是假定的答案。哥伦布有一句名言："没有假说，实验无从谈起。"建立假说是科研选题的核心环节。形成了科学假说，即确定了科研课题。

二、假说的特点

（一）科学性

假说的提出是以一定的事实为依据，以一定的理论为基础的。假说绝不是凭空臆想，事实依据和理论基础是假说的两个基本支撑点。

（二）假定性

假说的答案是对未知问题所作的一种推测或设想，具有很大的不确定性，需要通过实验加以验证才能作出科学的结论。

（三）可验证性

假说对问题的结果所作的预见，是可以检验的。不可验证的设想不宜作为假说。验证的方法是科学实践——实验或调查。

三、假说的作用

（一）体现创新

假说涉及未知的领域，能体现科研选题的创新和价值所在。有了假说并验证假说，就有可能导致新的发现，因此假说为发现新事物形成新理论提供了毛坯。

（二）明确方向

假说为科研设计提供了目标与思路，使科研活动方向明确，技术路线具体可行。

（三）唤起争鸣

研究同一问题，可用多种途径和方法进行探索，每种途径或方法都可提出一种假说。因此假说可唤起百家争鸣，为科研争鸣提供焦点，通过争鸣可以集思广益，促进科学研究。

四、假说形成的方法

形成假说常用的逻辑思维方法有：①比较与分类；②分析与综合；③归纳与演绎。

（一）比较与分类

1. 比较法

比较是最常用的逻辑思维方法。比较就是对不同事物或现象进行对比，确定它们的共同点与不同点。比较研究的主要目的是揭示事物间的不同点。比较的方法可进行同类比较、空间比较、时间比较、质与量的比较等。例：比较山区和平原地区地方性甲状腺肿的患病率不同，提出环境缺碘的病因假说。

2. 分类法

分类是在比较的基础上，将事物分为不同的类别。分类的方法可采用层次分类、属性分类、特征分类、数量分类、现象分类、本质分类等。如医学上的病因分类、病原分类、疾病分类、病情分类等。例：通过免疫学检查结果的比较，将肝炎分为甲型、乙型、非甲非乙型三种，从而促使人们进一步研究非甲非乙型肝炎是一种病毒还是几种病毒引起并就此提出假说，研究的结果又发现了6种新的肝炎病毒。

（二）分析与综合

1. 分析法

分析是把事物的整体分解为各个部分。分析的方法可采用定性分析、定量分析、层次分析、结构分析、功能分析、动态分析等。如对某种疾病分析其病因、病理、临床表现、疗效、预后、预防等。通过分析可以找出需要研究的课题。例：某地发现许多肢体变形、腰弯背驼的病人，通过对井水化学元素的分析，提出了饮水高氟可能是致病原因的假说。

2. 综合法

综合是把事物的各个部分组合成一个整体。可进行概念综合、原理综合、模型综合等。通过综合可提出某些科研假说。例：治疗非典型肺炎（SARS）时，将抗病毒药与皮质激素结合，提出联合疗法是否可提高疗效的科研假说。

（三）归纳与演绎

1. 归纳法

由一系列个别事实（前提）推出一般原理（结论）的推理方法称为归纳法。即从个别到一般，从特殊到普遍。归纳推理由前提和结论两段论组成。前提——是已知的个别事实，特点是事实的数量较多；结论——是推出的一般原理，特点是原理未经证实，是推论出来的（图 1 - 1）。

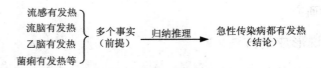

图 1 - 1 归纳法

从客观事实可能存在的因果关系进行逻辑推理，可形成科研假说。常用的归纳法有以下几种。

（1）求同法，又称类同法、一致法。即找出相同的因素提出假说。就是在不同的情况下，出现相同的结果中，找出相同的因素，提出科研假说（图 1 -2）。

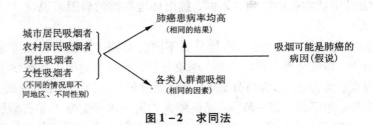

图 1 - 2 求同法

（2）求异法，又称差异法。即找出不同的因素提出假说。就是在某些条件相同的情况下，出现不同的结果中，找出不同的因素，提出科研假说（图 1 - 3）。

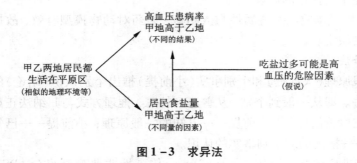

图 1 - 3　求异法

（3）同异共用法，求同法与求异法结合使用，找出相同和不同的因素，提出科研假说（图 1 - 4）。

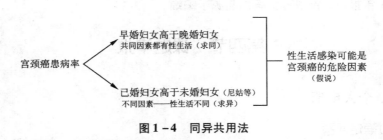

图 1 - 4　同异共用法

（4）共变法，又称伴随变异法。某因素与某结果伴随发生，根据伴发因素提出科研假说。

例：吸烟量大的人，其肺癌的发生率较高，从而提出吸烟是肺癌的病因假说。又如血黏稠度高的人，脑血栓的发生率较高，从而提出血黏稠度高是脑血栓形成的原因假说。

（5）剩余法，又称排除法。多个因素可能引起某种结果，逐一排除某些因素以后，根据剩余的因素提出科研假说。

例：某省农村发现了许多农民氟中毒，排除了饮水、土壤及食物中含有高氟的因素后，提出了空气中是否存在高氟的假说。后调查证实是燃烧烟煤时，煤中的高氟污染空气所致。

（6）类比法，又称类推法。类比推理是归纳推理的一种特殊形式。其推理方法是从个别到个别，从特殊到特殊。类比法是根据两个事物某些已知类似属性的对比，推出另一事物其他未知属性的推理方法（提出假说）。

例1 从中药藏茄提取的山莨菪碱(654-2)与阿托品都有阻断 M 胆碱受体的作用(类似的共同属性),而阿托品可解除平滑肌痉挛,故提出山莨菪碱也有解除平滑肌痉挛的作用的假说。

例2 哺乳动物的某些属性与人相似,某药对动物模型有效,故提出该药对人也有效的假说。

2.演绎法

由一般原理(大前提)和个别事实(小前提)推出个别认识(结论)的推理方法称为演绎法。即从一般到个别,从普遍到特殊,推理方式与归纳法正好相反。演绎推理由三段论组成,即大前提——已知的一般原理;小前提——已知的个别事实;结论——推出的对个别事实的认识。

例:传染病都有病原体(大前提)——传染性非典型肺炎(SARS)是传染病(小前提)$\xrightarrow{\text{演绎推理}}$所以 SARS 也有病原体(结论)。从而提出寻找分离鉴定病原体的假说。后经调查研究发现 SARS 的病原体是果子狸携带的一种新型冠状病毒。2013 年报道,新型冠状病毒起源于蝙蝠。

第四节 课题申报

一、个人申请

(一)确定课题

申请科研课题,第一步工作就是确定科研课题。通过选择课题、文献查新、建立假说以后,科研课题就基本确定了。课题确定后,对学生来说接着填写《毕业论文任务书》的表格,其内容包括:①一般项目:论文题目、课题来源、课题类型、起止时间;②研究背景与缘由;③研究目的与意义;④研究内容与方法;⑤研究步骤与进度。经带教教师审批后执行(参阅附录:毕业论文例文)。

(二)设计方案

科研课题确定以后,第二步工作就是进行科研设计。科研设计就是制定一个科研实施方案,这是申请课题的前提和基础。

(三)课题论证

1.选题报告

对课题进行可行性论证时,研究者先作选题报告,对本科生或研究生来说则称开题报告。《毕业论文开题报告》是一份表格,填表内容包括:①一般项目:论文题目、课题来源、课题类型、起止时间;②研究背景与缘由(立题依据),研究目的与意义;③研究内容与预期目标(技术方案或技术路线);④研究重点与难点；⑤研究方法与步骤（进度安排）；⑥研究所需条件等。该表由指导教师签署意见。

2.课题论证

邀请有关专家对选题报告进行讨论，对课题进行可行性论证与评价。评价内容：①创新性；②科学性；③可行性。最后写出可行性论证报告。

3.课题修改

课题论证后，根据评委意见，对选题和设计中的问题进行修改补充，以求完善。

（四）标书填写

课题申请书也称标书，即向科研招标部门投递的申请书。课题申请书是课题审批、科研实施和成果鉴定的依据，写好申请书，可提高中标率。《国家自然科学基金申请书》有统一的表格，一部分是申请者填写的内容，另一部分是审批者填写的内容。具体内容从略。

（五）单位上报

填好的《课题申请书》由工作单位审查、主管部门签署意见后，上报科研管理部门。

二、部门审批

（一）部门审查

上报的《课题申请书》首先由科研管理部门或招标部门进行初步的形式审查，看是否符合招标指南的要求。

（二）专家审议

通过初审的《课题申请书》再由专家组进行内容审议，符合"创新性、科学性、可行性"3 个基本条件者建议批准立项。

（三）部门审批

科研管理部门或招标部门对专家建议批准的课题进行综合平衡，择优选出较好的课题进行审批。课题批准后或中标后，即下达课题任务书和资助计划，给予经费支持，对未批准者反馈原因。

第二章 科研设计

第一节 实验设计

科研设计就是根据科研课题制定具体的研究计划或实施方案，包括专业设计与统计设计。实验研究与调查研究是两种基本的科研方法，故主要的设计有两类，即实验设计与调查设计。

一、实验的目的

（一）实验的概念

实验就是有干预地观察。即对受试对象人为地给予处理或施加干预后进行效应观察。实验模式如图2-1。

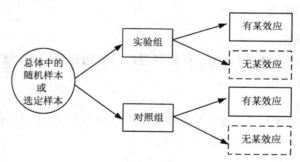

图2-1 单因素单水平的实验设计模式

（二）实验的种类

实验的种类见表2-1。

表2-1 实验的类别

实验类别	受试对象	实验场所	实验目的
动物实验	动物	实验室	基础医学研究
临床试验	患者	医院病房	临床医学研究
社区试验	健康人群	社区现场	预防医学研究

（三）实验目的

1. 描述性研究

解剖形态学观察、生理功能研究、病理学研究、药代动力学试验等。

2. 比较性研究

比较诊疗效果、护理效果、预防效果等。

3. 相关性研究

病因的因果关系、病理的因果联系、药理的剂量反应关系等。

二、实验的三个基本要素

（一）处理因素

——处理因素就是研究因素，也称干预因素、被试因素、实验因素，是人为施加于受试对象并能观察效应的研究因素。如理化生物因素、心理社会因素等。可进行单因素单水平的研究，也可进行多因素多水平的研究。

（二）受试对象

——受试对象就是研究对象，也称实验对象，包括动物和人（患者或健康者）。

（三）效应指标

——效应指标就是研究指标，也称观察指标、实验指标、实验效应。效应指标是反映实验效果的指标，可分为3类：①定量指标，属于客观指标，是用工具测量的有计量单位的指标，如身高、体重、血压等；②定性指标，多为主观指标，是无序分类计数即清点数目的无计量单位的指标，如头痛、咳嗽的人数，化验结果的阳性数，各种血型的人数等；③等级指标，是有序分类、计数的无计量单位的指标，如化验结果的 −、+、++、+++、++++，疾病疗效的痊愈、显效、好转、无效、死亡等。选择指标应注意指标的客观性、灵敏性、特异性以及测量的精确性。

三、实验的三大基本原则

实验设计必须遵循统计学的三大基本原则，它是控制三大类误差的重要手段（表2−2）。

表2−2 误差的种类

误差		
抽样误差（随机误差）		——由于抽样时的个体差异引起
系统误差（偏倚）	选择偏倚 观测偏倚 混杂偏倚	——由于人为因素或测量因素引起
过失误差（过错）		——由于工作差错引起

（一）对照

1. 对照的概念

对照是实验时用于比较效应的参照。对照的作用是提供比较的标准。对照起一个参照标准的作用，有比较才能鉴别。俗话说，"不怕不识货，就怕货比货""货比三家不吃亏"。对照的意义是保证结果的真实性，减少系统误差。没有对照，实验就不能得出正确的真实可信的结论。

2. 对照的要求

（1）均衡对照 ①齐同对照。即同条件对照。实现两组非处理因素的均衡。要求非处理因素（如性别、年龄、职业、病情等）在实验组与对照组之间齐同可比，进行均衡性检验时 $P > 0.05$。实现组间均衡的方法有：随机分组；分层随机分组；配对设计；交叉设计等；②等量对照。实现两组样本数量的均衡。要求两组的样本例数相等或基本相等；③同期对照。实现两组处理时间的均衡。要求两组尽可能同时实施处理。而历史对照、自身前后对照等则是非同期处理，某些结果可能缺乏可比性。

（2）随机对照 实验设计时采用随机分组方法安排实验。随机对照实验（RCT）是统计推断的前提。

3. 对照的形式

随机对照可分为成组对照（表2-3上5种）、自身对照（配对对照，表2-3中4种）、未设对照（表2-3下3种）等几种形式。非随机对照：未采用随机方法分组，如自然对照等。

表2-3 对照的形式

对照形式	对照组处理	对照目的	适用范围	主要问题
空白对照	无处理	①排除自然因素影响 ②排除自愈因素影响	①动物实验 ②检测方法研究 ③预防试验 ④某些临床试验	①存在科研伦理问题 ②不适用于危急重症 ③不能排除心理因素的影响
安慰剂对照	安慰剂（对某病无治疗作用的物质）	①排除心理因素的影响 ②排除疾病自然过程的影响	临床治疗试验	①存在科研伦理问题 ②不适用于危急重症患者
实验对照	伴随因素如药物或食物的载体（赋形剂、胶囊或溶媒）	排除伴随因素的影响	存在伴随因素的试验	
标准对照	①标准方法 ②常规药物	①防止发生科研伦理问题 ②作对比评价的标准	①临床诊断试验 ②临床治疗试验	

续表 2 – 3

对照形式	对照组处理	对照目的	适用范围	主要问题
相互对照	①不同的处理因素 ②同一处理因素不同的水平(如某一药物的不同剂量)	比较几种处理效应的强弱	①几个平行因素的试验 ②同因素不同水平的试验	
自身前后对照	无处理(类似空白对照)	比较处理后的效果	药物疗效试验	非同期对照,不能排除自愈因素的影响
自身左右对照	①伴随因素 ②常规药物(类似实验对照或标准对照)	①排除伴随因素的影响 ②作对比评价的标准	①临床诊断试验 ②临床治疗试验	
自身不同临床表现对照	一种处理,两项观察(类似相互对照)	比较同一药物对不同临床表现(不同效应指标)的效应	①两种以上的临床表现的疗效 ②两种以上寄生虫混合感染的疗效	
自身两种检测方法对照	①标准方法 ②常规方法(类似标准对照)	比较不同检测方法的优劣	①同一样品两法检测 ②同一细菌两法培养	
历史对照	过去研究的结果 ①正常参考值或标准值 ②文献报道的经验值 ③普查值	比较不同时期某种效应指标的差别	单组实验或调查	非同期对照,可能缺乏可比性
潜在对照	公认的事实(难治愈,病死率高)	评价疗效	不宜设立对照的研究:如病死率极高的疾病(狂犬病、艾滋病、恶性肿瘤等)	
无对照			①解剖形态学观察 ②生理功能研究 ③病理学研究 ④药动学试验(药物代谢与安全性试验)	

(二)重复

1.重复的概念

重复是指在相同条件下进行多量观察、多次测量或多次验证。其内涵有三:①多量观察。即样本数量的重复。科研设计时主要考虑样本数量即样本的大小问题,如用 100 个病人做试验;②多次测量。即观测次数的重复。如血压重复测量3 次,取均值以保证结果的可靠性;③多次验证。即验证结果的重复。重复验证实验结果,确保实验结果的重现性。可以是自己验证,也可以是他人验证。重复的意义主要是保证结果的可靠性,减少抽样误差。防止把个别的或偶然的结果当作普遍性或必然性。

2. 重复的要求

设计时的重复即考虑样本的大小,要求"样本适量"。所谓样本适量即要求保证研究结论具有一定可靠性的前提下,确定最少的样本例数。样本过小或过大都有弊端。样本过小,不容易发现本应存在的差别,难以获得正确的结论;样本太大,则增加科研实施的困难,造成人力、物力、财力和时间不必要的浪费。

3. 样本的估计

样本大小的估计方法有 3 种:经验法;查表法;计算法。

(1)经验法 简便但较粗糙。

①动物实验:每组 5~30 只动物。小动物可多些,大动物可少些。

②临床试验:难治病每组 5~10 例;危重病每组 30~50 例;一般病或慢性病每组 50~200 例。

③社区试验:每组 100 例以上。

(2)查表法 根据样本估计的前提条件查表。①样本均数与总体均数比较或配对比较时所需样本例数:根据 δ/σ(样总比较时 $\delta/\sigma = \frac{\bar{x} - \mu_0}{\sigma}$,配对比较时 $\delta/\sigma = \bar{d}/\sigma$)、$\alpha$、$1-\beta$,查附表 1 可得知所需样本例数。②两样本均数比较时所需样本例数:根据 $\delta/\sigma = (\mu_1 - \mu_2)/\sigma$、$\alpha$、$1-\beta$,查附表 2 可得知所需样本例数。③两样本率比较时所需样本例数:根据较小率 π、$\delta = \pi_1 - \pi_2$、α、$1-\beta$,查附表 3 可得知所需样本例数。

(3)计算法

1)样本计算的依据(前提条件)

进行样本计算时,必须确定以下 4 个数值:

①参数之差 δ。参数之差是在进行参数检验时,研究者希望发现的两个总体参数之间的最小差异。即两总体参数之间相差达到 δ 时,则预期有 $1-\beta$ 的把握度,按 α 检验水准,得出"有差别"的结论。反之将得出"无差别"的结论。δ 越大,所需样本数量越小。参数之差 $\delta = \mu_1 - \mu_2$,或 $\delta = \pi_1 - \pi_2$。δ 一般自行规定或由专家确定。

②总体标准差 σ 或总体概率 π。σ 反映定量资料的变异度。σ 越小,所需样本数量越小。计算样本大小时,一般假设两组的 σ 相等。总体概率 π 越接近 0.50 时,则所需要的样本数量越多。无法得到总体参数时,一般用样本统计量代替。

③检验水准 α。即 Ⅰ 类错误的概率 α。α 越小,所需样本数量越多。一般取 $\alpha = 0.05$(双侧值)。

④Ⅱ类错误β。$1-\beta$为检验效能,即检验把握度。β越小,则检验效能越高,所需样本数量越多。β只取单侧值。一般取$\beta=0.10$或0.20,即要求$1-\beta$在0.80以上。

$f(\alpha,\beta)$的常用数值

$f(0.05,0.05)=13.0$ $f(0.10,0.05)=10.8$

$f(0.05,0.10)=10.5$ $f(0.10,0.10)=8.6$

$f(0.05,0.20)=8.0$ $f(0.10,0.20)=6.2$

$f(0.05,0.50)=3.8$

2)样本均数与总体均数比较(或配对比较)的样本计算

例1 某医生研究某药治疗矽肺的疗效,估计可增加尿矽排出量,其标准差(代替σ的S)为89.0 mmol/L。若要求$\alpha=0.05$(双侧),$\beta=0.10$的概率,希望能辨别出尿矽排出量平均增加35.6 mmol/L($\bar{d}$即δ),试问需用多少矽肺病人做试验(自身前后配对试验)?

$$n=\frac{\sigma^2}{\delta^2}f(\alpha,\beta)=\frac{89^2}{35.6^2}\times10.5=65.63\approx66(例)$$

即用66个矽肺病人做试验,如果该药能增加尿矽排出量,则有90%($1-\beta=0.9$)的把握可得出有差别的结论。

例1按$\delta/\sigma=35.6/89=0.4$,双侧$\alpha=0.05$,$1-\beta=1-0.1=0.9$,查附表1得$n=68$例,与计算的66例相近。

3)两均数比较的样本计算(每组样本数)

例2 某医生欲研究黄芪与生血散治疗粒细胞减少症的疗效,根据以往经验,黄芪可平均增加粒细胞1×10^9个/L,生血散可平均增加粒细胞2×10^9个/L。两药处理的总体标准差相等,均为$\sigma=1.8\times10^9$个/L。若取$\alpha=0.05$(双侧),$\beta=0.20$,每组例数相等,问每组各需多少病例?

$$n=\frac{2\sigma^2}{\delta^2}f(\alpha,\beta)=\frac{2\times1.8^2}{(2-1)^2}\times8=51.84\approx52(例)$$

即每组各需52个病例。

例2按$\delta/\sigma=\dfrac{\mu_1-\mu_2}{\sigma}=\dfrac{2-1}{1.8}=0.55$,双侧$\alpha=0.05$,$1-\beta=1-0.20=0.80$,查附表2得$n=53$例,与计算结果52例相近。

4)两率比较的样本计算(每组样本数)

例3 某医生研究两种药物治疗乙型肝炎的疗效,预试验中,甲药治疗后HB_SAg的阴转率为50%,乙药为65%。若取$\alpha=0.05$(双侧),$\beta=0.10$,每组例数相等,问每组各需多少乙肝病例?

$$n=\frac{\pi_1(1-\pi_1)+\pi_2(1-\pi_2)}{\delta^2}f(\alpha,\beta)=\frac{0.5(1-0.5)+0.65(1-0.65)}{(0.5-0.65)^2}\times10.5$$

$=222.8\approx223$（例）

即每组各需 223 个病例。

例 3 题按较小率 $\pi_1=50\%$，$\delta=\pi_1-\pi_2=65\%-50\%=15\%$，$\alpha=0.05$，$1-\beta=1-0.1=0.90$，查附表 3 得 $n=225$ 例，与计算的结果 223 例相近。

（三）随机

1. 随机的概念

随机是指研究对象听从机会安排，不是凭主观意愿安排。即在实验中进行抽样、分组或处理时，采用客观公平的方法，使每个被研究对象都有同等机会被抽取或分配到不同的组中去。随机的内涵有三：①随机抽样；②随机分组；③随机处理。随机的意义是保证统计推断的有效性，减少系统误差和抽样误差。它是实现组间均衡的重要方法。

2. 随机的要求

随机要求在科研设计时遵循"机会均等"的原则，采用客观公平的方法进行抽样、分组或处理，而不是主观有意的选择受试对象。因此，随机不是随便，更不是随意，随便或随意会无意或有意地造成系统误差（偏倚）。

3. 随机的方法

（1）随机抽样方法

基本方法有 4 种：①单纯随机抽样；②系统抽样；③分层抽样；④整群抽样。详见本章第三节调查设计。

（2）随机分组方法

1）完全随机分组法

①抽签分组法：先将受试对象编号，然后抽签交替分到甲组和乙组。适用于小样本的分组实验。

②掷币分组法：掷硬币时规定正面朝上者入甲组，反面朝上者入乙组。适用于小样本分组。

③奇偶分组法：按受试对象的某种特征编号，规定尾数为奇数者入甲组，尾数为偶数者入乙组。

④交替分组法：按患者入院时间的先后顺序交替地将受试对象归入甲组和乙组。适用于受试对象不能一次到位的试验。

⑤随机数分组法：获得随机数的方法有两种。一是采用统计书中的随机数字表，二是用计算器或计算机产生随机数，随机数通常取两位数。其随机分组过程举例如下。

例 1 将同性别的 10 只小白鼠随机分为两组进行实验。

先将小白鼠按体重编号排序，再用 CASIO fx-3600P 计算器的 RAN#随机数发生器对每只小白鼠连续获取随机数，再对每个随机数按从小到大的顺序排序。

最后确定组别，规定随机数前 1～5 号入甲组，后 6～10 号入乙组，每组各 5 例（表 2-4）。

表 2-4　10 只小白鼠完全随机分组的结果

雄鼠体重排序	1	2	3	4	5	6	7	8	9	10
随机数	51	84	19	11	21	75	97	25	96	28
随机数排序	6	8	2	1	3	7	10	4	9	5
组别	乙	乙	甲	甲	甲	乙	乙	甲	乙	甲

2）分层随机分组法　完全随机分组法能提高组间的均衡性，但并不能保证比较组间一定能达到良好的均衡性。因为有些明显的非处理因素（混杂因素）如性别、年龄等，即使采用完全随机分组法，仍可能出现组间的男女比例不同或年龄层次不同而影响实验结果。为此，需采用分层随机分组法，即先按非处理因素分层，然后在每一层内进行完全随机分组。分层随机分组也称限制性随机分组，分层即是采取一些限制条件。

①分层完全随机分组法

例 2　将性别不同的 20 只小白鼠随机分为两组进行实验。

此例分组设计有 2 个限制条件，一是保证雌雄各半；二是两组例数相等。随机分组过程如下。

先按性别将小白鼠分为两层，各层按体重从轻到重编号排序。再用计算器对每只小白鼠连续获取随机数。再对两层的随机数分别从小到大排序。最后确定组别，规定两层随机数的前 1～5 号入甲组，后 6～10 号入乙组，每组各 10 例（表 2-5）。

表 2-5　20 只小白鼠分层完全随机分组的结果

性别分层	雌　鼠										雄　鼠									
体重排序	1	2	3	4	5	6	7	8	9	10	1	2	3	4	5	6	7	8	9	10
随机数	31	19	88	07	97	24	61	57	66	36	54	11	31	95	15	70	62	12	15	74
随机数排序	4	2	9	1	10	3	7	6	8	5	6	1	5	10	3	8	7	2	4	9
组别	甲	甲	乙	甲	乙	甲	乙	乙	乙	甲	乙	甲	甲	乙	甲	乙	乙	甲	甲	乙

②分层配对随机分组法

完全随机分组通常需要大样本，特别是对个体差异较大的临床试验，一般每组样本应大于 100 例。配对设计能有效地减小个体差异带来的实验误差，需要的样本较小。

例 3　将性别不同的 20 只小白鼠配对并随机分组进行实验。

此例配对设计，其配对的原则有二：一是性别相同；二是体重相近。随机分组过程如下。

先按性别分为两层，各层按体重排序。再用计算器对每只小鼠取随机数。再对两层相邻的两只小鼠配成一对，如1与2配成一对，3与4配成一对等等，并对各对的小白鼠在对子内部按随机数的大小用1与2排序。最后确定组别，规定每对随机数排1者入甲组，排2者入乙组。共配成10对，分成两组进行处理，每组各10例(表2-6)。

表2-6　20只小白鼠分层配对随机分组的结果

性别分层	雌　　　鼠										雄　　　鼠									
体重排序	1	2	3	4	5	6	7	8	9	10	1	2	3	4	5	6	7	8	9	10
随机数	38	68	90	34	09	50	48	88	96	95	51	84	19	11	21	75	97	25	96	28
随机数排序	1	2	2	1	1	2	1	2	2	1	1	2	2	1	1	2	2	1	2	1
组别	甲	乙	乙	甲	甲	乙	甲	乙	乙	甲	甲	乙	乙	甲	甲	乙	乙	甲	乙	甲

(3)随机处理方法　在实验过程中，两组处理的先后顺序随机安排。即实验组与对照组每次谁先处理需随机安排，也包括各组内部每个受试对象谁先处理也应随机安排，做到接受处理的机会相等，以减少实验顺序造成误差而影响结果。可采用抽签法或掷硬币法决定处理的先后顺序。

四、实验设计的类型

(一)分组设计

单因素设计可分两组或多组设计。两组设计最为常用，随机分为两组的方法参阅前述"随机分组法"(图2-2)(表2-7)。

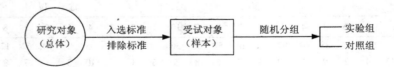

图2-2　完全随机分组设计示意图

表2-7　两组设计的方法

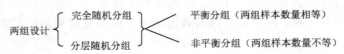

（二）配对设计（表2-8）

表2-8 配对设计的形式

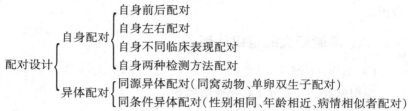

（三）交叉设计

交叉设计分两组，在两阶段交叉进行两种处理（表2-9）。

表2-9 二阶段交叉设计模式

对象组别	阶段 I	阶段 II	处理组别
甲组(50人)	处理A(先服新药)	处理B(再服常规药)	对照组(100人)
乙组(50人)	处理B(先服常规药)	处理A(再服新药)	试验组(100人)

五、实验资料的统计步骤

实验资料的统计工作可分三个步骤，即搜集资料、整理资料、分析资料。

（一）搜集资料

拟定实验记录表，及时、准确、完整地进行实验记录。

（二）整理资料

拟定资料整理表，系统、条理、规范地对原始数据进行整理。

1.查对

对原始资料进行两项检查与核对：完整性检查；准确性检查。

2.分组

①数量分组，多用于定量资料；②类别分组，多用于定性资料或等级资料。

3.汇总

①手工汇总，可采用划记法（划"正"字）；②计算机汇总，适用于编码表资料的汇总。

4.异常值取舍

异常值也称极端值，包括极大值和极小值。取舍方法参阅本章第三节调查设计。

（三）分析资料

拟定统计分析表，真实、客观、严谨地对实验数据进行统计分析。①根据统计分析任务的不同，统计分析方法分为两大类，即统计描述与统计推断；②根据研究目的的不同，统计分析方法可分为3类，即描述性分析、比较性分析、相关性分析；③根据资料类型的不同，统计分析方法可分为两类，即定量分析与定性分析。

六、实验研究的组织计划

（一）组织人员
组织领导、人员分工、业务培训等。
（二）经费物质
经费预算、物质供应、表格准备等。
（三）时间进度
研究步骤与时间进度大致可分3个阶段：①科研选题与科研设计；②科研实施与资料搜集；③统计分析与论文写作。
最后科研单位和课题组主持人签名，注明实验方案制定的时间。

附录

1. 附表 1~4
2. 试验设计实例 2 例
①猪蹄汤对产妇泌乳量影响的临床试验方案
②流脑多糖菌苗儿童接种反应及效果观察的社区试验方案

附表 1 样本均数与总体均数比较（或配对比较）时所需样本例数

δ/σ	单侧 α=0.005 / 双侧 α=0.01					单侧 α=0.01 / 双侧 α=0.02					单侧 α=0.025 / 双侧 α=0.05					单侧 α=0.05 / 双侧 α=0.10					δ/σ
1−β =	.99	.95	.9	.8	.5	.99	.95	.9	.8	.5	.99	.95	.9	.8	.5	.99	.95	.9	.8	.5	
0.05																					0.05
0.10																					0.10
0.15																				122	0.15
0.20										139					99					70	0.20
0.25					110					90				128	64			139	101	45	0.25
0.30				134	78				115	63			119	90	45		120	97	71	32	0.30
0.35			125	99	58			109	85	47		109	88	67	34		90	72	52	24	0.35
0.40		115	97	77	45		101	85	66	37	117	84	68	51	26	101	70	55	40	19	0.40
0.45	115	92	77	62	37	110	81	68	53	30	93	67	54	41	21	80	55	44	33	15	0.45
0.50	100	75	63	51	30	90	66	55	43	25	76	54	44	34	18	65	45	36	27	13	0.50
0.55	83	63	53	42	26	75	55	46	36	21	63	45	37	28	15	54	38	30	22	11	0.55
0.60	71	53	45	36	22	63	47	39	31	18	53	38	32	24	13	46	32	26	19	9	0.60
0.65	61	46	39	31	20	55	41	34	27	16	46	33	27	21	12	39	28	22	17	8	0.65
0.70	53	40	34	28	17	47	35	30	24	14	40	29	24	19	10	34	24	19	15	8	0.70
0.75	47	36	30	25	16	42	31	27	21	13	35	26	21	16	9	30	21	17	13	7	0.75
0.80	41	32	27	22	14	37	28	24	19	12	31	22	19	15	9	27	19	15	12	6	0.80
0.85	37	29	24	20	13	33	25	21	17	11	28	21	17	13	8	24	17	14	11	6	0.85
0.90	34	26	22	18	12	29	23	19	16	10	25	19	16	12	7	21	15	13	10	5	0.90
0.95	31	24	20	17	11	27	21	18	14	9	23	17	14	11	7	19	14	11	9	5	0.95
1.00	28	22	19	16	10	25	19	16	13	9	21	16	13	10	6	18	13	11	8	5	1.00

附表 2　两样本均数比较（t 检验）时所需样本例数

单侧：A组 $\alpha=0.005$；B组 $\alpha=0.01$；C组 $\alpha=0.025$；D组 $\alpha=0.05$
双侧：A组 $\alpha=0.01$；B组 $\alpha=0.02$；C组 $\alpha=0.05$；D组 $\alpha=0.10$

$\delta=\dfrac{\mu_1-\mu_2}{\sigma}$	A .99	A .95	A .9	A .8	A .5	B .99	B .95	B .9	B .8	B .5	C .99	C .95	C .9	C .8	C .5	D .99	D .95	D .9	D .8	D .5
0.05																				
0.10																				
0.15																				
0.20																				137
0.25															124					88
0.30										122					87					61
0.35					110					90				129	64				103	45
0.40					85				127	70			133	99	49		137	108	79	35
0.45				118	68			131	101	56		129	106	79	39		108	85	63	28
0.50			121	96	55		128	106	82	45		105	86	64	32	128	88	69	51	22
0.55		120	101	79	46		106	88	68	38	123	87	71	53	27	106	73	58	43	19
0.60	135	101	85	67	39	122	89	74	58	32	103	73	60	45	23	89	61	48	36	16
0.65	116	87	73	57	34	104	76	64	49	28	88	63	52	38	20	76	53	41	31	14
0.70	100	75	63	50	29	90	66	55	43	24	76	54	45	33	17	66	46	36	27	12
0.75	88	66	55	44	26	79	58	48	38	21	67	47	39	29	15	58	40	31	24	11
0.80	77	58	49	39	23	69	51	43	33	19	59	42	35	26	13	51	35	28	21	10
0.85	69	51	43	35	21	62	45	38	30	17	52	37	31	23	12	45	31	25	19	9
0.90	62	46	39	31	19	55	40	34	27	16	47	33	28	21	11	40	28	22	17	8
0.95	55	42	35	28	17	50	36	31	24	14	42	30	25	19	10	36	25	20	15	7
1.00	50	38	32	26	15	45	33	28	22	13	38	27	23	17	9	33	23	18	14	7

（注：表中 1-β 各列为 .99、.95、.9、.8、.5；$\delta=\dfrac{\mu_1-\mu_2}{\sigma}$）

续附表 2

$\delta\left(\dfrac{\mu_1-\mu_2}{\sigma}\right)$	单侧:α=0.005 双侧:α=0.01					α=0.01 α=0.02					α=0.025 α=0.005					α=0.05 α=0.01					$\delta\left(\dfrac{\mu_1-\mu_2}{\sigma}\right)$
$1-\beta=$	.99	.95	.9	.8	.5	.99	.95	.9	.8	.5	.99	.95	.9	.8	.5	.99	.95	.9	.8	.5	
1.1	42	32	27	22	13	38	28	23	19	11	32	23	19	14	8	27	19	15	12	6	1.1
1.2	36	27	23	18	11	32	24	20	16	9	27	20	16	12	7	23	16	13	10	5	1.2
1.3	31	23	20	16	10	28	21	17	14	8	23	17	14	11	6	20	14	11	9	5	1.3
1.4	27	20	17	14	9	24	18	15	12	8	20	15	12	10	6	17	12	10	8	4	1.4
1.5	24	18	15	13	8	21	16	14	11	7	18	13	11	9	5	15	11	9	7	4	1.5
1.6	21	16	14	11	7	19	14	12	10	6	16	12	10	8	6	14	10	8	6	4	1.6
1.7	19	15	13	10	6	17	13	11	9	6	14	11	9	7	4	12	9	7	6	3	1.7
1.8	17	13	11	10	6	15	12	10	8	5	13	10	8	6	4	11	8	7	5		1.8
1.9	16	12	11	9	5	14	11	9	8	5	12	9	7	6	4	10	7	6	5		1.9
2.0	14	11	10	8	5	13	10	9	7	5	11	8	7	6	4	9	7	5	4		2.0
2.1	13	10	9	8	5	12	9	8	7	5	10	8	6	5	3	8	6	5	4		2.1
2.2	12	10	8	7	5	11	9	7	6	4	9	7	6	5			8	6	5		2.2
2.3	11	9	8	7	5	10	8	7	6	4	9	7	6	4			7	5	5	4	2.3
2.4	11	9	8	6	4	10	8	7	5	4	8	6	5	4			7	5	4	4	2.4
2.5	10	8	7	6	4	9	7	6	5	3	8	6	5	4			6	5	4	3	2.5
3.0	8	6	6	5	3	7	6	5	4		6	5	4	3			5	4	3		3.0
3.5	6	5	5	4		6	5	4	4		5	4	4				4	3			3.5
4.0	6	5	4	4		5	4	4	3		4	4	3			4					4.0

附表3 两样本率比较时所需样本例数(双侧)

上行：$\alpha=0.05$，$1-\beta=0.80$

中行：$\alpha=0.05$，$1-\beta=0.90$

下行：$\alpha=0.01$，$1-\beta=0.95$

较小率 (%)	两组率之差(%)，δ													
	5	10	15	20	25	30	35	40	45	50	55	60	65	70
5	420	130	69	44	31	24	20	16	14	12	10	9	9	7
	570	175	93	59	42	32	25	21	18	15	13	11	10	9
	960	300	155	100	75	54	42	34	28	24	21	19	16	14
10	680	195	96	59	41	30	23	19	16	13	11	10	9	7
	910	260	130	79	54	40	31	24	21	18	15	13	11	10
	1550	440	220	135	92	68	52	41	34	28	23	21	18	15
15	910	250	120	71	48	34	26	21	17	14	12	10	9	8
	1220	330	160	59	64	46	35	27	22	19	16	13	11	10
	2060	560	270	160	110	78	59	47	37	31	25	21	19	16
20	1090	290	135	80	53	38	28	22	18	15	13	10	9	7
	1460	390	185	105	71	51	38	29	23	20	16	14	11	10
	2470	660	310	180	120	86	64	50	40	32	26	21	19	15
25	1250	330	150	88	57	40	31	23	19	15	13	18	9	
	1680	440	200	115	77	54	40	31	24	20	16	13	11	
	2840	740	340	200	130	92	68	54	41	32	26	21	18	
30	1380	360	160	93	60	42	31	23	19	15	12	10		
	1840	480	220	125	80	56	41	31	24	20	16	13		
	3120	810	870	210	135	95	69	53	41	32	25	21		
35	1470	380	170	96	61	42	31	23	18	14	11			
	1970	500	225	130	82	57	41	31	23	19	15			
	3340	850	380	215	140	96	69	52	40	31	23			
40	1530	390	175	97	61	42	30	22	17	13				
	2050	520	230	130	82	56	40	29	22	18				
	3480	880	390	220	140	95	68	50	37	28				
45	1560	390	175	96	60	40	28	21	16					
	2100	520	230	130	80	54	38	27	21					
	3550	890	390	215	135	92	64	47	34					
50	1560	390	170	93	57	38	26	19						
	2100	520	225	125	77	51	35	24						
	1550	880	380	210	130	86	59	41						

附表4　随机数字表

编号	1~10	11~20	21~30	31~40	41~50
1	22 17 68 65 81	68 95 23 92 35	87 02 22 57 51	61 09 43 95 06	58 24 82 03 47
2	19 36 27 59 46	13 79 93 37 55	39 77 32 77 09	85 52 05 30 62	47 83 51 62 74
3	16 77 23 02 77	09 61 87 25 21	28 06 24 25 93	16 71 13 59 78	23 05 47 47 25
4	78 43 76 71 61	20 44 90 32 64	97 67 63 99 61	46 38 03 93 22	69 81 21 99 21
5	03 28 28 26 08	73 37 32 04 05	69 30 16 09 05	88 69 58 28 99	35 07 44 75 47
6	93 22 53 64 39	07 10 63 76 35	87 03 04 79 88	08 13 13 85 51	55 34 57 72 69
7	78 76 58 54 74	92 38 70 96 92	52 06 79 79 45	82 63 18 27 44	69 66 92 19 09
8	23 68 35 26 00	99 53 93 61 28	52 70 05 48 34	56 65 05 61 86	90 92 10 70 80
9	15 39 25 70 99	93 86 52 77 65	15 33 59 05 28	22 87 26 07 47	86 96 98 29 06
10	58 71 96 30 24	18 46 23 34 27	85 13 99 24 44	49 18 09 79 49	74 16 32 23 02
11	57 35 27 33 72	24 53 63 94 09	41 10 76 47 91	44 04 95 49 66	39 60 04 59 81
12	48 50 86 54 48	22 06 34 72 52	82 21 15 65 20	33 29 94 71 11	15 91 29 12 03
13	61 96 48 95 03	07 16 39 33 66	98 56 10 56 79	77 21 30 27 12	90 49 22 23 62
14	36 93 89 41 26	29 70 83 63 51	99 74 20 52 36	87 09 41 15 09	98 60 16 03 03
15	18 87 00 42 31	57 90 12 02 07	23 47 37 17 31	54 08 01 88 63	39 41 88 92 10
16	88 56 53 27 59	33 35 72 67 47	77 34 55 45 70	08 18 27 38 90	16 95 86 70 75
17	09 72 95 84 29	49 41 31 06 70	42 38 06 45 18	64 84 73 31 65	52 53 37 97 15
18	12 96 88 17 31	65 19 69 02 83	60 75 86 90 68	24 64 19 35 51	56 61 87 39 12
19	85 94 57 24 16	92 09 84 38 76	22 00 27 69 85	29 81 94 78 70	21 94 47 90 12
20	38 64 43 59 98	98 77 87 68 07	91 51 67 62 44	40 98 05 93 78	23 32 65 41 18
21	53 44 09 42 72	00 41 86 79 79	68 47 22 00 20	35 55 31 51 51	00 83 63 22 55
22	40 76 66 26 84	57 99 99 90 37	36 63 32 08 58	37 40 13 68 97	87 64 81 07 83
23	02 17 79 18 05	12 59 52 57 02	22 07 90 47 03	28 14 11 30 79	20 69 22 40 98
24	95 17 82 06 53	31 51 10 96 46	92 06 88 07 77	56 11 50 81 69	40 23 72 51 39
25	35 76 22 42 92	96 11 83 44 80	34 68 35 48 77	33 42 40 90 60	73 96 53 97 86
26	26 29 31 56 41	85 47 04 66 08	34 72 57 59 13	82 43 80 46 15	38 26 61 70 04
27	77 80 20 75 82	72 82 32 99 90	63 95 73 76 63	89 73 44 99 05	48 67 26 43 18
28	46 40 66 44 52	91 36 74 43 53	30 82 13 54 00	78 45 63 98 35	55 03 36 67 68
29	37 56 08 18 09	77 53 84 46 47	31 91 18 95 58	24 16 74 11 53	44 10 13 85 57
30	61 65 61 68 66	37 27 47 39 19	84 83 70 07 48	53 21 40 06 71	95 06 79 88 54
31	93 43 69 64 07	34 18 04 52 35	56 27 09 24 86	61 85 53 83 45	19 90 70 99 00
32	21 96 60 12 99	11 20 99 45 18	48 13 93 55 34	18 37 79 49 90	65 97 38 20 46
33	95 20 47 97 97	27 37 83 28 71	00 06 41 41 74	45 89 09 39 84	51 67 11 52 49
34	97 86 21 78 73	10 65 81 92 59	58 76 17 14 97	04 76 62 16 17	17 95 70 45 80
35	69 92 06 34 13	59 71 74 17 32	27 55 10 24 19	23 71 82 13 74	63 52 52 01 41
36	04 31 17 21 56	33 73 99 19 87	26 72 39 27 67	53 77 57 68 93	60 61 97 22 61
37	61 06 98 03 91	87 14 77 43 96	43 00 65 98 50	45 60 33 01 07	98 99 46 50 47
38	85 93 85 86 88	72 87 08 62 40	16 06 10 89 20	23 21 34 74 97	76 38 03 29 63
39	21 74 32 47 45	73 96 07 94 52	09 65 90 77 47	25 76 16 19 33	53 05 70 53 30
40	15 69 53 82 80	79 96 23 53 10	65 39 07 16 29	45 33 02 43 70	02 87 40 41 45
41	02 89 08 04 49	20 21 14 68 86	87 63 93 95 17	11 29 01 95 80	35 14 97 35 33
42	87 18 15 89 79	85 43 01 72 73	08 61 74 51 69	89 74 39 82 15	94 51 33 41 67
43	98 83 71 94 22	59 97 50 99 52	08 52 85 08 40	87 80 61 65 31	91 51 80 32 44
44	10 08 58 21 66	72 68 49 29 31	89 85 84 46 06	59 73 19 85 23	65 09 29 75 63
45	47 90 56 10 08	88 02 84 27 83	42 29 72 23 19	66 56 45 65 79	20 71 53 20 25
46	22 85 61 68 90	49 64 92 85 44	16 40 12 89 88	50 14 49 81 06	01 82 77 45 12
47	67 80 43 79 33	12 83 11 41 16	25 58 19 68 70	77 02 54 00 52	53 43 37 15 26
48	27 62 50 96 72	79 44 61 40 15	14 53 40 65 39	27 31 58 50 28	11 39 03 34 25
49	33 78 80 87 15	38 30 06 38 21	14 47 47 07 26	54 96 87 53 32	40 36 40 96 76
50	13 13 92 66 99	47 24 49 57 74	32 25 43 62 17	10 97 11 69 84	99 63 22 32 98

猪蹄汤对产妇泌乳量影响的临床试验方案

一、试验目的

我国民间有产妇服用猪蹄汤催乳的方法，但没有进行过临床试验。为了验证这一民间方法是否有催乳效果，以便为今后在产妇中推广使用猪蹄汤催乳提供循证依据，特进行一次对剖宫产产妇服用猪蹄汤催乳的临床试验。

二、对象与方法

（一）试验对象

拟对 1999 年 5 月—10 月期间住院进行剖宫产的 100 名产妇，采用相互对照方式和交替随机分组方法分为两组，新生儿随产妇也相应分为两组进行临床试验观察。

（二）试验方法

1. 猪蹄汤的制备

猪蹄 500 g，切碎后置高压锅内加水约 3000 ml，加盐 3 g，葱少许。开锅后煮20 分钟，熬成汤汁备用。

2. 猪蹄汤的服用

两组剖宫产后 6 小时内禁食、禁水，进行静脉补液，6 小时后继续禁食牛奶、高糖等产气食物。试验组（下称猪蹄汤组）产妇于 6 小时后开始服用猪蹄汤，每 3小时服用 300 ml，连服 3 天。24 小时后开始进食半流质，肛门排气后开始进食普通饮食。对照组（下称常规饮食组）产妇于 6 小时后服用米汤、萝卜汤，24 小时后开始服用半流质，肛门排气后开始进普通饮食。

3. 产妇泌乳量的测定

两组产妇均在新生儿出生后由助产士协助新生儿吸吮乳头 10 分钟左右，以刺激泌乳。每次吸吮后帮助产妇挤出乳房内剩余的乳汁。两组产妇在试验开始后每 24 小时测定乳量 1 次，连续测量 3 次，其测量方法如下。

以乳房底面积为圆形，测出直径后除以 2 得出半径 r。然后以乳房底面积为中心至乳头的距离为高 h，按下列公式计算乳房圆锥体的体积。

$$乳房体积（V）= 1/3\pi r^2 h（\pi = 3.14）$$
$$泌乳量（ml/次）=（V_1 - V_2 + V_3）\times d$$

V_1 为哺乳前乳房的体积（cm^3），V_2 为哺乳后乳房的体积，V_3 为每次哺乳后挤出的乳汁量（用注射器抽吸，以 ml 计算，1 ml = 1 cm^3），d 为乳汁的比重（乳汁的比重按水的比重计算，$d = 1$ ml/cm^3）。

4.新生儿体重的测量

新生儿出生后在断脐、吸净口腔黏液和羊水、擦干皮肤血迹和羊水后测量体重，以后每天早上在新生儿沐浴后测量体重一次。测量工具使用台式婴儿秤。

5.剖宫产产妇肠功能恢复情况的观察

产妇术后每 12 小时询问一次肛门排气和排便的情况。

（三）效应指标

在观察试验效应时，应按效应指标严格记录好试验的数据。

（1）产妇的泌乳量。

（2）新生儿体重的下降率和回升的时间以及体重恢复率。

（3）剖宫产产妇术后肛门排气和排便的时间。

（四）统计分析

1.指标描述

计算均数、标准差和率。

2.差别检验

均数采用 t 检验，率采用 x^2 检验或 Z 检验。

三、试验安排

（一）组织领导

建立 7 人科研组，按病室分工实施处理与观察。

（二）经费物质

医院提供专项科研经费，使用病房有关器物，设计试验记录表格。

（三）时间进度

本课题 10 个月左右完成，试验步骤与时间进度大致可分为 3 个阶段。

（1）科研选题与科研设计：1999 年 4 月完成。

（2）科研实施与资料搜集：1999 年 5 月—10 月完成。

（3）统计分析与论文写作：1999 年 11—12 月完成。

临床试验课题组主持人　罗隆明

1999 年 4 月 25 日

流脑多糖菌苗儿童接种反应及
效果观察的社区试验方案

一、试验目的

流行性脑膜炎(以下简称流脑)是一种严重危害人们健康的经呼吸道传播的细菌性脑膜炎。为了保护易感人群,我国曾研制流脑菌体菌苗和流脑吸附菌苗,均因预防效果不理想而未能推广使用。1975 年又研制了流脑多糖菌苗,为了考核接种人体是否安全有效,现进行一次新菌苗的接种反应、免疫学效果及流行病学效果观察的社区试验。

二、对象与方法

(一)试验对象

1. 接种对象

安乡县各乡镇 1~15 岁儿童,体温正常、未患流脑、无流脑菌苗接种史、无接种禁忌证者纳入试验对象。

2. 知情同意

召开幼儿园、中小学生和部分学生家长会,说明研究流脑菌苗的意义及预防接种方法,争取学生及家长的配合支持。

3. 试验分组

(1)菌苗接种反应、免疫学效果观察、带菌检查:选择 400 名儿童,采用分层随机法分组,先按性别、年龄分层后编号,再用奇偶分组法随机分为两组,奇号入菌苗接种组,偶号入空白对照组,每组各 200 人。

(2)流行病学效果观察:采用整群抽样方法,以乡为单位随机抽取安乡县 20 万 1~15 岁儿童,再以乡为单位用抽签法将其分为菌苗接种组与空白对照组,每组约 10 万名儿童。

(二)试验方法

1. 流脑菌苗

流脑菌苗系冻干的 A 群流脑多糖菌苗,规格为每安瓿 100 μg,北京生物制品研究所生产,产品批号为 19750105,有效期 2 年。

2. 菌苗接种方法

(1)接种时间:1975 年 11 月—12 月。

(2)接种途径:上臂外侧三角肌附着处,消毒后皮下注射。

(3)接种剂量:冻干粉剂菌苗,加入所附 PBS 溶解摇匀后 0.5 ml(含 100 μg

抗原)皮下注射。

3.接种反应观察

接种组 200 人,对照组 200 人,于 1975 年 11 月接种后即同时观察接种反应。于接种后 6 h、24 h、48 h 共观察 3 次接种反应。

(1)全身反应

①体温(口温):无(≤37℃)、弱(37.1～37.5℃)、中(37.6～38.5℃)、强(≥38.6℃)

②自觉症状:发热、头痛、头昏、恶心等。

(2)局部反应

①红晕(直径):无(0)、弱(≤2.5 cm)、中(2.6～5.0 cm)、强(≥5.1 cm)。

②硬肿体征:局部硬结、附近淋巴结肿大、疼痛等。

(3)异常反应

①严重反应:超强反应等。

②特异反应:超敏反应等。

4.免疫学效果观察

实验组和对照组每组从 200 名儿童中随机抽取 100 名儿童,于接种前、接种后 2 周、1、3、6、12 个月各静脉采血 1 次,共检测 6 次血清抗体。两组同一时间采血,并统一用间接血凝试验检测抗体滴度。一年后可长期跟踪检测抗体若干次。

5.带菌检查

试验组与对照组每组从 200 名儿童中随机抽取 100 名儿童,于接种前(1975 年 11 月)、接种后 1 个月(1975 年 12 月)、流行前期(1976 年 1 月份)、流行高峰期(1976 年 3 月份)、流行后期(1976 年 5 月份),共进行 5 次带菌检查。鼻咽拭子采样,EPV 培养基(卵黄双抗培养基,含万古霉素和多粘菌素)培养后用统一的方法进行流脑菌的分离鉴定。

6.流行病学效果观察

流脑多糖菌苗接种 1 周后,对试验组和对照组各 10 万名儿童观察流脑的发生情况,观察期从 1975 年 11 月开始至 1976 年 5 月结束,共观察一个流脑的流行期。采用统一的流脑诊断标准进行诊断,采用统一的流脑病例调查表搜集两组的流脑病例,内容包括诊断、病型、病情、病程、治疗、转归等。

(三)统计分析

1.指标描述

(1)接种反应 计算接种反应率,包括总反应率、全身反应率、局部反应率、异常反应率、校正反应率等。

(2)免疫学效果 计算抗体几何平均滴度、抗体阳转率、抗体四倍增长率等。

(3)带菌检查 计算流脑带菌率、流脑带菌消长率等。

（4）流行病学效果　计算流脑罹患率、菌苗效果指数、菌苗保护率等。

2. 差别检验

进行均数 t 检验，频率 x^2 检验。

三、试验安排（略）

1. 领导人员　组织领导、人员分工、业务培训。
2. 经费物质　经费预算、物质供应、表格准备。
3. 宣传发动　广泛宣传、告知接种目的、意义等。
4. 试点安排　安排专人负责。
5. 资料验收　安排专人负责。
6. 时间进度　本次社区试验计划 1 年左右完成，试验步骤与时间进度大致可分为 3 个阶段。

①科研选题与科研设计：1975 年 9—10 月完成。

②科研实施与资料搜集：1975 年 11 月—1976 年 5 月完成。

③统计分析与论文写作：1976 年 6—10 月完成。

附件：试验记录表、病例调查表、资料整理表、资料分析表（略）。

全国流脑多糖菌苗社区试验安乡协作组课题主持人　罗隆明

1975 年 10 月 10 日

第二节　试验方案拟定的讨论

一、临床试验设计方案实例的提问讨论与讲评

（讨论方案——猪蹄汤对产妇泌乳量影响的临床试验方案）

1. 实验研究可分为哪几种？该方案属于哪种试验研究？
2. 实验三要素是什么？指出该方案标题中的三个要素。
3. 该方案所阐述的研究背景与缘由、研究目的与意义、研究内容与方法是什么？哪句话表明了该选题有新颖性？此项内容写在哪个大标题之下？
4. 该方案中确定的受试对象有哪两类？所需样本计划多长时间到位？
5. 实验三原则是什么？三大原则是在哪个项目中（哪个标题下）叙述的？
6. 实验设计中的重复一般是指哪种含义的重复？估计样本大小最重要的要求是什么？有哪几种估计样本大小的方法？该方案中确定的样本数量是多少？
7. 随机最重要的要求是什么？随机分组有哪些方法？该方案采用的是什么随

机分组方法？为什么要采用此种方法？

8.对照最重要的两项要求是什么？有哪些对照形式？该方案采用的是什么对照形式？为什么要采用此种对照？

9.该方案中所阐明的处理因素(干预因素)是什么？是如何处理的(如何操作的)？处理多长时间(几天)？此项内容写在哪个标题之下？

10.方案中的效应指标有哪些？这些指标是如何测量或观察的？

11.效应指标与统计指标有什么区别？在进行统计描述时，采用了哪两类描述指标？选用描述指标的依据是什么？

12.对试验数据进行统计推断的目的是什么？采用了哪几种差别检验方法？选择检验方法的主要依据是什么？指标描述与差别检验写在什么标题之下？

13.该方案的组织计划写了哪几项内容？

14.课题主持人的署名与方案制定时间应写在何种位置？

二、试验设计模拟练习的提问讨论与模写提示(作业1讨论)

1.说出该课题的来源与研究类型。(自选课题还是指令、招标、委托课题，理论研究还是应用研究，基础研究还是临床研究，实验研究还是调查研究或资料分析或经验总结，动物实验还是临床试验或社区试验，描述性研究还是比较性研究或相关性研究)。

2.说出试验三要素，说出你拟定的试验设计方案的题目以及题中的三个要素。

3.该方案你准备拟写几大部分？说出你拟定的大标题。

4.在方案的第一部分"试验目的"中，你怎样阐述研究背景与缘由、研究目的与意义、研究内容与方法？哪些文句能表明选题的新颖性？

5.在方案的第二部分，你认为采用哪个大标题较好？为什么？(材料与方法、对象与方法、试验对象与方法、调查对象与方法、资料与方法)。

6.在"试验对象与方法"中你认为应写哪几个方面的内容？说出你拟定的小标题。

7.在"试验对象"中具体的受试对象是什么？计划用多长时间凑齐样本数量？

8.说出试验三大原则。三大原则一般可在哪个项目中叙述？

9.在试验设计中"重复"一般是指什么的重复？估计样本大小最重要的一条要求是什么？有哪几种估计样本大小的方法？你将采用哪种方法估计样本数量？该方案你计划采用多大的样本？

10.该方案中你准备采用哪种试验设计方法？(分组设计还是配对设计或交叉设计)。"随机"最主要的一条要求是什么？随机分组有哪些方法？你准备采用哪种随机分组方法？为什么？两组间是否打算进行均衡性检验？

11. "对照"最主要的两条要求是什么？常用的对照形式有哪些？你准备采用哪种对照形式？为什么？

12. 在"试验方法"中应阐明的处理因素(干预因素)是什么？你将如何进行处理(如何操作)？准备处理多长时间(几天几周或几月)？

13. 该试验你准备采用哪些效应指标？这些效应指标你准备采用什么方法进行测量或观察？

14. 两种常用的数据变量是什么？两者有什么区别？在试验中你对各种效应指标计划采用何种变量记录试验结果？

15. 效应指标与描述指标有什么区别？在"统计分析方法"中对试验结果你将选用何种描述指标进行统计描述？选择描述指标的依据是什么？

16. 该试验数据将主要进行什么目的的统计分析(描述性分析还是比较性分析或相关性分析)。决定统计分析类型的依据是什么？进行统计推断时，你将采用哪些差别检验方法？选择检验方法的依据是什么？

17. 在方案的第三部分"组织计划"中，你认为需要考虑哪些方面的问题？说说你拟定的内容小标题。

18. 课题主持人应写在方案中的何种位置(方案标题下方还是位于方案最后)？除署名外，还需写明什么？

看课题定方案——试验设计模拟练习(作业1)

某医院的外科护士为了探讨心理护理对手术患者治疗的影响，计划对2008年7~12月期间住院进行腹部手术治疗的患者做一次临床心理护理干预试验，请为此项临床观察课题拟定一个科研实施方案。模拟练习参考本书所附《猪蹄汤对产妇泌乳量影响的临床试验方案》和《心理护理对手术患者治疗的影响》的论文进行写作。

第三节　调查设计

一、调查的目的

(一)调查的概念

调查就是无干预的观察。即对调查对象在自然状态下进行的非干预的观察和评估。调查研究也称观察性研究。

(二)调查的种类

根据调查的时间方向不同，调查可分为三种，即现况调查、病例对照调查、队列调查。

1. 现况调查

在某一时点对现实状况进行的考察。常用的方法有抽样调查和普查两种。

2. 病例对照调查

选定患某病和未患某病的两组人群,分别回顾过去有无接触某个危险因素,以判断某病与暴露因素有无联系的调查。

3. 队列调查

选定暴露于某因素和未暴露于某因素的两组人群,分别随访跟踪将来是否发生某种疾病,以判断暴露因素与发生某病有无联系的调查(表 2 – 10,图 2 – 3 ~ 11)。

表 2 – 10   三种调查的比较

调查类别	分组方法	对照设立	观察时序	调查目的
现况调查 (抽样调查)	随机抽样 不需分组	不设对照	观察现在的实际状况 (横断面调查)	描述频数,了解现况。主要进行描述性研究,也可进行比较性研究或相关性研究
病例对照 调查	选定人群 按"果" 分组	需设对照 但非随机对照	回顾过去暴露的因素 (回顾性调查)	从"果"查"因",探索病因,进行相关性研究
队列调查	选定人群 按"因" 分组	需设对照 但非随机对照	追踪将来发生的结果 (前瞻性调查)	从"因"查"果",验证病因,进行相关性研究

(1)描述性现况调查

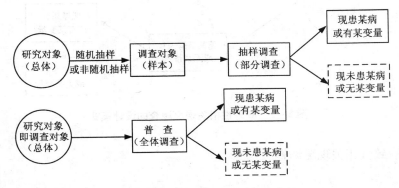

图 2 – 3   描述性现况调查的两种设计模式

（2）比较性现况调查

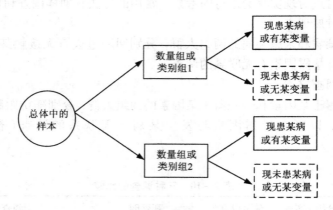

图 2 – 4　比较性现况调查的设计模式

（3）相关性现况调查

1）联系性相关现况调查

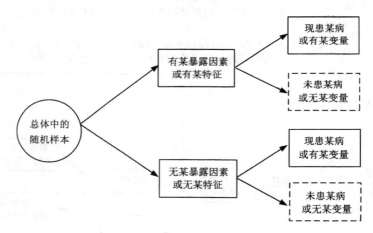

图 2 – 5　联系性相关现况调查的设计模式

2）一致性相关现况调查

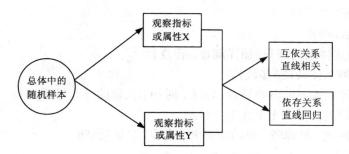

图 2 - 6　一致性相关现况调查的设计模式

（4）病例对照调查

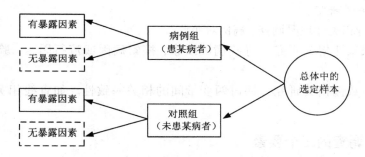

图 2 - 7　病例对照调查的设计模式

（5）队列调查

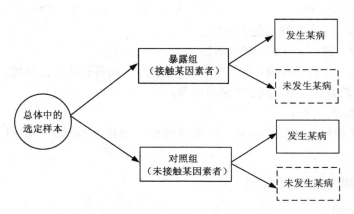

图 2 - 8　队列调查的设计模式

（三）调查的目的

1．描述性研究

常用描述性现况调查（抽样调查、普查）。

（1）了解总体特征（参数）。

（2）描述疾病三间分布特征（地区、时间、人群的分布特征）。

（3）了解人群健康水平或卫生状况。

（4）早发现、早诊断、早治疗患者，实现"三早"预防。

2．比较性研究

常用比较性现况调查。

（1）比较事物间的差别。

（2）评价防治效果。

3．相关性研究

可进行相关性现况调查、病例对照调查、队列调查。

（1）联系性相关研究　寻找病因线索，探索病因或流行因素，验证病因假说等。

（2）一致性相关研究　探讨两变量间的相关一致性。如直线相关、直线回归等。

二、调查的三个要素

（一）调查项目或因素

1．描述性现况调查和比较性现况调查需确定调查项目。

2．相关性调查需确定调查因素（暴露因素等）。

（二）调查对象

1．人群　患病人群或健康人群。

2．动物　家畜、家禽、野生动物。

3．环境　①自然环境：如空气、水、土壤、食物等；②社会环境：如政治、经济、文化、教育、行为方式、生活习惯等。

（三）调查指标

①定量指标；②定性指标；③等级指标。指标要精选，并尽可能选择客观指标。

三、调查的三大原则

（一）对照

1．描述性调查

普查或抽样调查，不需要设立对照。

2. 比较性调查与联系性相关调查

需设立对照，但不是随机对照，这是与实验研究的不同之处。调查的对照多为相互对照。

（二）重复

1. 描述性现况调查

（1）普查 不需考虑样本大小。

（2）抽样调查 样本大小的估计方法可采用经验法或计算法。

1）经验法

简便但较粗糙。

①确定正常参考值：定量资料 100 例以上；定性资料 1000 例以上。

②血清学调查：300～500 例。

③一般流行病学调查：调查 1000 例以上。

④恶性肿瘤调查：调查 10 万以上人口。

2）计算法

在此只介绍采用单纯随机抽样估计总体参数时样本数量的计算方法。系统抽样、分层抽样、整群抽样不予介绍，可用单纯随机抽样计算的样本数量作粗略估计。各种抽样方法的抽样误差其大小一般是：整群抽样＞单纯随机抽样＞系统抽样＞分层抽样。故在整群抽样时，可在单纯随机抽样计算的样本数适当增大数量，对系统抽样和分层抽样可适当减少。

①样本估算的依据（前提条件）

容许误差 δ：现况调查采用单纯随机抽样时，容许误差是样本统计量与相应的总体参数之间能容许的最大误差。δ 越小，所需样本越大。容许误差用绝对误差表示，如 $\delta = |\bar{x} - \mu|$ 或 $\delta = |P - \pi|$，δ 一般自行规定。如规定 $\delta = 0.1\pi$、0.15π、0.2π 等。

总体标准差 σ 或总体率 π：σ 越大，所需样本越大。π 越接近 0.50 时，所需样本越大（因为 $\pi(1 - \pi)$ 在 $\pi = 0.50$ 时，其值最大）。无法得到总体参数时，一般用样本统计量代替。

Ⅰ类错误的概率 α：通常取 $\alpha = 0.05$。α 越小，所需样本越大。

②估计总体均数时的样本数量

例 1 某地 10 年前抽样调查了 20～30 岁男性 196 人的血化，平均收缩压 $\bar{x}$ 为 120 mmHg，标准差 s 为 12 mmHg。现拟再进行一次抽样调查，采用单纯随机抽样方法，问需抽查多少人？（规定容许误差 $\delta = \bar{x} - \mu = 2$ mmHg）。

$$n = 4 \times \left(\frac{\sigma}{\delta}\right)^2 = 4 \times \left(\frac{12}{2}\right)^2 = 144（人）$$

③估计总体率时的样本数量

例 2 某地 10 年前抽样调查了 20～30 岁男性 196 人的血压，高血压患病率

P 为 11.73%。现再进行一次抽样调查，要求调查后高血压患病率的容许误差 $\delta = P - \pi$ 不超过 5%，采用单纯随机抽样，问需抽查多少人？

$$n = 4 \times \frac{\pi(1-\pi)}{\delta^2} = 4 \times \frac{0.1173(1-0.1173)}{0.05^2} = 166(人)$$

2. 比较性调查和相关性调查

调查方法有比较性现况调查、相关性现况调查、病例对照调查、队列调查等。这些研究多数是进行分组调查或两种属性的分类调查，其样本数量的估计方法可参照前面实验中两均数比较或两率比较的样本估计，并可参考有关的统计学书籍或流行病学书籍。

(三)随机

1. 普查

不考虑随机抽样问题。

2. 抽样调查

现况调查进行抽样调查时，可采用随机抽样或非随机抽样方法抽取适量的样本。

(1)随机抽样：随机抽样是在一个或多个已知总体中随机抽取适量的具有代表性的样本进行调查研究。抽样框架必须是有限总体。基本方法有 4 种（表 2-11）。实际运用时，几种抽样方法可联合使用，称为多级抽样。

表 2-11 4 种随机抽样方法的比较

随机抽样种类	适用范围	抽样方法	优 缺 点
单纯随机抽样	①小总体，小样本 ②个体差异小	①抽签法，个体编号，随机抽取 ②随机数字法	优点：操作简便 缺点：①不适用于大总体 ②不适用个体变异大的总体
系统抽样（等距抽样）	①小总体，小样本 ②个体顺序随机分布	①总体中的个体编号 ②计算抽样间距(总体数/样本数) ③等距离抽取	优点：简单易行 缺点：不适用于有周期变化的总体
分层抽样（层比抽样）	个体差异大	①按特征分层 ②计算各层构成比(层比)(某层个体数/总体个体数) ③计算各层抽样数(样本总数×某层构成比) ④分层随机抽取(单纯抽样或系统抽样) ⑤各层合计	优点：能体现样本的代表性 缺点：操作较繁琐
整群抽样	①大总体，大样本 ②个体差异较小	群体编号，随机抽取(单纯抽样或系统抽样)	优点：简单易行

例：比较性现况调查的单纯随机抽样方法

研究肥胖儿童的血压与正常儿童是否有不同（采用随机数字法进行单纯随机抽样）？

抽样时，将某市若干小学校 7～12 岁儿童，普查后按体重指数（BMI）统计，BMI≥28 者为肥胖儿童总体，BMI＜28 者为正常儿童总体。在计算器或计算机上按姓名顺序给每个肥胖儿童一个 3 位数的随机数，规定随机数序号为 1～100 者作为肥胖总体的研究样本；同样给每个体重正常的儿童一个随机数，取随机数序号 1～100 者作为正常体重总体的研究样本。然后对两个样本的儿童测量血压，用 t 检验比较两组儿童血压的均值有无差别，或用 x^2 检验比较两组儿童的高血压率有无差别。

（2）非随机抽样（选择性抽样）

①方便抽样——选择容易找到的人或动物作为样本进行调查研究。

②配额抽样——分层按比例非随机抽样，如从护理专业一、二、三个年级中按 30%、30%、40% 分别选取 15 人、15 人、20 人进行研究。

③主观抽样——有意识地选择某些对象进行研究，如选冠状动脉血管旁路移植术患者为研究对象。

④网络抽样——也称滚雪球抽样，即利用社会网络和亲友关系推荐调查对象。如调查酗酒者或药瘾者等特殊人群，访问了某人后，某人再推荐第 2 人进行访问，第 2 人再推荐第 3 人访问，如此继续下去，直到一定数量为止。

四、调查资料的统计步骤

调查资料的统计工作可分为三个步骤，即搜集资料、整理资料、分析资料。

（一）搜集资料

设计调查表，及时、准确、完整地搜集原始资料。

1.调查表设计

（1）调查表类型　调查表也称问卷（表 2－12）。

表 2－12　调查表的类型

调查表	单一表——只记录一个调查对象	人工整理数据
	一览表——可记录多个调查对象	
	编码表——单一表项目编有代码	计算机整理数据

（2）项目类型

①分析项目：也称专题项目，如性别、年龄、职业、诊断、治疗、护理等项目。

②备查项目：也称一般项目，如患者编号、姓名、住址、调查者姓名、调查日

期等。

（3）答案类型

①封闭选答：也称固定选答。采用选择题或是非题形式提供答案，采用符号法作答，如划√等。优点是答案标准化，易于作答，汇总方便，使用最多。

②开放回答：也称自由回答。只列出问题或项目，不给答案，采用填空或问答方式自由回答。

③混合回答：前封后开。采用选择＋其他形式设计，列出部分答案（选项），其后为"其他"（请注明）项目。

（4）效信考评：使用专家制定的公用调查表（量表）不需要进行效度和信度考评。如果是自行设计的调查表，需进行效度和信度考评。效度是指测量结果正确有效的程度；信度是指测量结果稳定可信的程度。评价时可计算相关系数，具体方法可参考有关的统计学书籍。

（5）设计要求：简明、周密、清晰。

2. 资料搜集方法

（1）问卷法　调查工具：专家制定的公用量表或自行制定的调查表。问卷方式：自填问卷、访谈问卷。回收方式：现场收集、邮寄收集。

（2）访谈法　访谈方式：面谈（询问）、座谈（开调查会）、电话访谈、网络访谈等。

（3）察看法　现场观察，多用于环境调查。

（4）检测法　检查测量，如体检（问、视、触、叩、听）、化验、影像检查等。

（二）整理资料

拟定资料整理表，系统、条理、规范地对原始数据进行整理。

1. 查对

（1）完整性检查　检查调查项目是否填写完整，有无缺项。如有缺项，能补则补填，否则该份调查表应废弃。

（2）准确性检查　检查填写的内容有无错误，如有错，可重新调查后予以改正，否则该资料应废弃。

2. 分组

（1）数量分组　根据数量差别或数值大小进行分组，多用于定量资料分组。如按年龄的大小、血压的高低分组。数量分组时界限应清楚，不应有重叠，也不应有空缺。一般只列出组段的下限值，上限值可略去。如年龄分组可用 0 ~、5 ~、10 ~ 等表示，不用 0 ~ 4、5 ~ 9、10 ~ 14 等表示，更不能用 0 ~ 5、5 ~ 10、10 ~ 15 等表示，因为组间互相有重叠。

（2）类别分组　根据事物的类型或属性进行分组，多用于定性资料或等级资料的分组。如血型或疗效的分组。

3.汇总

(1)手工汇总　常用划记法(划"正"字),也可用分卡法汇总。

(2)计算机汇总　适用于编码表。

4.异常值取舍

异常值也称极端值,包括极大值和极小值。异常值不能随意剔除,可采用两种方法处理。

(1)不予舍弃　发现异常值后,用改换统计分析方法进行处理。

①两次检验。先将有异常值的数据进行一次统计分析,将异常值剔除后再进行一次统计分析,如果对结论的影响很小,则不必改换统计分析方法。

②秩和检验。两次检验结果,如果对结论影响很大,则改用"稳健"的统计分析方法,如选用非参数统计作秩和检验等。

(2)根据 T 值取舍　$T = \dfrac{|x - \bar{x}|}{S} \geqslant 3$,则可舍去,$T < 3$ 则予保留。式中 x 为异常值(极端值),$\bar{x}$ 为均值,S 为标准差。

(三)分析资料

拟定统计分析表,真实、客观、严谨地对调查数据进行统计分析。根据研究目的和资料类型等条件,选择合适的统计分析方法。可进行描述性分析、比较性分析、相关性分析。

五、调查研究的组织计划

(1)组织人员　组织领导、人员分工、业务培训等。

(2)经费物质　经费预算、物质供应、表格准备等。

(3)宣传发动　广泛宣传教育、告知调查目的、意义。

(4)试点安排　安排专人负责。

(5)资料验收　安排专人负责。

(6)时间进度　研究步骤与时间进度大致可分3个阶段:①科研选题与科研设计;②科研实施与资料搜集;③统计分析与论文写作。

最后科研单位和课题组主持人签名,注明调查方案制定的时间。

附录　调查设计实例：HBV 人群感染流行的现况调查方案

HBV 人群感染流行的现况调查方案

一、调查目的

HBV(乙型肝炎病毒)的人群感染较为严重,为了摸清常德市城区人群 HBV 的感染与流行情况,以便进行 HBV 感染的三间分布的描述,为乙肝的防治提供依据,为乙肝的流行因素研究提供线索,特进行一次 HBsAg 等五项血清学指标的现况调查。

二、调查对象与方法

(一)调查对象

调查范围为常德市武陵区的常居人口,非常居人口不查。以户为抽样单元,以每个人为观察单位,对每户的全部人口进行血清学调查。

(二)调查方法

采用抽样调查方法进行现况调查。

1. 样本含量

根据外地的调查,人群 HBsAg 阳性率为 10% ,要求调查后,率的容许误差不超过 1% 。

$$n = 4 \times \frac{\pi(1-\pi)}{\delta^2} = 4 \times \frac{0.1(1-0.1)}{0.01^2} = 3600(人)$$

2. 系统抽样方法

(1)抽查户数:武陵区有 9 个社区,8500 户,约 3.5 万人口,以户为抽样单位,需抽查户数的计算如下。

每个社区抽查人数 =3600 人÷9 社区 =400 人/社区。

平均每户人数 =35000 人÷8500 户 =4 人/户。

每个社区抽查户数 =400 人÷4 人/户 =100 户。

抽查总户数 =100 户/社区×9 社区 =900 户。

(2)等距离抽样方法:等间隔户数 =8500 户÷900 户 =10 户,即从 8500 户中每隔 10 户抽查 1 户,按每个社区的门牌号码,指定末位数逢 5 为抽查户数(指定 0 ~9 中的任一数字即可)。

3. 指标检测方法

血清学调查,每人抽取静脉血,检验乙肝的 HBsAg、抗 HBs、HBeAg、抗

HBe、抗 HBc(俗称两对半)及转氨酶。

（1）两对半检测：HBsAg 与抗 HBs、HBeAg 与抗 HBe、抗 HBc，采用两对半试验检测盒进行测定。

（2）转氨酶测量：ALT 采用赖氏法检测。

采用一览式调查表进行记录。

常德市武陵区 1980 年常居人口 HBV 感染流行情况的调查记录

序号	姓名	性别	年龄	职业	与户主关系	HBsAg (效价)	抗 HBs (效价)	HBeAg (+/-)	抗 HBe (+/-)	抗 HBc (+/-)	ALT (IU)

（三）统计分析

1.指标描述

（1）HBV 感染流行率（乙肝两对半试验检测一项或多项阳性者的比率）。

（2）人群分布：不同性别、年龄、职业人群 HBsAg、抗 HBs、HBeAg、抗 HBe、抗 HBc 的阳性率。

（3）双阳性的检出率：HBsAg 阳性者中 HBeAg 的检出率。

（4）HBeAg 的检出率与 HBsAg 滴度的关系。

（5）HBsAg 的家庭聚集率。

（6）HBsAg 的阳性者中 ALT 的异常率。

2.差别检验

x^2 检验或频率 Z 检验。

三、调查安排（略）

（1）领导人员　组织领导、人员分工。

（2）经费物质　经费预算、表格准备。

（3）宣传发动　广泛宣传教育，告知调查目的、意义。

（4）时间进度　本次调查计划半年内完成，调查步骤与时间进度大致可分为 3 个阶段：

①科研选题与科研设计：1980 年 8 月完成。

②科研实施与资料搜集：1980 年 9—11 月完成。9 月与社区接洽联系，进行宣传发动，以户为单位造册登记。10 月开始清晨空腹采血，并进行检测。

③统计分析与论文写作：1980 年 11—12 月完成。

HBV 现况调查课题组主持人　罗隆明

1980 年 8 月 5 日

第三章　科研实施

按照科研设计进行科研实施时，不论是进行实验还是调查，为了保证实施的质量，需要做好各方面的工作。首先研究者要有良好的科研素质，其次是遵循科研的伦理原则，最后在科研过程中要控制好各种误差。这样，才能及时、准确、完整地搜集到真实可靠的科研资料。

第一节　科研素质

科研需要付出艰辛的劳动，没有良好的素质，很难完成科研工作，取得成功，获得成果。求学、求知、求索应做到"三基""三严""三独立"，即学习或工作时要掌握学科的基本理论、基本知识、基本技能，做到严格要求、严谨态度、严肃作风，做到独立学习、独立思考、独立操作。这是求学之道、行医之道、也是科研之道。科研没有万灵的诀窍，研究者只要有渊博雄厚的知识、求索创新的精神、求真务实的作风、勤奋献身的品德，就能有所发现、有所发明、有所创造、有所前进。

一、渊博雄厚的知识

在科技高度发达的今天，只有具备渊博雄厚的理论知识和较强的实践技能，具有科研的基本知识和能力，才能搞好科研工作，攻克科学难关。因此，科研工作者要不断地学习、更新知识、培养能力，才能有效地开展科研工作。

二、求索创新的精神

科研工作者要与时俱进、开拓创新，反对墨守成规、不思进取，要有求索进取、开拓创新的精神，特别是要有自主创新的精神。科研需要求异思维，富于探索，有探索就会有发现。科研工作者要有强烈的求知欲、惊人的好奇心、无穷的追问、勇敢地挑战；要奇思妙想、异想天开、标新立异、独出心裁；要勤于思索、敏于观察、抓住机遇、刻苦钻研。遇到"反常"或"异常"的现象，要多加思考，不要视而不见，熟视无睹，也许某些偶然现象会为研究提供新发现的可能性。20世纪80~90年代，我国工程院院士袁隆平经过几十年的研究，培育出了杂交水稻，被称为"杂交水稻之父"。科学院院士王选发明了汉字激光照排系统，结束了1000多年的铅与火的排字印刷时代。他们自主创新的原创性成果，都获得了"国家最高科学技术进步奖"荣誉和500万元的奖金。

三、求真务实的作风

我国教育家陶行知说："千教万教，教人求真；千学万学，学会做人"。科研工作要实事求是、严谨认真、真抓实干、一丝不苟，反对夸夸其谈、华而不实、弄虚作假、哗众取宠、沽名钓誉。观察时要真实地记录结果，决不能随意删改，或事后回忆记录；分析时要正确地统计处理数据，不可误用统计分析方法或玩弄数字游戏，以致作出错误的结论，影响结果的正确评价；讨论时要谨慎地解释事实，不能随意地修改结果或结论，不要夸大效应，掩盖问题，报喜不报忧；撰写论文时不要过早地发表论据不足的文章。

要讲究学术道德，反对学术腐败、学风浮躁、急功近利，反对学术中的假冒伪劣产品。不少中外科学家由于缺乏实事求是的科学态度，利欲熏心，更改伪造数据、弄虚作假、抄袭剽窃、粗制滥造、低水平重复、制造学术泡沫以自欺欺人，其结果终将是昙花一现、身败名裂。如1984年朝鲜金凤汉称在人体中发现了经络系统，一时震惊世界。后来其骗局被揭穿后，他因无地自容而自杀了。2005年12月揭发出了韩国被称为"克隆之父"的黄禹锡在美国《科学》杂志上发表的造假论文，论文中克隆的11个胚胎干细胞数据全是伪造的假数据，这是不可原谅的学术犯罪。论文造假被揭发后他被迫引咎辞去了教授职务，并受到了严厉处罚，免除了一切公职和称号。1981年被揭露的美国达西，在12年里编造了100多篇假论文。骗局被揭发后，被开除出了哈佛大学。在我国，2002年1月揭露了北京大学博士生导师王铭铭在《想象的异邦》一书中剽窃抄袭了美国人类学家哈维兰的《当代人类学》高达10万字。抄袭被曝光后，使人感到学术腐败触目惊心。20世纪60年代，我国风行一时的鸡血疗法等因无科学依据而昙花一现。一个真正的学者，应该独善其身，修养品行，对学术腐败要嫉恶如仇。为了打击学术造假，2009年3月发布了"高校惩治学术不端行为"的有关规定。为了防止论文抄袭，开发了电脑"反剽窃软件"，对科技论文进行检索。

四、勤奋献身的品德

勤奋长才干，实践出真知。科研需要人们勤奋学习、刻苦钻研、勇于实践，善于总结经验。需要实干拼搏、废寝忘食、不畏困难、百折不挠、坚定顽强、持之以恒的勤奋精神；需要兢兢业业、任劳任怨、埋头苦干、自甘寂寞、默默无闻、不求名利的奉献精神。革命导师和科学巨匠马克思有句名言："在科学上没有平坦的大道，只有不畏劳苦沿着陡峭山路攀登的人，才有希望达到光辉的顶点。"马克思还说过："真理好比燧石，敲击得越猛烈，就越会迸发出灿烂的火花。"

全国人大委员长叶剑英元帅在1978年为第一届全国科学大会写了一首《攻

关》的诗，"攻城不怕坚，攻关莫畏难。科学有险阻，苦战能过关。"2001年北京大学教育家季羡林80岁时写文章总结了一个人取得成功的公式：成功＝天资＋勤奋＋机遇。"天资"是先天遗传决定的无法改变的一种智力因素（智商）；"机遇"是不期而遇的可遇而不可求的一种机会；只有"勤奋"才是自己决定的可以通过狠下工夫使事业获得成功的一种非智力因素（情商）。一个人的成功，智力因素（智商）只占20%，而非智力因素（情商）占80%。由此可见，勤奋是多么重要。"天才在于积累，聪明在于勤奋"（华罗庚）。美国大发明家爱迪生说："天才是百分之一的灵感加上百分之九十九的勤奋。"法国医学家巴斯德说："告诉你使我达到目标的奥秘吧，我唯一的力量就是我的坚持精神。"只要我们不畏艰辛地求知、求索、求真、求是，就能有所收获，享受到成功后的快乐。

第二节 科研伦理

国际上有关人体试验的伦理规范有1947年公布的德国纽伦堡伦理规范和1964年通过的芬兰赫尔辛基宣言。

一、遵循科研伦理的目的

（一）尊重人权

在以人为研究对象的科研中，特别是在人体试验中，会遇到许多有关个人权益的伦理问题。2004年我国修订的宪法中明确规定了"保障公民的人权"的条款。研究者应有一个正确的谨慎的态度，要遵循人体试验的伦理原则，尊重人权，维护人的尊严，保障受试者的利益。在科研实施中，在搜集资料时，由于担心研究结果受到影响，而不告之受试者有关的信息，这种作法是不妥的。

（二）保障安全

在科研中遵循科研伦理原则，可以体现对人生命的尊重，保障受试者的人身安全，减少因科研给受试者在身体和心理方面带来的痛苦和伤害。

（三）避免纠纷

在科研中，注意伦理道德问题，可以减少冲突，防止引发纠纷，避免因纠纷影响到科研的开展。

二、医学科研中的伦理原则

科研中最基本的伦理原则包括尊重、利益、公平三个原则。

（一）尊重原则

我国宪法规定："国家尊重和保障人权"。尊重人权，包括尊重人的尊严。科研中要尊重人的下列权利。

1. 知情权

研究者应告之受试者整个科研计划、权利与责任、利益与危害。在知情与自愿的情况下签订《知情同意书》。

2. 自主权

科研中，科研者在告之受试者整个科研的所有事宜后，受试者有权自主决定是否参与科研，有权决定在任何时候终止参与科研，且不会受到治疗和护理上的任何惩罚和歧视。科研者不得采用隐蔽、欺骗和强迫等手段开展科研，搜集资料。

3. 隐私权

受试者享有隐私权、匿名权和保密权。研究者应对受试者的身份(如姓名、年龄等)和隐私(如信仰、意见、态度、行为以及各种档案、记录等信息)严格保密。未经受试者同意或授权，不得将姓名和隐私等个人信息有意或无意地告之任何人或公布于众，包括医护人员、家庭成员、亲戚朋友等。特别是一些敏感的个人隐私，如性行为、性病、未婚人工流产、私生子、考试作弊等要严格保密。为了保密，可采用匿名形式。

(二)利益原则

1. 无害

科研中应遵循有益无害的原则，要保证受试者的安全，避免遭到不适、伤害、损伤、残疾或死亡。这包括生理的、心理的、社会的不良影响或伤害，特别是严重的不适和永久性的损伤。

2. 无忧

要保证受试者无后顾之忧，不会因为科研而使他们处于不利的处境，不会因科研信息给他们带来麻烦。特别是一些敏感性问题，如吸毒者被公安机关发现，不正当性行为被家庭成员察觉，虐待儿童或其他危害社会的行为被单位所知晓等。

3. 无利用

要保证受试者提供的信息除用于科研之外，不被作为他用，如作卫生宣传或用于商业用途等。

鉴于以上利益，研究者在试验之前应谨慎地评估科研的利益和危险的比例，尽最大可能将危险减少到最低水平。如果危险大于利益，则试验不可实施，应修改试验设计；如果利益与危险持平或利益大于危险，则可实施该项试验。如临床疗效研究，使用空白对照或安慰剂对照问题，应遵循患者利益第一的原则。如有疗效肯定的药物或疗法时，就选用标准对照或有效对照，若无疗效肯定的药物或疗法时，只有在条件允许时，才可选用安慰剂对照。不能为了试验，不分青红皂白，片面使用空白对照或安慰剂对照。

(三)公平原则

1.随机抽样

科研中决定受试对象时,应遵循随机的原则,公平地确定受试对象。不应根据个人的地位,是否易于得到或易于操纵、或迫于权利、金钱等因素来选择受试者。

2.一视同仁

在科研过程中,对所有的受试者,不论性别、年龄、种族、地位、经济水平等,都要一视同仁,平等相待。

三、知情同意书

知情同意是指研究者将有关科研的具体事项告之受试者,受试者自愿同意参加此项研究。不论治疗性研究还是非治疗性研究,在征得受试者同意后,必须签订一个知情同意书,以书面协定为凭进行人体试验。

知情同意书的内容包括:

(1)研究目的。

(2)研究过程。

(3)研究风险和利益。

(4)匿名和保密。

(5)自愿参与和退出研究等。最后受试者和研究者双方签名。2004 年我国研制的 SARS 疫苗进行人体试验时,就与志愿者签订了知情同意书。

第三节 误差控制

一、误差的概念

由于各种原因造成的实测值与真值之差或样本指标与总体指标之差称为误差。误差一般分为三大类(表 3 - 1)。

表 3 - 1 误差的种类

```
          ┌ 抽样误差(随机误差)
          │                      ┌ 选择偏倚
    误差 ┤ 系统误差(偏倚) ┤ 观测偏倚
          │                      └ 混杂偏倚
          └ 过失误差(过错)
```

二、控制误差的目的

1.保证科研结果的真实性

由于误差的影响,科研结果往往偏离客观真实。误差不同程度地歪曲了事实的真相,影响研究结果的准确性和可靠性,甚至导致错误的结论。因此,研究误差、控制误差,使研究结果能基本上反映客观真实,是科研中一项重要的质量控制工作,是科研成功的关键。

2.保证科研结果的可重复性

科研结果要经得起重复验证和时间的考验,控制误差可以保证科研结果在重复验证时得出相同的结论,这有助于科研成果得到公认,也有利于科研成果的推广应用,否则将失去科研价值。

三、抽样误差及其控制

(一)抽样误差的概念

抽样误差是指在抽样研究中,由于抽样造成的样本指标与总体指标之差,也即统计量与参数之差。如样本均数与总体均数之差$(\bar{x}-\mu)$,样本率与总体率之差$(p-\pi)$,样本相关系数与总体相关系数之差$(r-\rho)$等。

抽样误差按其性质来说是一种随机误差,随机误差是由多种不可控因素的影响而造成的误差。随机误差包括抽样误差和重复测量误差两种。重复测量误差是由于自然环境中某些偶然因素的影响和人员操作方法的影响而造成的,如测量时的温度、湿度、气流、气压等未知因素的影响而使重复测量的结果与真值出现差异。控制的方法是使仪器性能稳定和操作方法统一。可采用重复测量的均值作为每个观察值的实测值,这可减小随机测量误差。

在科研中的随机误差主要来自抽样误差,因此,在进行统计分析时需计算标准误$(S_{\bar{x}}$或$S_p)$来反映抽样误差的大小。在论文中表达统计结果时,必须报告变异指标或抽样误差指标,可用$\bar{x}\pm S$或$\bar{x}\pm S_{\bar{x}}$、$P\pm S_p$表示。

(二)抽样误差的特点

1.双向出现

双向出现即差值出现的方向可正可负,具有双向性。也即样本指标可大于总体指标,也可小于总体指标。

2.差值较小

与系统误差和过失误差相比,抽样误差相对较小。

3.不可避免

由于生物个体的差异是客观存在的,因此抽样误差是一种不可避免的固有误差。虽然不可避免,但可以控制,使之减小。

4.可以测量

抽样误差具有不确定性，其出现的方向和大小无法预知，而且无重复性，其性质是一种随机误差。但抽样误差有一定的统计规律性，如服从正态分布等，故可进行统计测量，其描述指标就是标准误，如 $S_{\bar{x}}$、S_P 等。

(三)抽样误差产生的原因

抽样误差是由个体差异引起。医学研究以人为主要研究对象，由于个人之间存在个体差异，即个体变异，因此在抽样研究中，样本内的个体变异情况与总体内的个体变异情况不可能完全相同，因此计算的样本指标的数值不会恰好等于总体指标的数值，因而就有抽样误差。如某校1000名16岁男生的平均身高即总体均数 $\mu = 155$ cm，从中随机抽取100名男生测得平均身高即样本均数 $\bar{x} = 153$ cm，$\bar{x} - \mu = 153 - 155 = -2$ cm，这相差的2 cm就是由于抽样造成的误差，抽样误差的大小可用 $S_{\bar{x}} = S / \sqrt{n}$ 计算。

如果对总体直接进行研究而不是抽样研究，则不存在有抽样误差的问题，例如对某种疾病进行普查而不是抽样调查，则计算的患病率即为总体率，而不是样本率，即没有抽样误差。但是在医学研究中，大量的是进行抽样研究，因此设法减少抽样误差就是科研中的一项重要工作。

(四)抽样误差的控制

控制误差总的要求是：减小抽样误差，消除系统误差，杜绝过失误差。抽样误差虽然不可避免，但可以控制，尽可能减小。抽样误差的控制主要在于研究者，控制的时机主要在科研设计阶段，其控制方法如下。

1.增大样本

因为抽样误差(标准误)的大小与样本含量的平方根成反比，适当增大样本例数可减小抽样误差。

2.随机抽样与分组

随机化是控制抽样误差的基本手段。随机抽样可使样本有较好的代表性，能反映总体的某些分布特征，从而减小抽样误差。随机分组，能使影响实验结果的非处理因素在两组间保持均衡，做到齐同对比，从而可减小抽样误差对统计推断结果的影响。

3.分层随机抽样与分组

分层就是对可能影响研究结果的非处理因素，如性别、年龄、病情等先分离出来进行分层，然后对每一层进行随机抽样和随机分组。这可进一步提高样本的代表性和两个对比组间的齐同性，更好地实现组间的均衡，减少抽样误差。

4.配对设计

配对设计包括自身配对设计和异体配对设计。与成组设计比较，其组间的均衡性或齐同性较好，这不仅可以减少样本数量，而且可大大减少抽样误差。

5．交叉设计

采用随机设计的两个组，先后交叉轮流接受试验处理和对照处理，可以大大减小两组之间因为个体差异大而造成的抽样误差。

四、系统误差及其控制

（一）系统误差的概念

在科研中由于某些固定因素造成的实侧值与真值之差称为系统误差。在调查研究中，系统误差一般称为偏倚。所谓偏倚就是使研究结果偏离真实情况。系统误差可影响研究结果的准确性，使抽样结果失真，使组间缺乏可比性。

（二）系统误差的特点

1．单向出现

即观测值系统地偏离真值，使观测值普遍地偏高或偏低，具有偏向性。如用一台水银柱高出 0 刻度 5 mmHg 的血压计测量血压，则所有被测者的血压都会高出真实值 5 mmHg。

2．差值较大

与抽样误差相比，其误差值相对较大。

3．可以避免

系统误差是一种非固有误差，查明原因，予以校正后就可以消除。

4．不能测量

系统误差不是随机误差，无统计规律性，故不能进行统计测量，即不能用统计公式计算其误差的大小。

（三）系统误差产生的原因与类型

1．系统误差产生的原因

系统误差产生的原因很多，归纳起来有两大方面，即测量因素和人为因素。

（1）测量因素

①仪器不准：检测仪器未经校正，仪器陈旧缺乏维修，仪器长期使用造成疲劳等，均可造成测量误差。

②试剂不纯：试剂选择不当，保存不好，配制问题等，也可造成测量误差。

③方法不一：检测方法不统一，标本处理不一致等，也会造成测量误差。

④操作不熟：测量操作不熟悉，违反操作规程，检测质量控制不严等而造成测量误差。

⑤环境影响：检测室的环境条件，如温度、湿度、风力、光照、振动等控制不好。

（2）人为因素　科研设计不周，搜集的资料不准，资料的整理分析有错都可产生系统误差。

1)研究者的主客观因素

①研究者的主观因素：研究者有很高的主观愿望，迫切希望科研成功，获得有价值的科研成果，因此在科研中自觉或不自觉地带有主观性和片面性。由于受主观偏向性和心理倾向的影响，对两组的效应或指标有意地不同等观察，从而造成多种偏倚。

②研究者的客观因素：由于研究者的知识局限、技术不熟、经验不足、感官偏差等原因，对影响结果的某些因素不了解，无意之中造成偏差。

2)被研究者的主客观因素

①被研究者的主观因素：被研究者不良的态度和心理会影响研究结果。某些定性观察指标，容易受主观因素的影响，如主诉症状等。合作态度影响行为，如被研究者缺乏合作诚意，拒绝回答问题，或有意隐瞒、夸大或缩小某些信息，这些都会造成信息偏倚。

②被研究者的客观因素：如进行回顾调查时，因忘记或记忆不清等情况而造成信息偏倚。

2. 系统误差(偏倚)的类型

(1)选择偏倚

①研究者的选择偏倚：研究者在科研设计时，选择研究对象的方法不正确而造成选择偏倚。如没有采用随机方法进行抽样或分组，使样本不能代表总体，使两组研究对象缺乏可比性；在科研实施时，随便排除研究对象；在资料分析时，无原则地舍弃某些数据等。这些都可造成选择偏倚。

②被研究者的选择偏倚：在调查实施时，被研究者失访或拒绝回答某些问题等，使搜集的资料只选择了部分合作者即造成选择偏倚。

(2)观测偏倚(信息偏倚)

①研究者的观测偏倚：研究者在科研实施和资料搜集过程中，由于效应指标不明确、诊断标准不统一、检测方法不一致，对两组观察的认真程度不等同，甚至存在很大的主观偏性，从而造成观测观察偏倚。

②被研究者的观测偏倚：在资料搜集过程中，由于被研究者主观因素的影响而造成观察偏倚。如回忆过去的事情由于忘记或记忆不清，或不愿意提供真实情况而拒答、隐瞒、夸大或缩小等而造成偏倚。

(3)混杂偏倚：混杂偏倚是由于影响研究结果的非研究因素在两组中分布不均而产生的偏倚。在病因研究中，混杂因素(非研究因素)既与研究的暴露因素有联系，也与疾病有因果关系，是疾病的危险因素。由于混杂因素在两组间分布不均，它会歪曲(夸大或缩小)研究因素与疾病之间的真实联系，从而影响研究结果。混杂偏倚可发生在科研设计阶段，因不易识别，故在资料分析时，可进行分层分析以消除混杂因素的影响。

（四）系统误差（偏倚）的控制

系统误差（偏倚）产生的原因多种多样，但主要是人为因素造成的，与研究者、被研究者都有关。在科研设计、科研实施、资料分析的全过程中都需要认真分析可能产生系统误差的原因，采取措施予以控制和消除。

1.科研设计阶段控制偏倚的方法

（1）选择偏倚的控制

①随机设计：科研设计时，进行随机抽样与随机分组，或进行分层随机抽样与分层随机分组，可控制因选择研究对象而造成的偏倚。

②明确指标：调查的项目或指标，应具体明确，防止因误解错答而造成偏倚。

③提高受检率：调查研究时，应答率不应低于90%。如果失访或拒答的人数较多，应采取补查措施，以减少误差。

④预试验与预调查：科研在正式实施之前，先做一个小样本的预试验或预调查，以检查科研设计是否周全、是否切实可行、是否需要补正。如发现在科研过程中某些环节产生系统误差的情况，可对科研设计方案进行修订。同时，通过预试验或预调查，熟悉了实施过程，取得了经验，可指导后继的正式试验或调查，减少实施中的各种误差。

（2）混杂偏倚的控制

①分层随机：科研设计时，可进行分层随机抽样和分层随机分组，提高样本的代表性，实现组间的均衡，减少混杂偏倚的发生。

②配对设计：科研设计时，将性别相同、年龄相近、病情相似者进行异体配对，可较好地实现组间均衡，减少混杂偏倚。

③交叉设计：随机设计的两组，先后交叉，轮流接受试验处理和对照处理，可消除混杂偏倚。

④限制纳入：明确研究对象的纳入条件，限制纳入范围，可防止有混杂因素的对象进入研究样本中。

2.科研实施阶段控制偏倚的方法

实施阶段主要是控制观测偏倚，即信息偏倚。

①校准仪器：提高检测仪器的精确度，包括准确度与精密度，以消除系统误差。

②统一标准：在科研实施中，统一检测仪器、统一操作方法、统一调查表格、统一观测时间、统一诊断标准、统一评价标准等，做到实施标准化，以控制观测误差。

③培训人员：提高参与科研人员的素质，明确搜集资料的要求，统一科研的工作方法，以控制因人员因素造成的观测误差。

④提高依从性：依从性是指被研究者对科研实施中的各项内容接受和服从的

程度。包括回答问题、接受治疗或配合护理、按时复查或接受随访等方面的依从性。与科研者配合好则依从性好，拒绝接受、选择性接受、中途退出、自行换组或不认真执行科研要求，则依从性差。产生不依从的原因主要是主观因素，包括被研究者的认识、态度和心理；也有被研究者的某些客观因素，如病情变化、转院、迁居等。此外，研究者的学识水平和医德医风等也影响被研究者的依从性。

依从性差会影响科研的质量，影响效应的观察和判断，影响结果的分析，造成偏倚，因此在科研实施中，应努力改善依从性。提高依从性的措施主要有：加强沟通，提高认识；实施内容，简便易行；优质服务，密切关系；家庭社会，积极支持。

⑤使用盲法：在试验实施时，使用盲法观察，可避免研究者与被研究者的主观偏性和心理作用对研究结果的影响。

单盲：盲受试者，使其不知道自己被分到哪一组，也不知道自己接受何种处理。在使用安慰剂对照进行试验时，单盲尤为重要。如不盲受试者，则安慰剂效应显现不出来。

双盲：盲受试者和研究者，使两者都不知道如何分组和进行何种处理。

三盲：盲受试者、研究者和资料分析者（评价者）。

3.资料分析阶段控制偏倚的方法

（1）选择偏倚的控制

①检查核对：对原始科研记录认真进行验收检查，检查资料的完整性与准确性，防止一些不准确甚至错误的数据进入统计分析数据之中。

②缺失数据补救：科研过程中，因拒绝回答、退出、失访、意外死亡等情况而导致数据缺失超过10%时，不能忽略不计。补救的办法是对缺失者再进行一次全面调查或抽样调查，看"缺失者"是否有某些共同特征，在两组中的分布是否一致，对结果有何影响。

③已获数据复查：为了检查已获数据的准确性，可进行抽样复查。随机抽取部分已调查的对象，再次严格地按标准进行调查，如果抽查的数据与原来数据相差较大，应对原来结果进行校正。

④异常值取舍：异常值指极端值，包括极大值和极小值。异常值的取舍需慎重。可采用两种办法进行处理。一是不剔除异常值，而改换统计分析方法。具体做法是：采用"用与不用"异常值各作一次统计分析，如对统计结论影响很小，则不必改换统计分析方法；如影响很大，则可改用非参数统计，如进行秩和检验等。二是计算 T 值决定取舍。

$$T = \frac{|极端值\,X - 均值\bar{x}|}{标准差\,S} \geq 3 \text{ 时可舍去}, T < 3 \text{ 时可保留}.$$

（2）混杂偏倚的控制

①分层分析：将资料按某种特征分层后再进行分析。

②标化分析：比较两个总率(即合计率)时，因两组对象的内部构成不同，如性别、年龄、病情等的构成不同，会影响结果的判断。此时，可计算标准化率后进行对比分析，可消除混杂偏倚的影响。

③多因素分析：可消除混杂因素的影响，并可筛选出主要的危险因素。

五、过失误差及其控制

(一)过失误差的概念

在科研中，由于工作中的差错所造成的误差称为过失误差。严格地讲，过失误差不属于一般意义上的误差，而是一种过错。

(二)过失误差的特点

1.结果异常

观测数据远离均值，出现极端值，如极大值或极小值，或者出现反常值，如应为正值，但却出现了负值等。现象观察出现了反常情况，无法解释，不合常理。

2.可以避免

过失误差是一种错误，只要工作认真、细致、严谨，科研中的各种错误是完全可以避免的。

(三)过失误差产生的原因

过失误差主要是由于研究者的主观因素引起。

1.科研设计阶段

不遵循科研设计原则，凭主观意愿行事；或根本不进行科研设计，随便研究。

2.科研实施阶段

工作粗心大意，检测不遵守操作规程，不及时记录，而事后回忆或估计造成遗漏或记错。

3.资料分析阶段

对资料不检查核对，分组汇总马马虎虎，转录时抄错数字，点错小数点，写错计量单位。统计分析时计算错误，或错用统计分析方法，导致错误结果。

(四)过失误差的防止

1.加强工作责任心

加强素质教育，培养敬业精神，端正工作态度，认真严谨地进行科学研究。

2.严格执行规章制度

科研工作要按统一的步骤进行，加强制度管理，防止各行其是、我行我素。

3.加强督促检查

经常检查科研各个环节的质量，如核对各种记录，及时发现问题，采取有力措施，杜绝差错发生。

第四节 资料搜集

一、搜集资料的重要性

科研实施的过程，就是不断地搜集资料的过程。搜集资料是整个科研过程中最重要的也是很具体的工作环节。搜集资料的目的在于获取原始数据，提供分析数据。搜集资料的工作十分重要，因为科研结果要从搜集到的原始数据或原始资料中推论出来，资料的真实性与准确性直接关系到研究结果的真实性和科学性。因此，及时、准确、完整地搜集原始资料或原始数据是统计分析的前提和基础，是研究结果正确可靠的保证。

二、搜集资料的要求

(一)严格执行科研方案

在科研实施过程中，应严格按照科研设计方案规定的方法和要求，搜集和积累资料，切实做到"三严"，即严格要求、严谨态度、严肃作风。

(二)认真作好科研记录

在科研实施过程中，要认真进行观察，如实进行记录，不得弄虚作假。科研记录要求做到及时、准确、完整。

(三)妥善保管科研资料

科研实施过程中所积累的科研资料，如实验记录表、调查表等原始资料要装订成册，妥善保存，防止损坏或遗失，以免影响整个科研工作。

三、科研资料的整理与分析

(一)科研资料的整理

1. 检查核对

科研中搜集的原始资料，如实验记录表或调查表等，要认真进行完整性检查和准确性检查，对不合要求者，如缺项、错项，能补救则补救，否则应予废弃。

2. 分组汇总

根据事物的数量特征或类别特征，将有关数据进行数量分组或类别分组，再采用手工汇总或计算机汇总等方法将数据归组汇总。如有异常值应恰当地予以处理。

(二)科研资料的分析

根据研究的目的和资料的类型，综合考虑后选择合适的统计分析方法进行统计描述和统计推断，详见本书第四章统计分析。

第四章 统计分析

第一节 科研资料与统计分析方法

一、科研资料的类型

（一）根据资料的来源分类

1. 总体与样本

（1）总体：根据研究目的确定的同质研究对象的全体。确定总体大小的依据是研究目的。

（2）样本：从总体中随机抽取的具有代表性的部分个体。科研一般都是进行抽样研究。

2. 参数与统计量

（1）参数：总体的描述指标称为参数，用希腊字母表示。

（2）统计量：样本的描述指标称为统计量，用英文字母表示（表4-1）。

表4-1 统计描述中常用的几种参数与统计量

描述指标	均数	率	标准差	标准误	频率标准误	直线相关系数	等级相关系数	直线回归系数
参数	μ	π	σ	$\sigma_{\bar{x}}$	σ_p	ρ	ρ_s	β
统计量	$\bar{x}$	P	S	$S_{\bar{x}}$	S_P	r	r_s	b

3. 资料类型

（1）总体资料：来自对总体的直接研究，如普查资料、文献资料等。统计分析时，总体资料只进行统计描述，不进行统计推断，即不进行参数估计和差别检验。

（2）样本资料：来自抽样研究，科研资料，大量的是样本资料。统计分析时，样本资料需要进行统计描述（频数描述），还需进行统计推断（抽样推断），包括参数估计和假设检验。

（二）根据变量的类型分类

1. 变量类型

科研所获得的数据变量有3类，即定量变量（数值变量、计量变量）、定性变量(分类变量、计数变量)、等级变量。等级变量是一种有序变量,可包含在定性变量之中(表4-2)。

表4-2　两类数据变量的区别

变量类型	取值方法	数据特点	计量单位	分组方法
定量变量	工具测量	连续变量,可取小数	多有计量单位	多按数量分组
定性变量	分类计数	离散变量,只取整数	无计量单位只有个数	多按类别分组

2.资料类型

是什么变量就称什么资料。区别是量资料和定性资料主要看变量的计量单位。区分资料的类型是正确选择统计分析方法的前提(表4-3)。

表4-3　科研资料的类型

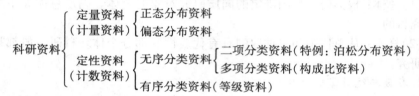

(三)根据分布的类型分类

1.正态分布资料

正态分布是对称分布的一种类型。变量值的频数分布呈现中间多、两边少、左右对称的连续型分布称为正态分布,用 N 表示,写作 $N(\mu, \sigma)$(图4-1)。

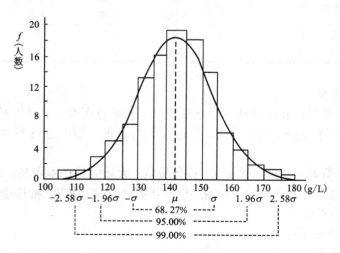

图4-1　110名男性成人 Hb 频数分布直方图和正态分布曲线

2.偏态分布资料

频数分布偏向一侧,左右不对称。偏态分布也是一种连续型分布。左偏态:高峰偏左。右偏态:高峰偏右(图4-2)。

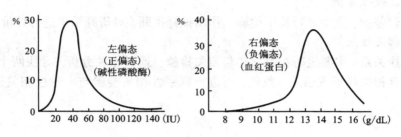

图4-2 偏态分布图

3.二项分布资料

某变量只分两类的分布。如性别只分男和女两类,化验结果只分阳性和阴性两类,疗效只分有效和无效两类等。二项分布是一种离散型分布,可记作 B(x; n, π), x 为发生数(阳性数), n 为样本数(观察例数), π 为总体发生率(总体阳性率)。

4.泊松分布资料

泊松分布是罕见事件发生数的概率分布,可视为二项分布的特例,即样本数 n 很大,而发生率 π 很小时的二项分布。如恶性肿瘤的发病率就属于泊松分布。

二、统计分析方法的种类

(一)根据统计分析任务的不同分类

根据统计分析任务的不同,统计分析方法可分为两大类,即统计描述(频数描述)和统计推断(抽样推断)。

1.统计描述(频数描述)

(1)指标描述:计算统计指标,描述频数的分布特征。如计算 $\bar{x} \pm S$、P 等。

(2)图表描述:列表绘图,表达统计数据及指标。

2.统计推断(抽样推断)

(1)参数估计:用样本统计量估计总体参数。如用 $\bar{x}$ 估计 μ,用 P 估计 π。

(2)假设检验:如 t 检验、x^2 检验等。

(二)根据研究目的的不同分类

根据研究目的的不同,统计分析方法可分为三大类,即描述性分析、比较性分析、相关性分析。

1. 描述性分析

描述频数，主要进行指标描述，描述频数的分布特征。描述性分析是最基本的统计分析，它也为进一步的统计推断打下基础。

2. 比较性分析

比较差别，主要进行差别检验。作出抽样推断，对研究结果进行评价。

3. 相关性分析

寻找关系，主要进行相关描述与相关检验。通过相关分析，寻找两个变量之间是否有相关联系或相关一致性，可进行联系性相关检验与一致性相关检验（表 4-4）。

表 4-4 统计分析方法的类别

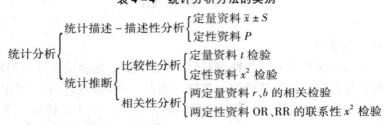

（三）根据资料类型的不同分类

根据资料类型的不同，统计分析方法可分为两大类，即定量分析与定性分析（表 3-5）。

表 4-5 两类资料的统计分析方法

$$
统计分析
\begin{cases}
定量分析
\begin{cases}
定量描述：\bar{x} \pm S,\ r,\ r_s,\ b \\
定量推断：t\ 检验、均数\ Z\ 检验，直线相关与直线回归检验，等级相关检验
\end{cases} \\
定性分析
\begin{cases}
定性描述：P,\ OR,\ RR \\
定性推断：x^2\ 检验、频率\ Z\ 检验，联系性\ x^2\ 检验，一致性\ x^2\ 检验
\end{cases}
\end{cases}
$$

第二节　科研资料的描述性分析

一、定量资料的指标描述

定量资料的基础数据是测量值，但测量值不能显示一组数值的分布特点，不适合应用于统计分析。描述一组定量资料的数据特征的指标有平均数和变异数。定量描述的指标有 3 类，即集中趋势指标——平均数（$\bar{x}$、G、M、M_o、H）；离散趋势指标——变异数（S、R、Q、CV）；抽样误差指标——标准误（$S_{\bar{x}}$）（表 4-6）。

表4-6　定量描述的3类指标

描述指标	定义	意义	适用资料	计算方法
均数($\bar{x}$)	描述一组观察值集中趋势的指标	反映平均水平	正态或近似正态分布的资料	① 直接法 $\bar{x} = \dfrac{\sum x}{n}$ ② 加权法 $\bar{x} = \dfrac{\sum fx}{\sum f}$
标准差(S)	描述一组观察值与均数离散程度的指标	反映个体变异程度的大小	正态或近似正态分布的资料	直接法 $S = \sqrt{\dfrac{\sum (x - \bar{x})^2}{n-1}}$ $= \sqrt{\dfrac{\sum x^2 - (\sum x)^2 / n}{n-1}}$
标准误($S_{\bar{x}}$)	描述一组样本均数与总体均数离散程度的指标	反映样本均数抽样误差的大小	正态或近似正态分布的资料	$S_{\bar{x}} = \dfrac{S}{\sqrt{n}}$

1. 均数

例4-1　临床试验抗贫血新药的疗效,测得血红蛋白增加的结果如下表(表4-7),请计算定量指标进行描述。

表4-7　抗贫血药治疗后增加的血红蛋白量(g/L)

患者号	1	2	3	4	5	6	7	8	9	10	$\bar{x} \pm S$
新药组	60	79	74	82	78	70	68	76	78	76	74.10 ± 6.47
常规药组	51	56	48	58	60	54	54	63	68	57	56.90 ± 5.80

$$\bar{x}_1 = \frac{\sum x}{n} = \frac{60 + 79 + 74 + 82 + 78 + 70 + 68 + 76 + 78 + 76}{10} = 74.10 (g/L)$$

$$\bar{x}_2 = 56.90 (g/L)$$

2. 标准差

$$S_1 = \sqrt{\frac{\sum x^2 - (\sum x)^2 / n}{n-1}} = \sqrt{\frac{60^2 + 79^2 + \wedge + 76^2 - (60 + 79 + \wedge + 76)^2 / 10}{10-1}}$$

$$= 6.47 (g/L) \qquad S_2 = 5.80 (g/L)$$

3. 标准误

$$S_{\bar{x}_1} = \frac{S}{\sqrt{n}} = \frac{6.47}{\sqrt{10}} = 2.05(\,g/L\,) \qquad\qquad S_{\bar{x}_2} = \frac{5.80}{\sqrt{10}} = 1.83(\,g/L\,)$$

二、定性资料的指标描述

定性资料的基础数据是绝对数, 绝对数是分类计数所得的实际数。但因为发生某现象的两个或多个实际数的基数不同, 因此绝对数不适合应用于统计分析, 不便于进行互相比较。描述一组定性资料的数据特征的指标叫相对数。相对数是两个有关数据的比值。由于使用了相同的比例基数, 特别是频率可进行分析比较。定性描述的指标有两类, 即相对水平指标——相对数(率 P、构成比 P、相对比 R);频率抽样误差指标——频率标准误(Sp)(表 4 - 8)。

表 4 - 8 定性描述的 2 类指标

描述指标	定义	意义	适用资料	计算方法	比例基数	合计数
率(P)	描述某现象发生的频数或强度的指标	反映某事物发生的相对水平	二项分类资料	$P = \frac{x}{n} \times k$ $= \frac{实际发生数}{可能发生数} \times 比例基数$	多种 %、‰ 1/万、 1/10万	不等于100
频率标准误(Sp)	描述一组样本率与总体率离散程度的指标	反映样本率抽样误差的大小	二项分类资料	$S_P = \sqrt{\frac{P(1-P)}{n}}$	%	
构成比(P)	描述某事物各组成部分的比重或分布的指标	反映某事物的构成情况	多项分类资料	$P = \frac{A}{n} \times 100\%$ $= \frac{组成部分数}{组成总和数} \times 100\%$	只有一种 %	一定等于100
相对比(R)	描述两个有关变量比值的指标	反映两事物的对比水平	资料不拘可用绝对数、相对数、平均数	$R = \frac{A}{B}$ $= \frac{甲变量}{乙变量}$	不用或用 % 可用 甲:乙 = 表示	

1. 率(二项率)

例 4 - 2 临床试验某新疗法治疗小儿消化不良的效果, 结果如下表(表 4 - 9), 请计算定性指标进行描述。

表 4 - 9 两法治疗小儿消化不良的疗效

疗法类别	治愈人数	未愈人数	合计	治愈率(%)
新疗法	36	2	38	94.74
常规疗法	26	7	33	78.79
合计	62	9	71	87.32

$$P_1 = \frac{x_1}{n_1} \times 100\% = \frac{36}{38} \times 100\% = 94.74\% \qquad P_2 = \frac{x_2}{n_2} \times 100\% = \frac{26}{33} \times 100\% = 78.79\%$$

$$P_c = \frac{x_1 + x_2}{n_1 + n_2} \times 100\% = \frac{62}{71} \times 100\% = 87.32\%$$

注意：

①计算率时分母不宜小于20。因为分母太小，受偶然性影响较大，计算的率可靠性较差。

②计算合计率（Pc）时，不能将各小组率相加，也不能将各组率相加后求平均率，因为结果无分析意义。

③比例基数可用多种，根据习惯或要求使用。

④注意区别百分率与百分比，区别的重要依据是看合计数，百分率的合计数不等于100，而百分比的合计数一定等于100。

⑤两个总体率可以直接进行对比分析，因为两个总体率是相对数，有相同的基数（如100），而且没有抽样误差，故可直接比较。但两个绝对数（实际发生数）则不能相互比较，因为产生两个绝对数的基数不一定相等，即没有相同的比较基数，故不能相互比较。

⑥两个样本率不能直接进行对比分析，因为存在抽样误差。必须进行差别检验后才能作出两总体率有无差别的结论。

2. 频率标准误

$$S_{P_1} = \sqrt{\frac{P(1-P)}{n}} = \sqrt{\frac{0.9474(1-0.9474)}{38}} = 3.62\%$$

$$S_{P_2} = \sqrt{\frac{0.7879(1-0.7879)}{33}} = 7.12\%$$

3. 构成比

例 4-3　某市成年妇女宫颈癌的普查结果如下表（表4-10），计算患者构成比，并分析哪个年龄组的妇女宫颈癌发生最严重？

表4-10　某市妇女宫颈癌的普查结果

年龄组（岁）	普查人数	患者人数	患者百分比（%）	患病率（1/万）
<30	100000	3	1.2	0.3
30~	96667	29	11.2	3.0
40~	63000	82	31.8	13.0
50~	24000	96	37.2	40.0
60~	6000	48	18.6	80.0
合计	289667	258	100.0	8.9

$$P_1 = \frac{A}{n} \times 100\% = \frac{3}{258} \times 100\% = 1.2\% \qquad P_2 = \frac{29}{258} \times 100\% = 11.2\%$$

$$P_3 = \frac{82}{258} \times 100\% = 31.8\% \qquad P_4 = \frac{96}{258} \times 100\% = 37.2\%$$

$$P_5 = \frac{48}{258} \times 100\% = 18.6\%$$

患病率表明,60 岁以上妇女宫颈癌发生最严重,宫颈癌的患病强度随着年龄的增大而增多。注意:不能用构成比(百分比)分析而得出结论。

注意:

①构成比的比例基数只用%,故称百分比。

②构成比的合计数一定等于 100,如不等于 100 时,可对尾数取舍作适当调整。

③构成比不能当率分析,否则容易得出错误的结论。因为构成比反映的是某事物内部的组成情况,与发生某事物的外部基数没有关联,不能反映某事物发生的频率(二项率)。

如用构成比分析表 4 - 10 资料,因 50 ~ 岁组宫颈癌患者占 37.2%,比例最大,由此而作出 50 ~ 岁组宫颈癌发生最严重,60 ~ 岁组有所下降的结论则是错误的。正确的分析是应使用患病率分析。

4. 相对比

例 4 - 4   1990 年 7 月我国第 4 次人口普查,总人口约为 11.6 亿,其中男 6.0 亿,女 5.6 亿。全国医生 177.95 万人,平均每千人口医生 1.56 人;护士 88.95 万人,平均每千人口护士 0.89 人。请计算人口性别比和医护比。

(1)性别比:$R = \dfrac{A}{B} = \dfrac{6.0}{5.6} = 1.07$,即男:女 = 1.07:1

(2)医护比:$R = \dfrac{A}{B} = \dfrac{177.95}{88.95} = 2$ 或 $R = \dfrac{1.56\text{‰}}{0.89\text{‰}} = 2$

即医生:护士 = 2:1,用绝对数和相对数计算的结果一致。

第三节   科研资料的比较性分析

一、假设检验的步骤

(一)统计推断的概念

用样本信息去推断总体特征,称为统计推断,也称抽样推断。包括参数估计和假设检验两种统计推断方法。其中假设检验是统计推断最重要的内容。

（二）假设检验的概念

1. 概念

假设检验过去称为显著性检验。对总体特征（总体参数或总体分布）提出假设，用样本检验统计量去推断该假设是否被拒绝，称为假设检验。

2. 目的

（1）差别检验：比较差别。为什么不能用样本描述指标直接比较差别，而必须进行差别检验后才能比较差别呢？原因是科学研究一般都是进行抽样研究，由于存在抽样误差，故不能用两个样本指标直接比较差别，必须进行假设检验，判断两样本指标的差别是否由抽样误差引起后，才能作出两总体指标有无差别的统计结论。需指出的如果是总体资料（如普查资料），则不需要进行假设检验，可以用两总体指标直接比较差别。

（2）相关检验：寻找关系。寻找两变量之间的关系有两种类型，一是联系性相关检验，在病因研究或流行因素研究中寻找因果关系；二是一致性相关检验，在两事物（两变量）关系的研究中寻找相关一致性，如直线相关与直线回归，两种检测方法的相关一致性等。

3. 方法

（1）参数检验：如 t 检验，x^2 检验等。

（2）非参数检验：如秩和检验等。

（三）假设检验的步骤

1. 建立假设

（1）检验方向

①双侧检验：如检验某新药的疗效是好还是差两个方向。一般都进行双侧检验。②单侧检验：只检验某新药的疗效是否好于常规药物一个方向。如进行单侧检验，则需予以说明。

（2）检验假设

①H_0：称为原假设、O 假设、无效假设。即两总体指标无差别的假设。②H_1：称为对立假设或备择假设。即两总体指标有差别的假设。

（3）检验水准

用 α 表示，通常取 0.05，即小概率标准。检验水准是作统计结论时，P 值与之比较的概率标准，即判断两总体指标有无差别的概率标准。统计推断原理："在一次随机试验中，小概率事件不可能发生"。

2. 计算检验统计量

进行 t 检验，则称为计算 t 值；进行 x^2 检验，则称为计算 x^2 值。检验统计量都取绝对值（正值）。选择何种检验需综合考虑研究目的、资料类型、分布类型、设计类型、样本大小等条件。

3. 确定 P 值

P 值即概率值，其意义是反映两样本指标的差别由抽样误差引起的概率大小。P 值的大小是作出统计推断的依据。确定 P 值的方法有 2 种：①计算法：使用计算机软件直接计算出确切的 P 值。②查表法，下面介绍查表的步骤。

（1）查出 t 界值。根据自由度 ν 和双侧界值概率 P 值查表，得到 t 界值（表 4 - 11）。

（2）比较 t 值。将计算的 t 值与查表所得的 t 界值比较大小。

（3）确定 P 值。根据"t 大 P 小或 t 小 P 大"的关系确定 P 值。"t 大"即计算的 t 值大于查表的 t 界值，"P 小"即确定的 P 值小于查表所知的概率值。如果 $P<0.05$，还需继续确定 P 是否 <0.01、$P<0.005$、$P<0.001$，因为确定的 P 值越小，则作出的统计结论越可靠。反之，如果 $P>0.05$，则继续确定是否大于其他的概率值。

表 4 - 11　t 界值表（部分）

ν　$P_{(2)}$	0.1	0.05	0.01	0.005	0.001
9	1.833	2.262	3.250	3.690	4.781
18	1.734	2.101	2.878	3.197	3.922
100	1.660	1.984	2.626	2.871	3.390
∞	1.64	1.96	2.58	2.81	3.29

t 值与 P 值的关系。t 值是一个变换值，其变换公式是 $t=\dfrac{\bar{x}-\mu}{S_{\bar{x}}}$。在 t 分布图上，t 值是一个坐标值，t 分布是一个以 O 为中心的对称分布，类似于标准正态分布。t 的绝对值向两侧延伸是逐渐增大的。P 值是一个概率值，在 t 分布图上是一个面积率，表示在 t 分布曲线图中某一 t 界值外侧区间的概率（即外侧区间面积占总面积的百分率）。当计算的 t 值大于某一 t 界值时，就有 P 小于某一概率值的关系，即有 t 大 P 小的关系（图 4 - 3、图 4 - 4）。

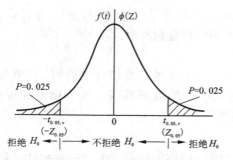

图 4 - 3　t 检验中双侧 t 界值与 p 概率

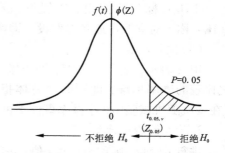

图 4 - 4　t 检验中单侧 t 界值与 p 概率

4. 作出结论

（1）统计结论

1）两样本指标产生差别的原因

①差别由抽样误差引起。此时的检验结果是 $P > 0.05$，其统计推断结论是两总体指标无差别。

②差别由于总体不同引起。此时的检验结果是 $P \leq 0.05$，其统计推断结论是两总体指标有差别。

2）统计推断结果的解释

统计推断结果的判断方法：概率比较，即 P 与 α 比较。将确定的 P 值与检验水准 $\alpha(0.05)$ 进行大小比较，说明对比组间的差别有无统计学意义，然后作出两总体指标是否有差别的统计结论。

①$P \leq 0.05$，表明两样本指标的差别单纯由抽样误差引起的概率很小（小于或等于 5%），故认为差别不是由抽样误差引起，而是由于两个总体不同引起。其统计推断结论为："按 $\alpha = 0.05$ 水准，拒绝 H_0，接受 H_1，差别有统计学意义，即两总体指标有差别。"注意：不应说明对比组间具有显著性的差别，或具有非常显著性的差别。

②$P > 0.05$，表明两样本指标的差别由抽样误差引起的概率很大（大于 5%），故认为差别是由抽样误差引起，而不是由于两个总体不同引起。其统计推断结论为："按 $\alpha = 0.05$ 水准，不拒绝 H_0，差别无统计学意义，即两总体指标无差别。"

（2）专业结论

根据科研课题的研究目的，结合专业知识作出专业结论。首先说明研究的两事物之间有无差别，如有差别，则进一步说明谁好谁差，谁优谁劣。

二、定量资料的差别检验

（一）单组 t 检验

1. 样总比较

单组 t 检验也称样总比较 t 检验，即一个样本均数与一个已知的总体均数比较差别的 t 检验（$\bar{x}$ 与 μ_0 比较的 t 检验）。样本均数用科研数据计算所得，已知的总体均数可用以下三种数值。①正常参考值或标准值；②文献记载的经验值；③普查值等。

2. 检验目的

通过比较一个样本均数 $\bar{x}$ 与已知总体

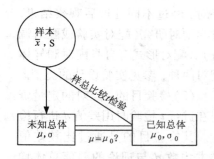

图 4-5 单组 t 检验模式图

均数 μ_0 的差别，来推断未知的总体均数 μ 与已知的总体均数 μ_0 是否有差别。检验模式如图 4-5。

3.检验步骤

例4-5 根据以往临床经验,传统疗法治肺炎的平均退热天数为6.3天。某医生采用新疗法治疗100例,平均退热天数为5.3天,标准差为1.1天。问两法治疗肺炎的退热效果有无差别?

(1)建立假设

$H_0: \mu = \mu_0$(6.3天),即两法治疗肺炎的总体平均退热天数无差别。

$H_1: \mu \neq \mu_0$(6.3天),即两法治疗肺炎的总体平均退热天数有差别。

$\alpha = 0.05$

(2)计算 t 值

已知 $n = 100$,$\bar{x} = 5.3$,$S = 1.1$,$\mu_0 = 6.3$。

$$t = \frac{\bar{x} - \mu_0}{S_{\bar{x}}} = \frac{\bar{x} - \mu_0}{S/\sqrt{n}} = \frac{6.3 - 5.3}{1.1/\sqrt{100}} = 9.09$$

(3)确定 P 值

$\nu = n - 1 = 100 - 1 = 99$,查 t 界值表(双侧 P)。因表中无99的 t 界值,则用接近的 $\nu = 100$ 代替查表。注:n 为观察值个数(样本数量)。

$t_{0.001,100} = 3.39$,$t = 9.09$,现 $t > t_{0.001,100}$,得 $P < 0.001$。

(4)作出结论

按 $\alpha = 0.05$ 水准,拒绝 H_0,接受 H_1,差别有统计学意义,即两总体均数有差别。

可认为两法治疗肺炎的平均退热天数有差别,新疗法的平均退热天数少于传统疗法,故认为新疗法的退热效果较好。

(二)配对 t 检验

1.自身配对 t 检验

(1)配对类型:两个对象配成一对,经过不同处理后观察结果,称为配对研究(配对实验或配对调查)。配对形式有自身配对和异体配对两种,参见实验设计的类型。

(2)检验目的:配对的定量资料在进行 t 检验时用差值 d 进行检验。其检验目的是通过比较差值样本均数 $\bar{d}$ 与理论的差值总体均数 μ_0($\mu_0 = 0$)的差别,来推断未知的差值总体均数 μ_d 是否等于0。检验模式如图4-6。

(3)检验步骤

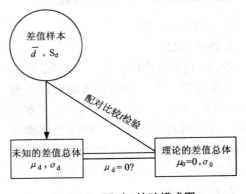

图4-6 配对 t 检验模式图

例 4 - 6 某新药治疗高血压患者前后舒张压的测量结果如表 4 - 12。问新药是否有降压效果？

表 4 - 12 某新药治疗高血压患者的舒张压变化（mmHg）

患者序号	1	2	3	4	5	6	7	8	9	10	$\bar{x} \pm S$
治疗前	117	127	141	107	110	114	115	138	127	122	121.8 ± 11.4
治疗后	123	108	120	107	100	98	102	152	104	107	112.1 ± 16.2
差值	-6	19	21	0	10	16	13	-14	23	15	9.7 ± 12.3

①$H_0 : \mu_d = 0$，$H_1 : \mu_d \neq 0$，$\alpha = 0.05$

②$n = 10$，$\bar{d} = 9.7$，$S_d = 12.3$。

$$t = \frac{\bar{d} - 0}{S_{\bar{d}}} = \frac{\bar{d}}{S_d / \sqrt{n}} = \frac{9.7}{12.3 / \sqrt{10}} = 2.494$$

③$\nu = n - 1 = 10 - 1 = 9$，查 t 界值表，$t_{0.05,9} = 2.262$，现 $t > t_{0.05,9}$，得 $P < 0.05$。注意：n 为对子数。

④按 $\alpha = 0.05$ 水准，拒绝 H_0，接受 H_1，差别有统计学意义。治疗后平均舒张压有所下降，故认为该新药有降压效果。

2. 异体配对 t 检验

例 4 - 7 研究牛奶对儿童有无增高作用，将性别相同、年龄相近的 20 名儿童配成 10 对，试验组儿童每天早晚各喝 1 杯牛奶，对照组不喝牛奶。半年后测得增高情况如表 4 - 13。问喝牛奶对儿童身高有无促进作用？

表 4 - 13 儿童喝牛奶对身高增长的影响（增高 cm）

儿童对子号	1	2	3	4	5	6	7	8	9	10	$\bar{x} \pm S$
喝牛奶儿童	6.5	6.3	6.6	5.9	7.0	6.7	6.5	4.3	5.8	5.4	6.10 ± 0.79
未喝牛奶儿童	4.5	4.6	4.8	4.4	4.7	5.1	4.0	4.6	4.9	5.2	4.68 ± 0.35
差值	2.0	1.7	1.8	1.5	2.3	1.6	2.5	-0.3	0.9	0.2	1.42 ± 0.90

①$H_0 : \mu_d = 0$，$H_1 : \mu_d \neq 0$，$\alpha = 0.05$

②$t = \dfrac{\bar{d}}{S_d / \sqrt{n}} = \dfrac{1.42}{0.90 / \sqrt{10}} = 4.989$

③$\nu = n - 1 = 10 - 1 = 9$，查 t 界值表，$t_{0.001,9} = 4.781$，现 $t > t_{0.001,9}$，得 $P < 0.001$。

④按 $\alpha = 0.05$ 水准，拒绝 H_0，接受 H_1，差别有统计学意义。喝牛奶儿童的身

高增加值高于未喝者，表明喝牛奶有促进儿童长高的作用。

（三）两组 t 检验与两组 Z 检验

1. 两组 t 检验

（1）应用条件

①定量资料；

②正态分布或近似正态分布的资料；

③小样本资料，每组 $n < 50$，也可用于大样本资料；

④方差齐性的资料，$S_{大}^2/S_{小}^2 < 3$。

（2）检验目的　通过比较两个样本均数 $\bar{x}_1$ 与 $\bar{x}_2$ 的差别，来推断两个未知的总体均数 μ_1 与 μ_2 是否有差别。检验模式如图 4-7。

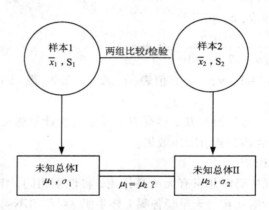

图 4-7　两组 t 检验模式图

（3）检验步骤

例 4-8　新老抗生素进行药敏实验的结果如表 4-14。问两种抗生素的抑菌效果是否有差别？

表 4-14　两种抗生素药敏实验的结果（抑菌环直径 mm）

两组培养皿号	1	2	3	4	5	6	7	8	9	10	$\bar{x} \pm S$
新抗生素组	4.5	4.5	7.0	5.2	6.0	5.1	6.0	5.0	8.4	6.0	5.77 ± 1.21
常规抗生素组	3.0	4.0	4.0	3.0	4.5	3.0	2.5	4.2	3.0	3.0	3.42 ± 0.68

①$H_0: \mu_1 = \mu_2$，$H_1: \mu_1 \neq \mu_2$，$\alpha = 0.05$

②$t = \dfrac{\bar{x}_1 - \bar{x}_2}{S_{\bar{x}_1 - \bar{x}2}} = \dfrac{\bar{x}_1 - \bar{x}_2}{\sqrt{\dfrac{(n_1 - 1)S_1^2 + (n_2 - 1)S_2^2}{n_1 + n_2 - 2}\left(\dfrac{1}{n_1} + \dfrac{1}{n_2}\right)}}$

$= \dfrac{5.77 - 3.42}{\sqrt{\dfrac{(10 - 1)1.21^2 + (10 - 1)0.68^2}{10 + 10 - 2}\left(\dfrac{1}{10} + \dfrac{1}{10}\right)}} = 5.354$

③$\nu = n_1 + n_2 - 2 = 10 + 10 - 2 = 18$，查 t 界值表，$t_{0.001,18} = 3.922$，现 $t > t_{0.001,18}$，得 $P < 0.001$。

④按 $\alpha = 0.05$ 水准，拒绝 H_0，接受 H_1，可认为两种抗生素的抑菌环直径有差别，新抗生素的抑菌环直径较大，表明新抗生素的抑菌效果较好。

当 $n_1 = n_2 = n$ 时，可用下式简化计算。

$$t = \dfrac{\bar{x}_1 - \bar{x}_2}{\sqrt{\dfrac{S_1^2 + S_2^2}{n}}} = \dfrac{5.77 - 3.42}{\sqrt{\dfrac{1.21^2 + 0.68^2}{10}}} = 5.354$$

2. 两组 Z 检验

（1）应用条件 Z 检验曾称 u 检验。应用条件是大样本资料，每组 $n > 50$。适用于 Z 检验的资料，也可用 t 检验，但当两组的样本数不相等时 Z 检验的计算较为简单。

（2）Z 界值 Z 界值就是 $\nu = \infty$ 时的 t 界值，可按 $\nu = \infty$ 查 t 界值表。为了省出查表的麻烦，可记住下列双侧检验常用的 Z 界值。$Z_{0.05} = 1.96$，$Z_{0.01} = 2.58$，$Z_{0.005} = 2.81$，$Z_{0.001} = 3.29$。

（3）检验步骤

例 4 - 9 两法治疗乙脑，其降温效果如下。问两法降温的天数有无差别？

中西医结合疗法 $n_1 = 100$ $\bar{x}_1 = 5.7$ 天 $S_1 = 2.16$ 天
常规西医疗法 $n_2 = 110$ $\bar{x}_2 = 7.9$ 天 $S_2 = 2.65$ 天

①$H_0: \mu_1 = \mu_2$，$H_1: \mu_1 \neq \mu_2$，$\alpha = 0.05$

②$Z = \dfrac{\bar{x}_1 - \bar{x}_2}{\sqrt{\dfrac{S_1^2}{n_1} + \dfrac{S_2^2}{n_2}}} = \dfrac{7.9 - 5.7}{\sqrt{\dfrac{2.16^2}{100} + \dfrac{2.65^2}{110}}} = 6.618$

③$Z_{0.001} = 3.29$，现 $Z > Z_{0.001}$，得 $P < 0.001$。

④按 $\alpha = 0.05$ 水准，拒绝 H_0，接受 H_1。可认为两法治疗乙脑的降温效果有不同，中西医结合疗法退热较快，故降温效果较好。

当 $n_1 = n_2 = n$ 时，可用下式简化计算。$Z = \dfrac{\bar{x}_1 - \bar{x}_2}{\sqrt{\dfrac{S_1^2 + S_2^2}{n}}}$

附表

t 界值表

自由度						概率,	P				
	单侧:	0.25	0.20	0.10	0.05	0.025	0.01	0.005	0.0025	0.001	0.0005
v	双侧:	0.50	0.40	0.20	0.10	0.05	0.02	0.01	0.005	0.002	0.001
1		1.000	1.376	3.078	6.314	12.706	31.821	63.657	127.321	318.309	636.619
2		0.816	1.061	1.886	2.920	4.303	6.965	9.925	14.089	22.327	31.599
3		0.765	0.978	1.638	2.353	3.182	4.541	5.841	7.453	10.215	12.924
4		0.741	0.941	1.533	2.132	2.776	3.747	4.604	5.598	7.173	8.610
5		0.727	0.920	1.476	2.015	2.571	3.365	4.032	4.773	5.893	6.869
6		0.718	0.906	1.440	1.943	2.447	3.143	3.707	4.317	5.208	5.959
7		0.711	0.896	1.415	1.895	2.365	2.998	3.499	4.029	4.785	5.408
8		0.706	0.889	1.397	1.860	2.306	2.896	3.355	3.833	4.501	5.041
9		0.703	0.883	1.383	1.833	2.262	2.821	3.250	3.690	4.297	4.781
10		0.700	0.879	1.372	1.812	2.228	2.764	3.169	3.581	4.144	4.587
11		0.697	0.876	1.363	1.796	2.201	2.718	3.106	3.497	4.025	4.437
12		0.695	0.873	1.356	1.782	2.179	2.681	3.055	3.428	3.930	4.318
13		0.694	0.870	1.350	1.771	2.160	2.650	3.012	3.372	3.852	4.221
14		0.692	0.868	1.345	1.761	2.145	2.624	2.977	3.326	3.787	4.140
15		0.691	0.866	1.341	1.753	2.131	2.602	2.947	3.286	3.733	4.073
16		0.690	0.865	1.337	1.746	2.120	2.583	2.921	3.252	3.686	4.015
17		0.689	0.863	1.333	1.740	2.110	2.567	2.898	3.222	3.646	3.965
18		0.688	0.862	1.330	1.734	2.101	2.552	2.878	3.197	3.610	3.922
19		0.688	0.861	1.328	1.729	2.093	2.539	2.861	3.174	3.579	3.883
20		0.687	0.860	1.325	1.725	2.086	2.528	2.845	3.153	3.552	3.850
21		0.686	0.859	1.323	1.721	2.080	2.518	2.831	3.135	3.527	3.819
22		0.686	0.858	1.321	1.717	2.074	2.508	2.819	3.119	3.505	3.792
23		0.685	0.858	1.319	1.714	2.069	2.500	2.807	3.104	3.485	3.768
24		0.685	0.857	1.318	1.711	2.064	2.492	2.797	3.091	3.467	3.745
25		0.684	0.856	1.316	1.708	2.060	2.485	2.787	3.078	3.450	3.725
26		0.684	0.856	1.315	1.706	2.056	2.479	2.779	3.067	3.435	3.707
27		0.684	0.855	1.314	1.703	2.052	2.473	2.771	3.057	3.421	3.690
28		0.683	0.855	1.313	1.701	2.048	2.467	2.763	3.047	3.408	3.674
29		0.683	0.854	1.311	1.699	2.045	2.462	2.756	3.038	3.396	3.659
30		0.683	0.854	1.310	1.697	2.042	2.457	2.750	3.030	3.385	3.646
31		0.682	0.853	1.309	1.696	2.040	2.453	2.744	3.022	3.375	3.633
32		0.682	0.853	1.309	1.694	2.037	2.449	2.738	3.015	3.365	3.622
33		0.682	0.853	1.308	1.692	2.035	2.445	2.733	3.008	3.356	3.611
34		0.682	0.852	1.307	1.691	2.032	2.441	2.728	3.002	3.348	3.601
35		0.682	0.852	1.306	1.690	2.030	2.438	2.724	3.996	3.340	3.591
36		0.681	0.852	1.306	1.688	2.028	2.434	2.719	2.990	3.333	3.582
37		0.681	0.851	1.305	1.687	2.026	2.431	2.715	2.985	3.326	3.574
38		0.681	0.851	1.304	1.686	2.024	2.429	2.712	2.980	3.319	3.566
39		0.681	0.851	1.304	1.685	2.023	2.426	2.708	2.976	3.313	3.558
40		0.681	0.851	1.303	1.684	2.021	2.423	2.704	2.971	3.307	3.551
50		0.679	0.849	1.299	1.676	2.009	2.403	2.678	2.937	3.261	3.496
60		0.679	0.848	1.296	1.671	2.000	2.390	2.660	2.915	3.232	3.460
70		0.678	0.847	1.294	1.667	1.994	2.381	2.648	2.899	3.211	3.435
80		0.678	0.846	1.292	1.664	1.990	2.374	2.639	2.887	3.195	3.416
90		0.677	0.846	1.291	1.662	1.987	2.368	2.632	2.878	3.183	3.402
100		0.677	0.845	1.290	1.660	1.984	2.364	2.626	2.871	3.174	3.390
200		0.676	0.843	1.286	1.653	1.972	2.345	2.601	2.839	3.131	3.340
500		0.675	0.842	1.283	1.648	1.965	2.334	2.586	2.820	3.107	3.310
1000		0.675	0.842	1.282	1.646	1.962	2.330	2.581	2.813	3.098	3.300
∞		0.6745	0.8416	1.2816	1.6449	1.9600	2.3263	2.5758	2.8070	3.0902	3.2905

三、定性资料的差别检验

(一)单组频率 Z 检验

1. 样总比较

单组频率 Z 检验也称样总比较 Z 检验(曾称 u 检验),即一个样本率与一个已知的总体率比较差别的 Z 检验(P 与 π_0 比较的 Z 检验)。样本率用科研数据计算所得,已知的总体率可用下列三种数值。①正常参考值或标准值;②文献记载的经验值;③普查值等。

2. 应用条件

(1)定性资料;

(2)二项分类资料;

(3)大样本资料,单组 $n \geqslant 60$,如 $n < 60$,用校正公式;

(4)频率 $\geqslant 1\%$ 的资料,发生率 P 与未发生率 $(1-P)$ 均 $\geqslant 1\%$;

(5)频数 $\geqslant 5$ 的资料,发生数 np 与未发生数 $n(1-P)$ 均 $\geqslant 5$。

3. 检验目的

通过比较一个样本率 P 与已知总体率 π_0 的差别,来推断未知的总体率 π 与已知的总体率 π_0 是否有差别。其检验模式同单组均数 t 检验(图 4-8)。

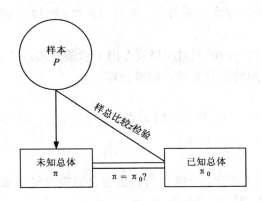

图 4-8　单组频率 Z 检验模式图

4. Z 界值

双侧　$Z_{0.05} = 1.96$, $Z_{0.01} = 2.58$, $Z_{0.005} = 2.81$, $Z_{0.001} = 3.29$。

5. 检验步骤

例 4-10　根据以往临床经验,肺心病常规疗法的有效率为 30%。某医生采用中西医结合疗法治疗 66 例,有效率为 40.9%。问两法的疗效是否有差别?

(1)H_0: $\pi = \pi_0(0.3)$, H_1: $\pi \neq \pi_0(0.3)$, $\alpha = 0.05$。

（2）$Z = \dfrac{P - \pi_0}{\sigma_P} = \dfrac{P - \pi_0}{\sqrt{\dfrac{\pi_0(1 - \pi_0)}{n}}} = \dfrac{0.409 - 0.3}{\sqrt{\dfrac{0.3(1 - 0.3)}{66}}} = 1.93$

注意：①分子取绝对值；②率用小数表示；③分母中的率用总体率，不用样本率。

（3）$Z_{0.05} = 1.96$，现 $Z < Z_{0.05}$，得 $P > 0.05$。

（4）按 $\alpha = 0.05$ 水准，不拒绝 H_0，故认为两种疗法治疗肺心病的疗效没有差别。

（二）配对差别性 x^2 检验

1. 配对计数

定量的配对资料用差值 d 进行 t 检验。定性的配对资料是用配对计数的 4 种结果进行 x^2 检验。配对计数的 4 种对子分别用 a、b、c、d 表示，可归纳为交叉排列的配对四格表。①a 是配对甲乙两者均为阳性的对子数；②b 是配对的甲为阳性、乙为阴性的对子数；③c 是配对的甲为阴性、乙为阳性的对子数；④d 是配对的甲乙两者均为阴性的对子数。

2. 检验目的

通过比较对子 b 与 c 的差别，来推断两个未知的总体率 π_1 与 π_2 是否有差别。检验时因 a 和 d 两种对子无差别可言，故只用 b 和 c 两种对子进行比较。

3. 应用条件

（1）$b + c \geq 40$，用一般的配对四格表专用 x^2 检验公式。

（2）$b + c < 40$，用校正的配对 x^2 检验公式。

4. x^2 界值

四格表的自由度 $\nu = 1$，其常用的 x^2 界值如下。$x^2_{0.05,1} = 3.84$，$x^2_{0.01,1} = 6.63$，$x^2_{0.005,1} = 7.88$，$x^2_{0.001,1} = 10.83$。

5. 检验步骤

例 4 - 11 驱肠虫新药治疗蛔虫与钩虫混合感染的结果如表 4 - 15。问新药对哪种虫的驱除效果较好？

表 4 - 15　某新药驱除混合感染肠虫的结果

肠虫类别		钩 虫		合计
		排出	未排出	
蛔 虫	排　出	16（a）	56（b）	72
	未排出	36（c）	76（d）	112
	合　计	52	132	184

① $H_0: \pi_1 = \pi_2$，$H_1: \pi_1 \neq \pi_2$，$\alpha = 0.05$

② $b + c = 56 + 36 = 92 > 40$

$$x^2 = \frac{(b-c)^2}{b+c} = \frac{(56-36)^2}{56+36} = 4.35$$

③ $\nu = 1$，$x_{0.05,1}^2 = 3.84$，现 $x^2 > x_{0.05,1}^2$，得 $P < 0.05$。

④按 $\alpha = 0.05$ 水准，拒绝 H_0，接受 H_1，可认为新药对两种肠虫的驱除效果有差别。

蛔虫驱除率 $P_1 = \frac{x_1}{n_1} \times 100\% = \frac{72}{184} \times 100\% = 39.13\%$

钩虫驱除率 $P_2 = \frac{x_2}{n_2} \times 100\% = \frac{52}{184} \times 100\% = 28.26\%$

从驱除率结果可知，该新药对蛔虫的驱除效果较好。

例4－12 两种培养基培养 239 份食品标本，其沙门菌的检出情况如表 4－16。问两种培养基培养的结果有无差别？

表4－16 两种培养基检出沙门菌的结果

培养基类别		乙培养基		合计
		+	－	
甲培养基	+	160(a)	26(b)	186
	－	5(c)	48(d)	53
合计		165	74	239

① $H_0: \pi_1 = \pi_2$，$H_1: \pi_1 \neq \pi_2$，$\alpha = 0.05$

② $b + c = 26 + 5 = 31 < 40$

$$x^2 = \frac{(|b-c|-1)^2}{b+c} = \frac{(26-5-1)^2}{26+5} = 12.90$$

③ $\nu = 1$，$x_{0.001,1}^2 = 10.83$，现 $x^2 > x_{0.001,1}^2$，得 $P < 0.001$。

④按 $\alpha = 0.05$ 水准，拒绝 H_0，接受 H_1，可认为两种培养基培养出沙门菌的阳性率有差别。甲培养基培养出沙门菌的阳性率高于乙培养基（$P_1 = 186/239 \times 100\% = 77.82\%$；$P_2 = 165/239 \times 100\% = 69.04\%$）。

（三）两组差别性 x^2 检验与两组频率 Z 检验

1. 两组差别性 x^2 检验

（1）检验目的 通过比较四个格子中实际频数 A 与理论频数 T 的差别，来推断两个未知的总体率 π_1 与 π_2 是否有差别。

（2）应用条件

①定性资料；

②二项分类资料；

③总合计数 $n \geqslant 40$ 的资料；

④理论频数 $T \geqslant 5$ 的资料。

$$T = \frac{n_R n_c}{n} \qquad (n_R \text{—行合计；} n_c \text{—列合计；} n \text{—总合计})。$$

检查是否有 $T < 5$ 的格子，一般只检查一个格子即可。即首先计算最小的行合计与最小的列合计所对应的格子，其理论频数 T 是否小于5。如果 $T \geqslant 5$，则不必计算其他3个格子的 T 值了。

当 $n \geqslant 40$，$T \geqslant 5$ 时，则用两组四格表专用 x^2 检验公式；

当 $n \geqslant 40$，但有格子 $1 < T < 5$ 时，则用校正 x^2 检验公式；

若有 $n < 40$，或有 $T < 1$ 时，则需用确切概率法。

（3）检验步骤

例 4-13 对 HBsAg 阳性孕妇所生的新生儿接种 3 针乙肝疫苗以阻断 HBV 的母婴传播，对照组新生儿注射不含疫苗的安慰剂（疫苗的稀释液与吸附剂）。接种 6 个月后检测婴儿的 HBsAg，其结果如表 4-17。试分析乙肝疫苗阻断母婴传播的效果如何？

表 4-17　新生儿接种乙肝疫苗后 HBsAg 的检出结果

组别	+	−	合计	阳性率（%）
接种疫苗组	2（a）	58（b）	60（n_1）	3.3（P_1）
注射安慰剂组	19（c）	45（d）	64（n_2）	29.7（P_2）
合　计	21（m_1）	103（m_2）	124（n）	16.9（P_c）

①H_0: $\pi_1 = \pi_2$，H_1: $\pi_1 \neq \pi_2$，$\alpha = 0.05$

②$n = 124 > 40$，$T_{11} = \dfrac{60 \times 21}{124} = 10 > 5$

$$x^2 = \frac{(ad - bc)^2 n}{n_1 n_2 m_1 m_2} = \frac{(2 \times 45 - 58 \times 19)^2 \times 124}{60 \times 64 \times 21 \times 103} = 15.29$$

③$\nu = (R - 1)(c - 1) = (2 - 1)(2 - 1) = 1$，查 x^2 界值表，$x^2_{0.001,1} = 10.83$，现 $x^2 > x^2_{0.001,1}$，得 $P < 0.001$。

④按 $\alpha = 0.05$ 水准，拒绝 H_0，接受 H_1，差别有统计学意义，即两总体率有差别。可认为两组 HBsAg 阳性率有不同，接种乙肝疫苗的新生儿 HBsAg 阳性率低于安慰剂组，表明接种乙肝疫苗可以有效地阻断 HBV 的母婴传播。

2. 两组频率 Z 检验

（1）检验目的　通过比较两个样本率 P_1 与 P_2 的差别，来推断两个未知的总体率 π_1 与 π_2 是否有差别。其检验模式同两组均数 t 检验（图 4 - 9）。

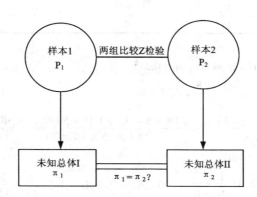

图 4 - 9　两组频率 Z 检验模式图

（2）应用条件　应用条件同单组频率 Z 检验，只是对大样本的要求是：两组 $n_1 + n_2 = n \geqslant 120$。如果 $n < 120$，则需用校正 Z 检验公式。

（3）检验步骤

① $H_0: \pi_1 = \pi_2$，$H_1: \pi_1 \neq \pi_2$，$\alpha = 0.05$

②表 4 - 17 资料，$n_1 + n_2 = n = 124 > 120$

$$Z = \frac{P_1 - P_2}{\sqrt{p_c(1 - P_c)\left(\dfrac{1}{n_1} + \dfrac{1}{n_2}\right)}} = \frac{0.297 - 0.033}{\sqrt{0.169(1 - 0.169)\left(\dfrac{1}{60} + \dfrac{1}{64}\right)}} = 3.92$$

③ $Z_{0.001} = 3.29$，现 $Z > Z_{0.001}$，得 $P < 0.001$。

④按 $\alpha = 0.05$ 水准，拒绝 H_0，接受 H_1，差别有统计学意义，即两总体率有差别。可认为两组 HBsAg 的阳性率有不同，接种乙肝疫苗的新生儿 HBsAg 阳性率低于安慰剂组，表明接种乙肝疫苗可以有效地阻断 HBV 的母婴传播。

两组差别性 x^2 检验与两组频率 Z 检验的计算公式不同，但检验的目的是一样的，都是比较差别；而且两种检验是等价的，即 x^2 检验与 Z 检验的统计推断结论是相同的，因为 $x^2 = Z^2$，$Z = \sqrt{x^2}$。因此对于一个二项分类的两组四格表资料，即可选用 x^2 检验，也可选用 Z 检验，一般情况下，x^2 检验用得较多。

3. 需校正计算的两组四格表资料的 x^2 检验与 Z 检验

例 4 - 14　服用小剂量阿司匹林（0.1 g/d）预防血栓形成以减少脑梗死和心肌梗死，临床试验结果如表 4 - 18。问阿司匹林预防的效果如何？

表4-18　服用小剂量阿司匹林预防血栓形成的试验结果

组　别	血栓形成人数	无血栓形成人数	合计	血栓形成率(%)
阿司匹林组	8	35	43	18.6
安慰剂组	10	5	15	66.7
合计	18	40	58	31.0

①$H_0: \pi_1 = \pi_2$, $H_1: \pi_1 \neq \pi_2$, $\alpha = 0.05$

②$n = 58 > 40$, $T = \dfrac{15 \times 18}{58} = 4.7 < 5$

$$x^2 = \frac{(|ad - bc| - n/2)^2 n}{n_1 n_2 m_1 m_2} = \frac{(|8 \times 5 - 35 \times 10| - 58/2)^2 \times 58}{43 \times 15 \times 18 \times 40} = 9.86$$

$n_1 + n_2 = n = 58 < 120$

$$Z = \frac{|p_1 - p_2| - 0.5\left(\dfrac{1}{n_1} + \dfrac{1}{n_2}\right)}{\sqrt{P_c(1 - P_c)\left(\dfrac{1}{n_1} + \dfrac{1}{n_2}\right)}} = \frac{0.667 - 0.186 - 0.5\left(\dfrac{1}{43} + \dfrac{1}{15}\right)}{\sqrt{0.31(1 - 0.31)\left(\dfrac{1}{43} + \dfrac{1}{15}\right)}} = 3.14$$

③$x^2_{0.005,1} = 7.88$, 现 $x^2 > x^2_{0.005,1}$, 得 $P < 0.005$。

$Z_{0.005} = 2.81$, 现 $Z > Z_{0.005}$, 得 $P < 0.005$。

④按 $\alpha = 0.05$ 水准, 拒绝 H_0, 接受 H_1, 可认为两组血栓形成率有差别, 服阿司匹林者血栓形成率低于安慰剂组, 表明阿司匹林有预防血栓形成的效果。

（四）多组差别性 x^2 检验

$R \times C$ 表即多行多列的行列表资料的差别检验有3种类别。①$R \times 2$ 表：由多行2列组成, 用于多个样本率的比较；②$2 \times C$ 表：由2行多列组成, 用于两个样本构成比的比较。如果是两组单向有序的 $2 \times C$ 表, 即等级资料比较差别时, 宜用秩和检验, 可对两组的差别作出结论；③$R \times C$ 表：由多行多列组成, 用于多个样本构成比的比较。在此只介绍 $R \times 2$ 表的差别性 x^2 检验。

1. 检验目的

$R \times 2$ 表差别性 x^2 检验的目的是：通过比较多行两列实际频数 A 与理论频数 T 的差别, 来推断多个总体率 π 是否有差别。

2. 应用条件

（1）理论频数没有 $T < 1$ 的格子；

（2）理论频数 $T < 5$ 的格子数不超过 $1/5$。

不符合上述条件时可作如下处理：①并组；②删除；③增大样本, 继续研究后再进行统计分析。

3. 检验步骤

例4-15　三法治疗急性肝炎的疗效如表4-19。问三法的疗效是否有差别？

何种疗法的效果较好?

表 4 – 19　三种疗法治疗急性黄胆型肝炎的结果

组　别	有效人数	无效人数	合计	有效率(%)
中药组	184	61	245	75.10
西药组	257	76	333	77.18
中西医结合组	85	9	94	90.43
合　计	526	146	672	78.27

(1)总 x^2 检验

①H_0:$\pi_1 = \pi_2 = \pi_3$,H_1:π_1、π_2、π_3 不等或不全等,$\alpha = 0.05$

②$x^2 = n(\sum \dfrac{A^2}{n_R n_c} - 1)$

$$= 672(\dfrac{184^2}{245 \times 526} + \dfrac{61^2}{245 \times 146} + \dfrac{257^2}{333 \times 526} + \dfrac{76^2}{333 \times 146} + \dfrac{85^2}{94 \times 526} + \dfrac{9^2}{94 \times 146} - 1)$$

$$= 9.85$$

③$\nu = (R - 1)(C - 1) = (3 - 1)(2 - 1) = 2$,查 x^2 界值表,$x^2_{0.01,2} = 9.21$,现 $x^2 > x^2_{0.01,2}$,得 $P < 0.01$。

④按 $\alpha = 0.05$ 水准,拒绝 H_0,接受 H_1,可认为三法治疗急性黄胆型肝炎的有效率总的来说有差别。

(2)两两比较(x^2 分割法)

检验次数 $N = \dfrac{k(k-1)}{2} = \dfrac{3(3-1)}{2} = 3$,需分割为 3 个四格表(表 4 – 20)。

表 4 – 20　三法治疗肝炎疗效的两两比较

四格表号	组别	有效人数	无效人数	合计	有效率(%)	x^2	P
1	中药组	184	61	245	75.10	0.34	>0.05
	西药组	257	76	333	77.18		
	合　计	441	137	578	76.30		
2	中药组	184	61	245	75.10	9.81	<0.005
	中西医结合组	85	9	94	90.43		
	合　计	269	70	339	79.35		
3	西药组	257	76	333	77.18	8.07	<0.005
	中西医结合组	85	9	94	90.43		
	合　计	342	85	427	80.09		

①$H_0: \pi_1 = \pi_2$，$H_1: \pi_1 \neq \pi_2$，$\alpha = 0.017$。（调整 α = 原 α/N = 0.05/3 = 0.017）。

$$x^2 = \frac{(ad-bc)^2 n}{n_1 n_2 m_1 m_2} = \frac{(184 \times 76 - 61 \times 257)^2 \times 578}{245 \times 333 \times 441 \times 137} = 0.34$$

$x_{0.05,1}^2 = 3.84$，现 $x^2 < x_{0.05,1}^2$，得 $P > 0.05$。

②$x^2 = \dfrac{(184 \times 9 - 61 \times 85)^2 \times 339}{245 \times 94 \times 269 \times 70} = 9.81$ $\qquad P < 0.005$

③$x^2 = \dfrac{(257 \times 9 - 76 \times 85)^2 \times 427}{333 \times 94 \times 342 \times 85} = 8.07$ $\qquad P < 0.005$

三个两两比较的结果，可知单纯的中药组和西药组治疗急性黄疸型肝炎的疗效无差别；而中西医结合疗法治疗急性肝炎的疗效优于单用的中药组和单用的西药组。

假设检验注意事项：①严密设计，均衡可比；②检验目的，针对总体；③选择方法，注意条件；④检验结论，避免绝对；⑤P 值大小，正确理解；⑥报告结论，列出数据。

附表

x^2 界值表

自由度	概率(P)				
(ν)	0.1	0.05	0.01	0.005	0.001
1	2.71	3.84	6.63	7.88	10.83
2	4.61	5.99	9.21	10.60	13.81
3	6.25	7.81	11.34	12.84	16.27
4	7.78	9.49	13.28	14.86	18.47
5	9.24	11.07	15.09	16.75	20.52
6	10.64	12.59	16.81	18.55	22.46
7	12.02	14.07	18.48	20.28	24.32
8	13.36	15.51	20.09	21.95	26.12
9	14.68	16.92	21.67	23.59	27.88
10	15.99	18.31	23.21	25.19	29.59
11	17.28	19.68	24.72	26.76	31.26
12	18.55	21.03	26.22	28.30	32.91
13	19.81	22.36	27.69	29.82	34.53
14	21.06	22.68	29.14	31.32	36.12
15	22.31	25.00	30.58	32.80	37.70
16	23.54	26.30	32.00	34.27	39.25
17	24.77	27.59	33.41	35.72	40.79
18	25.99	28.87	34.81	37.16	42.31
19	27.20	30.14	36.19	38.58	43.82
20	28.41	31.41	37.57	40.00	45.32

第四节 科研资料的相关性分析

一、两定量变量的相关描述与相关检验

(一)直线相关分析(一致性相关分析)

1. 相关概念

相关分析就是寻找关系,即寻找两个变量之间的关系。相关分析包括相关描述与相关检验两个方面。

直线相关也称简单相关、线性相关、一元相关等。用相关系数表达两定量变量之间的直线互依关系,称为直线相关。互依关系是一种相互关系,两个变量是平等的,如尿铅与血铅的关系。

2. 分析目的

直线相关分析的目的就是寻找关系,即寻找两定量变量之间是否存在一致性的直线互依关系,并分析其相关方向与相关程度。如寻找儿童的年龄与体重、身高与体重、成人的年龄与血压、年龄与血糖、药物的剂量与疗效、尿铅与血铅的关系等。

3. 应用条件

(1)直线:即两定量变量有直线趋势的资料(作散点图判断);

(2)随机:即两定量变量为双随机变量而非人为选定的变量;

(3)正态:即两定量变量服从双变量正态分布的资料。

4. 分析方法

(1)相关描述

1)描述指标

相关系数 r。r 是描述两定量变量直线关系的相关方向与相关程度的指标。

2)描述内容

①相关方向 r 取值范围:$-1 \sim +1$ 之间。$r > 0$,为正相关;$r < 0$,为负相关;$r = 0$,为无相关或非直线相关(如曲线相关等)。

②相关程度 经相关检验,如 $P \leqslant 0.05$,可进行相关程度分析。相关程度反映两定量变量相关的密切程度,用 r 的绝对值进行估计。$|r|$ 越大(越接近于 1),表示两变量的关系越密切;$|r|$ 越小(越接近于 0),表示两变量的关系越不密切;$r = 0$,表示无直线相关。以小样本($n \leqslant 100$)为例,$|r| < 0.3$,可结论为无相关;$0.3 \sim 0.4$,低度相关,$0.5 \sim 0.8$,中度相关,> 0.8,高度相关。

(2)相关检验

1)检验目的

相关检验即 r 的检验。通过比较一个样本相关系数 r 与理论的总体相关系数

$\rho_0(\rho_0 = 0)$ 的差别,来推断未知的总体相关系数 ρ 是否等于 0。其检验模式如图4−10。

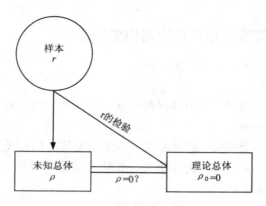

图 4 – 10　相关系数检验模式图

2)检验方法

①r 查表法:$n \leqslant 50$ 时,查 r 界值表进行检验。

②t_r 检验法:$n > 50$ 时,进行 t_r 检验。$t_r = \dfrac{r}{\sqrt{\dfrac{1-r^2}{n-2}}}$

3)检验步骤

例 4 – 16　某医生测量了 12 名 40 岁以上健康人的空腹血糖,结果如表 4−21。试分析血糖的高低与年龄的大小是否有关系?如有直线相关,试建立用年龄推算血糖的直线回归方程。

表 4 – 21　40 岁以上健康人空腹血糖的测量结果(mmol/L)

人员编号	1	2	3	4	5	6	7	8	9	10	11	12
年龄(x)	40	42	43	44	45	48	51	55	58	60	65	70
血糖(y)	4.26	3.69	3.05	4.21	3.80	5.46	3.20	4.11	6.14	5.95	5.04	7.47

①基础数据

样本数 $n = 12$,X 变量总和 $\sum X = 621$,Y 变量总和 $\sum Y = 56.38$,双变量积和 $\sum XY = 3027.72$,X 变量均数 $\bar{x} = 51.75$,X 变量标准差 $S_x = 9.799$,y 变量均数 $\bar{y} = 4.698$,y 变量标准差 $S_y = 1.334$。

②相关描述

$$r = \frac{\sum xy - \sum x \sum y / n}{(n-1)S_x S_y} = \frac{3027.72 - 621 \times 56.38/12}{(12-1) \times 9.799 \times 1.334} = 0.765$$

③相关检验　$n < 50$，采用 r 查表法。

$H_0 : \rho = 0$，即两变量无直线相关。$H_1 : \rho \ne 0$，即两变量有直线相关。$\alpha = 0.05$

$r = 0.765$

$\nu = n - 2 = 12 - 2 = 10$，查 r 界值表，$r_{0.005,10} = 0.750$，现 $r > r_{0.005,10}$，得 $P < 0.005$。

按 $\alpha = 0.05$ 水准，拒绝 H_0，接受 H_1，可认为成年人年龄与血糖呈正的直线相关，即随着年龄的增大，血糖浓度也相应增高。$r = 0.765$，在 $0.5 \sim 0.8$ 之间，呈中度相关。

（二）直线回归分析

1. 回归概念

直线回归也称简单回归、线性回归、一元回归。用直线回归方程表达两定量变量之间的依存关系称直线回归。依存关系是一种从属关系，应变量 y 依赖自变量 x 的变化而变化，两个变量是不平等的。

2. 分析目的

直线回归分析的目的也是寻找关系，即寻找两定量变量之间是否存在一致性的直线依存关系，并建立直线回归方程，用易测变量去估计难测变量。如直线回归方程 y（儿童体重 kg）$= X$（年龄）$\times b(2) + a(8)$，就是用易测的儿童年龄去估计儿童的体重。再如用易测的发硒去估计难测的血硒，用易测的孕妇尿雌三醇去估计难测的腹中胎儿的体重等。

3. 应用条件

（1）直线：即两定量变量有直线趋势的资料（作散点图判断）；

（2）独立：即任意两个观察值是互相独立的资料；

（3）正态：即两随机变量服从双变量正态分布，或自变量 x 选定，应变量 y 是服从正态分布的定量资料；

（4）等方差：即在自变量 x 的取值范围内，不论 x 取什么值，应变量 y 都有相同的方差。

4. 分析方法

作直线回归分析之前，一般先作直线相关分析，在对 r 检验有统计学意义之后，再作直线回归分析。

（1）回归描述

1）回归系数　用 b 表示，在几何中称为斜率。b 是描述两定量变量依存关系的变化方向和变化快慢的指标。

①变化方向。$b > 0$，表示 y 随 x 的增大而增大；$b < 0$，表示 y 随着 x 的增大而

减小；$b=0$，表示 y 不随 x 变化，即无直线依存关系。

②变化快慢（斜度）。$|b|$ 越大，表示 y 随 x 变化越快，即斜度大；$|b|$ 越小，表示 y 随 x 变化越慢，即斜度小。

2）回归截距：用 a 表示。a 表示回归直线在 y 轴上交点到原点的距离。$a>0$，表示回归直线与纵轴的交点在原点的上方；$a<0$，表示交点在原点的下方；$a=0$，表示回归直线通过原点。

3）回归方程：$\hat{y}=a+bx$，$\hat{y}$ 为回归估计值，x 为自变量，b 为回归系数，a 为截距。

（2）回归检验

1）检验目的

回归检验即 b 的检验。通过比较一个样本回归系数 b 与理论的总体回归系数 $\beta_0(\beta_0=0)$ 的差别，来推断未知的总体回归系数 β 是否等于0。其检验模式如图 4-11。

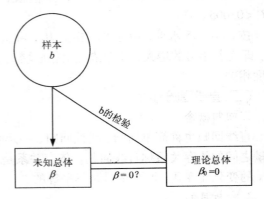

图 4-11 回归系数检验模式图

2）检验方法

①r 查表替代法 $n\leqslant 50$ 时，可查 r 界值表，用 r 的检验代替 b 的检验，因为 r 和 b 的检验是等价的。

②t_r 检验替代法 $n>50$ 时，可用 t_r 检验代替 t_b 检验。

3）检验步骤

对表 4-21 资料进行直线回归分析。

①回归描述

$$b=r\cdot\frac{s_y}{s_x}=0.765\times\frac{1.334}{9.799}=0.1042$$

$$a=\bar{y}-b\bar{x}=4.698-0.1042\times51.75=-0.6944$$

$$\hat{y}=a+bx=0.1042X-0.6944$$

②回归检验 $n<50$，采用 r 查表替代法。

$H_0:\beta=0$，即两变量无直线回归关系。$H_1:\beta\neq0$，即两变量有直线回归关系。$\alpha=0.05$。

$r=0.765$，$b=0.1042$，r 查表替代法，因 r 的检验得 $P<0.005$，故 b 的检验也是 $P<0.005$。

按 $\alpha=0.05$ 水准，拒绝 H_0，接受 H_1，可认为两变量间存在直线回归关系，即年龄与血糖之间存在直线回归关系，可以建立由年龄推算血糖的直线回归方程。

应用：如欲推算某个 63 岁健康人的血糖值，将 63 代入回归方程，得 $\hat{y} = 0.1042 \times 63 - 0.6944 = 5.6\text{mmol/L}$。

附表

r 界值表

自由度 ν		概率，P								
	单侧：	0.25	0.10	0.05	0.025	0.01	0.005	0.0025	0.001	0.000
	双侧：	0.50	0.20	0.10	0.05	0.02	0.01	0.005	0.002	0.001
1		0.707	0.951	0.988	0.997	1.000	1.000	1.000	1.000	1.000
2		0.500	0.800	0.900	0.950	0.980	0.990	0.995	0.998	0.999
3		0.404	0.687	0.805	0.878	0.934	0.959	0.974	0.986	0.991
4		0.347	0.608	0.729	0.811	0.882	0.917	0.942	0.963	0.974
5		0.309	0.551	0.669	0.755	0.833	0.875	0.906	0.935	0.951
6		0.281	0.507	0.621	0.707	0.789	0.834	0.870	0.905	0.925
7		0.260	0.472	0.582	0.666	0.750	0.798	0.836	0.875	0.898
8		0.242	0.443	0.549	0.632	0.715	0.765	0.805	0.847	0.872
9		0.228	0.419	0.521	0.602	0.685	0.735	0.776	0.820	0.847
10		0.216	0.398	0.497	0.576	0.658	0.708	0.750	0.795	0.823
11		0.206	0.380	0.476	0.553	0.634	0.684	0.726	0.772	0.801
12		0.197	0.365	0.457	0.532	0.612	0.661	0.703	0.750	0.780
13		0.189	0.351	0.441	0.514	0.592	0.641	0.683	0.730	0.760
14		0.182	0.338	0.426	0.497	0.574	0.623	0.664	0.711	0.742
15		0.176	0.327	0.412	0.482	0.558	0.606	0.647	0.694	0.725
16		0.170	0.317	0.400	0.468	0.542	0.590	0.631	0.678	0.708
17		0.165	0.308	0.389	0.456	0.529	0.575	0.616	0.662	0.693
18		0.160	0.299	0.378	0.444	0.515	0.561	0.602	0.648	0.679
19		0.156	0.291	0.369	0.433	0.503	0.549	0.589	0.635	0.665
20		0.152	0.284	0.360	0.423	0.492	0.537	0.576	0.622	0.652
21		0.148	0.277	0.352	0.413	0.482	0.526	0.565	0.610	0.640
22		0.145	0.271	0.344	0.404	0.472	0.515	0.554	0.599	0.629
23		0.141	0.265	0.337	0.396	0.462	0.505	0.543	0.588	0.618
24		0.138	0.260	0.330	0.388	0.453	0.496	0.534	0.578	0.607
25		0.136	0.255	0.323	0.381	0.445	0.487	0.524	0.568	0.597
26		0.133	0.250	0.317	0.374	0.437	0.479	0.515	0.559	0.588
27		0.131	0.245	0.311	0.367	0.430	0.471	0.507	0.550	0.579
28		0.128	0.241	0.306	0.361	0.423	0.463	0.499	0.541	0.570
29		0.126	0.237	0.301	0.355	0.416	0.456	0.491	0.533	0.562
30		0.124	0.233	0.296	0.349	0.409	0.449	0.484	0.526	0.554
31		0.122	0.229	0.291	0.344	0.403	0.442	0.477	0.518	0.546
32		0.120	0.225	0.287	0.339	0.397	0.436	0.470	0.511	0.539
33		0.118	0.222	0.283	0.334	0.392	0.430	0.464	0.504	0.532
34		0.116	0.219	0.279	0.329	0.386	0.424	0.458	0.498	0.525
35		0.115	0.216	0.275	0.325	0.381	0.418	0.452	0.492	0.519
36		0.113	0.213	0.271	0.320	0.376	0.413	0.446	0.486	0.513
37		0.111	0.210	0.267	0.316	0.371	0.408	0.441	0.480	0.507
38		0.110	0.207	0.264	0.312	0.367	0.403	0.435	0.474	0.501
39		0.108	0.204	0.261	0.308	0.362	0.398	0.430	0.469	0.495
40		0.107	0.202	0.257	0.304	0.358	0.393	0.425	0.463	0.490
41		0.106	0.199	0.254	0.301	0.354	0.389	0.420	0.458	0.484
42		0.104	0.197	0.251	0.297	0.350	0.384	0.416	0.453	0.479
43		0.103	0.195	0.248	0.294	0.346	0.380	0.411	0.449	0.474
44		0.102	0.192	0.246	0.291	0.342	0.376	0.407	0.444	0.469
45		0.101	0.190	0.243	0.288	0.338	0.372	0.403	0.439	0.465
46		0.100	0.188	0.240	0.285	0.335	0.368	0.399	0.435	0.460
47		0.099	0.186	0.238	0.282	0.331	0.365	0.395	0.431	0.456
48		0.098	0.184	0.235	0.279	0.328	0.361	0.391	0.427	0.451
49		0.097	0.182	0.233	0.276	0.325	0.358	0.387	0.423	0.447
50		0.096	0.181	0.231	0.273	0.322	0.354	0.384	0.419	0.443

二、两定性变量的相关描述与相关检验

（一）联系性相关分析

1. 相关概念

一份随机样本，按两种属性交叉分类，组成列联表（频数表），分析某因素与某结果之间是否有统计学联系，称为联系性相关分析。相关分析包括相关描述与相关检验两个方面。

2. 分析目的

在病因研究或流行因素研究中，寻找某因素与某结果是否存在因果关系。如寻找吸烟与肺癌、高胆固醇血症与冠心病、食用某种可疑食物与某病暴发的关系等。

3. 应用条件

两定性变量交叉分类的四格表资料。

4. 分析方法

（1）相关描述

①描述指标：联系强度——OR、RR。

OR 即暴露比值比，也称优势比，是相对危险度的近似值。在病例对照调查中，OR 是描述病因联系强度的指标。

RR 即相对危险度，也称率比。在队列调查中，RR 是描述病因联系强度的指标。

②指标意义：OR 和 RR 都是描述两定性变量之间因果联系强度的指标，反映危险因素的致病强度，表示暴露于某危险因素的人群中，发病的风险是非暴露人群的多少倍。OR 和 RR 都为正值，取值范围在 1 的左右。

OR 或 RR =1，说明暴露于某因素与患某病无关；

OR 或 RR >1，说明暴露于某因素与患某病有关，其值越大，致病作用越强；

OR 或 RR <1，说明暴露于某因素可能对健康有益，其值越小，保护作用越大。

OR 值或 RR 值的危险强度判断如下。1.0～1.1，表示无关联，即对健康不产生影响；1.2～1.4 为弱关联，即对健康微弱有害；1.5～2.9 为中度关联，即中度有害；3.0～9.9 为强关联，即高度有害；10 以上为极强关联，即极度有害。

（2）相关检验

1）检验目的：相关检验即对 OR 或 RR 进行联系性相关 x^2 检验。通过比较一个样本的联系强度 OR 或 RR 与理论的总体联系强度 1 的差别，来推断未知总体的联系强度 OR 或 RR 是否等于 1。

联系性 x^2 检验亦称两种属性独立性 x^2 检验。两属性独立，即两属性无关联；

两属性不独立,即两属性有关联。通过检验一个样本中两种属性之间的独立性(相关性),来推断未知总体中两种属性是否独立(相关)。

2)检验类型:联系性 x^2 检验有 3 种检验类型。①四格表资料的联系性 x^2 检验;②配对四格表资料的联系性 x^2 检验;③多行多列表资料的联系性 x^2 检验。

3 种联系性 x^2 检验与 3 种差别性 x^2 检验的计算公式及自由度的计算公式完全相同,只是两类检验的目的(检验假设)和所作结论(结果解释)不同。

3)x^2 界值:$x^2_{0.05,1} = 3.84$,$x^2_{0.01,1} = 6.63$,$x^2_{0.005,1} = 7.88$,$x^2_{0.001,1} = 10.83$。

4)区间估计:因为涉及总体参数,故对 OR 或 RR 进行相关检验后,如果存在相关性,还需计算 OR 或 RR95% 的可信区间,进一步对 OR 或 RR 进行分析。

5. 分析举例

(1)四格表资料的联系性相关分析

例 4 - 17 某护士调查研究婴儿腹泻与喂养方式的关系,其资料如表 4 - 22,问两种属性有无关联?

表 4 - 22 婴儿腹泻与喂养方式的关系

喂养方式 (属性 x)	婴儿腹泻(属性 y)		合计	婴儿腹泻率(%)
	有腹泻	无腹泻		
母乳喂养	28	33	61	40.90
人工喂养	59	8	67	88.06
合 计	87	41	128	67.97

一份随机样本 128 例,按两种属性(喂养方式与婴儿腹泻)交叉分类,组成 2×2 四格表,分析两种属性(喂养方式与腹泻)是否有关联性,即两种属性(两个定性变量)之间是否相互独立。

1)联系强度:$RR = \dfrac{p_2}{P_1} = \dfrac{0.8806}{0.4090} = 1.92$。

2)相关检验:

①$H_0: RR = 1$,即喂养方式与婴儿腹泻无关(或相互独立)。

$H_1: RR \neq 1$,即喂养方式与婴儿腹泻有关(或相互不独立)。

$\alpha = 0.05$

②$x^2 = \dfrac{(ad - bc)^2 n}{n_1 n_2 m_1 m_2} = \dfrac{(28 \times 8 - 33 \times 59)^2 \times 128}{61 \times 67 \times 87 \times 41} = 26.07$

(一般四格表的联系性 x^2 检验公式同两组差别性 x^2 检验公式。)

③$\nu = 1$,$x^2_{0.001,1} = 10.83$,现 $x^2 > x^2_{0.001,1}$,得 $P < 0.001$。

④按 $\alpha = 0.05$ 水准,拒绝 H_0,接受 H_1,可认为婴儿腹泻与喂养方式有关。人

工喂养因缺乏母乳中的抗体等保护性因子,故易发生婴儿腹泻,因此应提倡母乳喂养。

病因联系强度,$RR = 1.92$,呈中度关联(人工喂养中度有害),说明人工喂养者其婴儿发生腹泻的危险性是母乳喂养的 1.92 倍。

3)可信区间:

$$RR95\%CI = RR^{1 \pm 1.96/\sqrt{x^2}} = 1.92^{1 \pm 1.96/\sqrt{26.07}} = 1.49 \sim 2.47$$

RR 的 CI 没有包含 1,且下限和上限均 >1,表明人工喂养发生腹泻的危险性大。(若 CI 包含 1,则表明无关联)。

例 4-18 用病例对照调查方法研究吸烟与肺癌的关系,资料如表 4-23。试分析吸烟与肺癌有无关联?

表 4-23 肺癌与吸烟关系的病例对照调查结果

组 别	有吸烟史人数	无吸烟史人数	合计	吸烟率(暴露率)%
肺癌组(病例组)	688	21	709	97.04
无肺癌组(对照组)	650	59	709	91.68
合 计	1338	80	1418	94.36

① 联系强度:$OR = \dfrac{ad}{bc} = \dfrac{688 \times 59}{21 \times 650} = 2.97 \approx 3$。

② 相关检验:

$H_0: OR = 1$,即肺癌与吸烟无关。$H_1: OR \neq 1$,即肺癌与吸烟有关。$\alpha = 0.05$

$$x^2 = \frac{(ad - bc)^2 n}{n_1 n_2 m_1 m_2} = \frac{(688 \times 59 - 21 \times 650)^2 \times 1418}{709 \times 709 \times 1338 \times 80} = 19.13$$

$x_{0.001,1}^2 = 10.83$,现 $x^2 > x_{0.001,1}^2$,得 $P < 0.001$

按 $\alpha = 0.05$ 水准,拒绝 H_0,接受 H_1,可认为肺癌与吸烟有关。$OR = 3$,呈强关联,表明吸烟者患肺癌的危险性是不吸烟者的 3 倍。

③ 区间估计

$$OR95\%CI = 3^{1 \pm 1.96/\sqrt{19.13}} = 1.8 \sim 4.9 \approx 2 \sim 5$$

OR 的 CI 没有包含 1,且上下限均 >1,表明吸烟者患肺癌的危险性大。

(2)配对四格表资料的联系性相关分析

例 4-19 采用配对病例对照调查方法研究子宫内膜癌与服用雌激素的关系,其资料如表 4-24。试分析二者有无关联?

表4-24 子宫内膜癌与服用雌激素史关系的配对病例对照调查结果

子宫内膜癌病例	无子宫内膜癌对照		合 计
	有服雌激素史	无服雌激素史	
有服雌激素史	27	29	56
无服雌激素史	3	4	7
合 计	30	33	63

①联系强度：$OR = \dfrac{b}{c} = \dfrac{29}{3} = 9.67$。

②相关检验：

$H_0: OR = 1$，即子宫内膜癌与服雌激素无关。$H_1: OR \neq 1$，即子宫内膜癌与服雌激素有关。$\alpha = 0.05$

$b + c = 29 + 3 = 32 < 40$　　$x^2 = \dfrac{(|b-c|-1)^2}{b+c} = \dfrac{(29-3-1)^2}{29+3} = 19.53$

（配对四格表的联系性 x^2 检验公式同配对差别性 x^2 检验公式。）

$x^2_{0.001,1} = 10.83$，现 $x^2 > x^2_{0.001,1}$，得 $P < 0.001$。

按 $\alpha = 0.05$ 水准，拒绝 H_0，接受 H_1，可认为子宫内膜癌的发生与服用雌激素药物史有关。$OR = 9.67$，呈强关联，表明有服用雌激素史者患子宫内膜癌的危险性是未服雌激素者的 9.67 倍。

③区间估计

$OR\,95\%\,CI = 9.67^{1 \pm 1.96/\sqrt{19.53}} = 3.54 \sim 26.45 \approx 4 \sim 26$

OR 的 CI 没有包含 1，且上下限均 > 1，表明服用雌激素患子宫内膜癌的危险性大。

（3）多行多列表资料的联系性相关分析

例4-20 调查某市环境污染程度与新生儿畸形的关系，资料如表4-25。试分析新生儿畸形与环境污染程度是否有关？

表4-25 新生儿畸形与环境污染程度关系的调查结果

环境污染程度	新生儿畸形数	新生儿无畸形数	合计	畸形率(‰)	RR
无污染区（农村）	67	8275	8432	8.03	1.0
轻污染区（市区）	444	40103	40547	10.95	1.36
重污染区（工业区）	114	3278	3392	33.61	4.19
合 计	625	51656	52281	11.95	

①联系强度：$RR_1 = \dfrac{p_1}{P_0} = \dfrac{10.95}{8.03} = 1.36$，$RR_2 = \dfrac{p_2}{P_0} = \dfrac{33.61}{8.03} = 4.19$。

②相关检验：

H_0：环境污染程度与新生儿畸形无关。H_1：环境污染程度与新生儿畸形有关。$\alpha = 0.05$

$$x^2 = n\left(\sum \dfrac{A^2}{n_R n_c} - 1\right) = 52281\left(\dfrac{67^2}{8432 \times 625} + \dfrac{8275^2}{8432 \times 51656} + \cdots + \dfrac{3278^2}{3392 \times 51656} - 1\right) = 148.98$$

（多行多列表的联系性 x^2 检验公式同多行多列表的差别性 x^2 检验公式。）

$\nu = (R-1)(C-1) = (3-1)(2-1) = 2$，$x^2_{0.001,2} = 13.81$，现 $x^2 > x^2_{0.001,2}$，得 $P < 0.001$。

按 $\alpha = 0.05$ 水准，拒绝 H_0，接受 H_1，可认为环境污染程度与新生儿畸形有关。RR 的结果表明，随着环境污染程度的加重，新生儿畸形率有增高的趋势。

（二）一致性相关分析

1. 相关概念

一份随机样本一分为二，分别用两种方法检测，将两种结果交叉分类组成配对四格表，分析两种检测结果有无一致性，即称为一致性相关分析。

2. 分析目的

一致性相关分析主要是寻找平行关系，即分析两个处于平等地位的检测方法或诊断方法，其检测结果或诊断结果是否有相关一致性。

3. 应用条件

两定性变量交叉分类的配对列联表资料。

4. 分析方法

（1）相关描述：相关程度描述指标：列联系数 r_n。r_n 的取值范围在 $0 \sim 1$ 之间，r_n 越大，表示相关程度越高。

（2）相关检验：一致性相关 x^2 检验。

检验目的：通过检验一个样本两种检测结果的相关一致性，来推断未知总体的两种检测结果是否有相关一致性。

检验类型：两种检验类型，即配对四格表资料的一致性 x^2 检验，用两组差别性 x^2 检验的公式，不用配对差别性 x^2 检验的公式。配对多行多列表资料的一致性 x^2 检验，检验公式同多行多列差别性 x^2 检验的公式。

1）配对四格表资料的一致性相关分析

例 4-21　对病理切片检查确诊为结直肠癌的患者和非患者，用试剂盒（肠癌相关细胞膜表面抗原检测试剂盒）进行检查诊断，结果如表 4-26，试分析试剂盒检查诊断的结果与病理检查诊断的结果是否有相关一致性？

表 4 - 26　试剂盒诊断肠癌的结果

诊断方法		试剂盒诊断		合计
		+	-	
病理诊断	肠癌患者	50	6	56
（金标准）	非肠癌患者	5	35	40
合　计		55	41	96

①H_0：两法诊断肠癌的结果无相关一致性。

H_1：两法诊断肠癌的结果有相关一致性。$\alpha = 0.05$。

②$x^2 = \dfrac{(ad - bc)^2 n}{n_1 n_2 m_1 m_2} = \dfrac{(50 \times 35 - 6 \times 5)^2 \times 96}{56 \times 40 \times 55 \times 41} = 56.23$

（注意：配对四格表的一致性 x^2 检验用两组差别性 x^2 检验的公式，不用配对差别性 x^2 检验的公式，即不用 $x^2 = \dfrac{(b-c)^2}{b+c}$）

③$x_{0.001,1}^2 = 10.83$，现 $x^2 > x_{0.001,1}^2$，得 $P < 0.001$。

④按 $\alpha = 0.05$ 水准，拒绝 H_0，接受 H_1，可认为试剂盒诊断肠癌的结果与病理诊断的结果有相关一致性。

相关程度：列联系数 $r_n = \sqrt{\dfrac{x^2}{x^2 + n}} = \sqrt{\dfrac{56.23}{56.23 + 96}} = 0.61$，呈中度相关。

2）配对多行多列表资料的一致性相关分析

例 4 - 22　两法诊断肠结核的结果如表 4 - 27。试分析两种诊断方法诊断的结果有无相关一致性？

表 4 - 27　两法诊断肠结核的结果

诊断方法		临　床　诊　断			合　计
		检出者	可疑者	未检出者	
	检出者	22	12	13	47
x 线诊断	可疑者	4	6	13	23
	未检出者	6	5	19	30
		32	23	45	100

①H_0：两法诊断肠结核的结果无相关一致性。

H_1：两法诊断肠结核的结果有相关一致性。$\alpha = 0.05$。

②$x^2 = n\left(\sum \dfrac{A^2}{n_R n_c} - 1 \right) = 100\left(\dfrac{22^2}{47 \times 32} + \dfrac{12^2}{47 \times 23} + \cdots + \dfrac{19^2}{30 \times 45} - 1 \right) = 12.91$

（多行多列表的一致性 x^2 检验公式同多行多列表的差别性 x^2 检验公式。）

③$\nu = (R-1)(C-1) = (3-1)(3-1) = 4$，$x_{0.05,4}^2 = 9.49$，现 $x^2 > x_{0.05,4}^2$，得 $P < 0.05$。

④按 $\alpha = 0.05$ 水准，拒绝 H_0，接受 H_1，可认为两法诊断肠结核的结果有相关一致性。

$$r_n = \sqrt{\frac{x^2}{x^2 + n}} = \sqrt{\frac{12.91}{12.91 + 100}} = 0.34$$，低度相关。

第五节　统计分析的讨论

临床试验报告例文统计分析的演算讨论与讲评
（讨论论文——猪蹄汤对产妇泌乳量的影响）

1. 根据统计分析任务的不同，统计分析方法可分为哪两类？该文中采用了什么统计分析方法？根据研究目的的不同，可进行哪三类统计分析？该文主要是进行哪类统计分析？根据资料类型的不同，可进行哪两类统计分析？该文是进行哪类资料的分析？

2. 该文中有哪两类资料？各计算了哪些描述指标？论文中哪几个表属于定量资料？哪几个表属于定性资料？判断资料类型的主要依据是什么？

3. 该文中统计推断的目的是什么？采用了哪几种假设检验方法？选择检验方法的主要依据是什么？

4. 写出表 1 中 3 个 x^2 检验的公式并代入数据。

5. 写出 $Z = 0.04$ 的检验公式并代入数据（$P_c = \dfrac{P_1 + P_2}{2}$）。

6. 写出表 2 中 3 个 t 检验的公式并代入数据。

7. 写出表 3 中 3 个 x^2 检验的公式并代入数据。

8. 写出表 4 中 x^2 检验的公式并代入数据。

9. 表 4 资料如用 Z 检验，请写出公式并代入数据。

10. 写出表 5 中 2 个 t 检验的公式并代入数据。

第五章 论文写作

第一节 论文写作概述

一、论文含义

（一）论文

论文是论述某种问题的文章。文章的体裁有 4 种，即记叙文、说明文、议论文、应用文。论文属于议论文的范畴，论文中的学术论文，其写作格式和要求不完全等同于一般的议论文。学术论文研究的是科学领域，总结的是创新性成果，写作的要求必须符合科学性原则。

（二）医学论文

医学论文从属于学术论文，是医学科研成果和医学工作实践的总结，具有很强的专业性，是论述医学领域中具有创新意义的科技文献。

二、论文类型

（一）按写作目的分类

1. 学术论文（期刊论文）

学术论文是为了在学术期刊上发表或在学术会议上宣读交流而写的专业性科技论文。是研究某一课题取得的新成果、新见解，或应用某种原理取得的新进展的科学总结。

2. 学位论文

学位论文是为了获取毕业证和学位证而写的供评审和答辩用的学术论文。专科生、本科生、硕士生、博士生在毕业时都要撰写毕业论文并进行论文答辩。

（二）按研究领域和学科性质分类（表 5 – 1）

表 5 – 1　医学论文的学科类别

医学论文	医学自然科学论文	基础研究论文——基础医学论文
		应用研究论文 临床医学论文 预防医学论文
	医学社会科学论文（医学软科学论文）	医学伦理论文 医学教育论文 卫生管理论文

（三）按资料来源分类

按资料来源分类，可分为原著（狭义的论文）和编著（广义的论文）（表5-2）。

表5-2　原著与编著的主要区别

论文类型	写作资料	文种类别	文献类别	成果性质
原著 （研究报告）	原始资料 （自己亲自科研所得的原始资料或现存的常规资料）	实验报告、调查报告、资料分析、经验总结 专著	一次文献 （狭义论文）	创造知识
编著 （专题报告）	文献资料 （他人已发表的期刊论文资料或已出版的图书、资料）	综述、述评、进展、讲座、科普短文、图书（编著）	三次文献 （广义论文）	整理知识

（四）按研究方法分类

可分为实验报告、调查报告、资料分析、经验总结等（表5-3）。

表5-3　原著与编著的种类

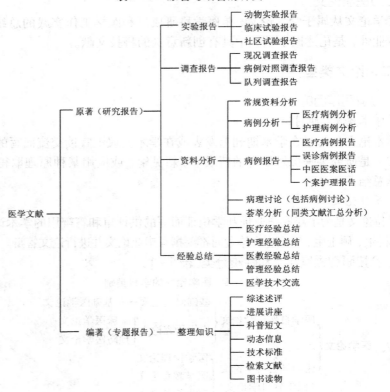

三、写作意义

论文写作的意义可概括为 3 个字，培、考、促。

(一)培养学生的科研能力

专科以上学历的学生在完成专业学习以后，在毕业实习的过程中，都要进行科学研究，撰写毕业论文，这是国家对学生的培养要求。通过科学研究和论文写作，可以全面训练学生综合运用知识的能力、理论联系实际的能力、独立分析问题和解决问题的能力、文献检索和使用参考资料及工具书的能力，设计、动手、计算、翻译及写作能力等。同时，开展科研和写作论文并进行论文答辩也是专科以上学历的学生获取毕业证书和学位证书的必要条件。

专科生的毕业论文要求篇幅达到 3000 ~ 5000 字；本科生学士学位论文达到 1 万字左右；硕士学位论文 3 万字左右；博士学位论文 5 万字左右。

(二)考核专业人员的学识水平

专业技术人员开展科研，撰写论文，可反映个人的学识水平和业务能力。同时以第一作者身份公开发表论文也是晋升专业职称的必要条件。在年终评岗、评先等活动中，发表的论文也是单位考核专业人员的指标之一。公开发表的期刊论文以 3000 ~ 5000 字为宜。

(三)促进科学技术的发展

撰写科技论文，总结科研成果，在学术期刊发表或学术会议宣读，可促进学术交流，推动科技成果的传播与应用，从而可促进医学科学技术的发展。

四、写作要求

医学科技论文要求具有先进性、科学性、实用性、逻辑性。具体做到"三求"：即求新、求真、求规范。

(一)求新

讲求创新性，要求论文新颖先进。

1. 新颖

要求独特新颖，给人启迪。不重复模仿，不落入俗套。自主创新，特色为先。要有原始创新(原创先进)，继承创新(开拓发展)，应用创新(引进消化吸收再创新)。在理论创新与技术创新中，要有新发现、新发明、新创造、新见解、新应用。创新性是衡量论文价值的根本标准，是论文的灵魂与生命。科研无创新，论文无价值。没有新内容、新见解的科技论文是制造"垃圾信息"，不能给人以新的知识和新的启迪。

2. 先进

论文先进要求前沿领先。先进性显示创新的程度，如地区先进、国内领先、世界领先等。同时论文要有实用性，能指导医学实践。

求新是一个水平问题，水平决定质量。一定要树立勤学苦练的钻研学风，弘扬开拓创新的探索精神。勤奋长才干，实践出真知。一定要勤奋学习，勇于实践，善于总结经验，才能取得卓越的科研成果。

（二）求真

讲求科学性，要求论文真实准确。

1. 真实

要求实事求是，客观全面。论文要独立写作，不抄袭剽窃，不弄虚作假。科技论文通过电脑的"反剽窃软件"检查，某段文字超过80%的雷同，就认为是抄袭。全文超过30%的抄袭，就判定为不合格。

2. 准确

要求数据可靠，准确无误。不胡编乱造，伪造数据，删改数据，弄虚作假。要求结论可靠，能经得起科学的验证、实践的检验和他人的重复。

求真是一个态度问题，态度决定一切。一定要树立认真严谨的科学态度，弘扬求真务实的科研作风。

（三）求规范

讲求规范性，要求论文写作规范。

1. 格式规范

要求论文的写作格式符合标准。医学论文全球有一个统一的标准格式，即温哥华格式。其论文结构（体例格式）一般可分为"三部十项"，即"前正后部、五四一项"。①前置部分5项——文题、作者、摘要、关键词、英文摘要；②正文部分4项——前言、材料与方法、结果、讨论（含结论）；③后置部分1项——参考文献。

2. 文辞规范

要求论文的序号正确，词准句通。在标题序号、文字数字、名词术语、计量单位、标点符号、统计符号、注释符号等方面要执行国家的规范标准，并做到文笔流畅。

3. 图表规范

要求论文表格一律使用三线表，并做到表随文走。插图要简明清晰，使人一目了然。

论文写作除了要求规范性外，还要求有逻辑性。即要求结构严谨、逻辑严密。问题论证、逻辑推理、逻辑归纳要有条不紊，做到层次清楚、条理分明。

求规范是一个形式问题，形式影响质量。要执行统一规范的写作格式，使用规范的文辞标准，使用规范的图表。执行固定的规范标准其意义有三：一是便于作者写作；二是便于读者阅读；三是便于文献检索。

论文质量主要取决于两个方面：一是研究水平的高低（创新性），二是写作技巧的好差（规范性）。论文的评价有4个标准：①新颖先进；②真实准确；③写作规范：④文笔流畅。其中写作规范和文笔流畅可提高论文的质量，提高可读性。可读性是论文重要的评价指标之一。

五、写作步骤

（一）确定文题

论文写作时，首先要确定文题。论文文题可参考科研设计的题目。"题好文一半"。文题要紧扣课题，揭示主题，内涵具体，简明醒目。

（二）准备资料

撰写科技类学术论文不能凭空想象，因为循证研究讲求证据。"巧妇难为无米之炊"，没有充足的实证资料，凭空是写不出论文的。准备资料需要做好3项工作，即搜集资料、整理资料、分析资料。

1. 搜集资料

（1）原始资料：①自己亲手科研所得的实验资料、调查资料等；②现存的常规资料，如日常工作中积累的病历资料、各种报表等。原始资料是原著论文写作的基本素材。

（2）文献资料：①他人已发表的期刊论文资料；②已出版的各种图书资料。文献资料可作为原著类论文写作时的参考文献，也是编著类论文（如综述等）写作的基础素材。

2. 整理资料

（1）检查核对：对搜集的原始资料进行完整性检查和准确性检查，以求去粗取精，去伪存真，特别是各种原始数据。

（2）分组汇总：拟定资料整理表，系统、条理、规范地对原始数据进行整理。

3. 分析资料

（1）统计描述：拟定统计分析表，真实、客观、严谨地对科研数据进行统计分析，首先应进行统计描述，包括指标措施、图表描述。描述性分析是最基本的统计分析，它也为进一步的统计推断打下基础。

（2）统计推断：进行各种假设检验，以比较差别或寻找关系。

（三）拟定提纲

拟定提纲是写好论文的关键步骤。没有一个层次清楚、简明扼要的框架结构作为论文写作的基础，很难得心应手地写出质量较高的论文。拟定提纲应周密考虑3个方面的问题，即体例格式、结构重点、分级标题。

1. 体例格式

（1）规范格式：医学原著类学术论文，如实验报告、调查报告、资料分析等，一般要求采用统一规范的温哥华格式书写，写作项目相对固定，必须熟练掌握其体例格式，并按要求进行写作。

（2）自由形式：某些调查报告（如暴发调查报告等）、某些资料分析（如病例分析、病例报告、护理病例分析、个案护理报告等）、理论性论文、软科学论文（如卫生管理论文、医学教育论文等）、经验总结性论文、编著类论文（如综述、述评、进展等），一般没有固定的格式。它不采用规范的温哥华格式，大多按一般议论文的写法，其正文可由三段式结构组成，即引论、本论、结论，论述三要素是论点、论据、论证。

2. 结构重点

（1）规范格式的结构重点：规范格式的学术论文，其正文部分多采用四段式结构，即前言、材料与方法、结果、讨论4个写作项目，其结构重点是所谓主体三段式结构，即材料与方法、结果、讨论。

（2）自由形式的结构重点：自由形式的论文，其正文部分多采用三段式结构，即引论、本论、结论，其结构重点是本论。

3. 写作提纲

当确定写作格式和明确写作重点以后，十分重要的工作就是拟定提纲——分级标题。写作提纲就像房屋的框架、人体的骨架，没有框架结构，房屋、人体不能成形。没有写作提纲，难以布局谋篇、一气呵成，写成合格的文章。

（1）标题式提纲：比较简略，有经验的论文作者可以采用此种提纲。写作提纲的拟定方法是：围绕主题——研究课题，确定中心论点，根据中心论点构思主论点和分论点，根据主论点和分论点，拟定分极标题——大标题和小标题，形成框架结构，提示写作要点，形成写作脉络。

（2）简介式提纲：较为详细，初学者最好采用此种提纲。它除了拟定大小标题外，还要对标题所涉及的材料作出详略安排。

（四）写作初稿

1. 选材成文

根据写作提纲，紧扣各级标题，选取相应素材，写成初步文章。

2. 宁多勿少

起草初稿，所用材料宁多勿少。因为多一些素材，在修改时可供推敲比较，即使多了，则删除较易，若材料少了，而增补则较难。

（五）修改定稿

修改是写好论文的必经步骤。"文不厌改"，"玉石越琢越美，文章越改越精"。好文章是反复修改出来的。为了提高论文的写作质量，应多写多修改。

1. 自行修改

初稿完成后，要反复阅读全文，仔细斟酌推敲。在论文形式方面，是否做到了"四规范"：格式规范、图表规范、序号规范、词语规范。在论文内容方面，是否做到了"四确"：即目的明确、方法正确、结果准确、结论精确。总之通过认真修改，力求做到：立意新颖、结构完整、层次清楚、详略得当。

此外，还要根据投稿期刊的稿约要求进行修改，如署名方式、标题序号、分级标题等。

2. 审阅修改

虚心请教专家或同行审阅，征求意见，再行认真修改，以求不断完善。修改定稿后再认真誊正。

六、投稿发表

1. 选刊投稿

根据文稿的质量和期刊内容选择合适的纸版期刊，可提高投稿命中率。了解期刊编辑对文稿的要求，可阅读"稿约"、"投稿须知"或"征稿启事"。投稿方式可采用打印稿和电子稿两种方式。电子稿件可采用磁盘稿件或通过 E – mail 发送电子邮件稿。因不退稿，需自留底稿。投稿一般要求附单位推荐信并加盖公章。根据《著作权法》规定，来稿一律文责自负。作者应对文稿的政治性、真实性、保密性和权益性负责，不得侵犯著作权或隐私权。

2. 稿不两投

《著作权法》规定，一稿不能两投。但内部刊物刊登过的文稿可再投公开发行的刊物。多数期刊规定的审稿时限为 3 ~ 6 个月，如果收到刊物回执 3 个月后，未收到是否刊登的通知，可电话查询，如不刊登则可另向其他期刊投稿。

3. 编审退修

《著作权法》规定，期刊编辑部对来稿有权进行修改，如作者不同意修改，在投稿时应予说明。杂志编辑部对论文经过初选、送审、编辑加工以后，有可能提出审稿意见，寄回原稿，要求作者自行修改。修改稿超过了 3 个月不寄回者，视为自行撤搞，不再刊登。

4. 审登收费

投稿后需交审稿费，一般 20 ~ 50 元不等。稿件如录用刊登，需交版面费，根据字数的多少收费，需交 200 ~ 2000 元不等。

5. 稿酬版权

稿件刊登后酌致稿酬，但一般无酬，只赠送当期杂志 1 ~ 2 册。文稿刊登后，其使用权归有关机构所有，如医学会等，未经同意，该论文的任何部分不得转载他处。

第二节　论文写作规范

论文写作规范包括格式规范(见原著的写作格式)、文辞规范(包括标题序号、文字数字、名词术语、计量单位、标点符号、统计符号、注释符号等)、图表规范。

一、标题序号

(一)序号类型

撰写论文时，为了使论文的层次清楚，需对大小段落标以大小标题(分级标题)并标出分级序号。编写书籍时，除了使用篇、章、节等表示层次外，在节以下的标题层次也需采用不同的标题序号。我国过去采用传统序号，20世纪末期，我国多数期刊杂志采用国际通用的标准序号，两种序号样式如表5-4。

表5-4　两种标题序号的级数

序号类型	一级标题	二级标题	三级标题	四级标题	五级标题	六级标题
传统序号	一、	(一)	1、	(1)	1)	①
标准序号	1	1.1	1.1.1	1.1.1.1		

(二)两种标题序号使用的共同要求

1. 不能混合使用。即在一篇文章中不能同时使用两种标题序号。
2. 不能颠倒顺序。即两种序号的标题级数不能颠倒使用。
3. 不用英文序号。即不用大小写的英文字母作标题序号。
4. 文内序号带圈。两种序号使用的区别在于并列序号使用的不同，而在文章内部使用的连写序号(即首尾相连的序号)，都统一使用带圈的阿拉伯数字序号，如①……，②……，③……。
5. 单题不标序号。某一部分的同一层次，只有一个标题，就不需标分级序号了。如2"结果"部分只有一个结果，就不标2.1了，因为后面没有2.2。

(三)两种标题序号使用的主要区别(表5-5)

表5-5　两种标题序号使用的区别

序号类型	起排规划	标点使用	跳挡使用	使用级数	使用数字
传统序号	左起空2格	末字需加标点	可以跳挡	不超过6级	中文数字与阿拉伯数字结合
标准序号	左起顶格	末字不加标点	不能跳挡	不超过4级	只用阿拉伯数字

二、文字数字

(一)汉字

使用规范汉字，简化字以1986年10月10日国家发布的《简化字总表》为准。

不乱造简化字，不使用已废除的繁体字或异体字，不要有错别字。

（二）外文

按外文的书写规则和有关要求，正确使用外文字母的正体、斜体、大写、小写。

（三）阿拉伯数字

1.使用范围

计量、计数、时间（世纪、年代、年、月、日、时刻）等均用阿拉伯数字，不用汉文数字。

2.时间

年份写全称，如2010年，不写成10年。避免使用时间代词，如今年、本月、下周、昨天、前天、今天、明天、后天等。

3.位数词

不使用"千"，可使用"万""亿"等。如25000，可写成2.5万，不能写成2万5千或25千。

4.起止数

①连接号：用波纹号"～"，不用短线"—"，因为易误解为减号或负号。②不省位数词：以免造成误解。如30万～50万，不能写成30～50万。③不省前后不同的计量单位：如30 min～2 h。前后单位相同者，前一单位可以省略。④百分数的范围：不能省略前面的百分号：如5%～95%，不能写成5～95%。⑤百分数的公差用括号表示：表示偏差的百分号应写在括号外，如（50.2±0.6）%。⑥避免重复使用"起止范围"和"约数词"：如大约2～4个疗程左右，有了起止时间范围"2～4"，就不要"大约"和"左右"了。

5.面积体积

带长度单位的数字相乘时，每个数值后都需写出长度单位。如5 cm×4 cm×3 cm，不能写成5×4×3 cm^3。

6.小数分数

小数点后面的位数应保持一致。书写分数时，分数线用斜线，以节省版面。

（四）汉文数字

汉文数字的使用范围如下。

1.传统标题序号

2.时间

清代以前的历史纪年，农历的年月日。

3.数字名词

如二尖瓣、十二指肠、第一书记等。

4. 非定量词

如一种药物。

5. 相邻概数

不加顿号,如七八十年代、五六个人、十之八九等。

6. 惯用数词

如不管三七二十一、半斤八两等。

三、名词术语

（一）医学名词

1. 标准名词

以 1989 年出版的《医学名词》和相关学科公布的医学名词为准。中文药名以最新《药典》为准,不用商品药名。

2. 规范名词

使用新的专业术语,不要使用已废弃的医学名词。下列括号中的为非规范名词,如心肌梗死、脑梗死、肺梗死(心肌梗塞、脑梗塞、肺梗塞)、脑出血(脑溢血)、肝硬化(肝硬变)、适应证、禁忌证(适应症、禁忌症)、综合征(综合症)、并发症(合并症)、血象(血相)、清蛋白(白蛋白)、高脂血症(高血脂症)、糖原(糖元)、咳痰(咯痰)、意识(神志)、机制(机理)、概率(机率)、抗生素(抗菌素)等。

3. 统一名称

一篇文章或一本书中,前后要使用同一名称的名词,不要使用同义词。如一般使用"患者",后面就不要使用"病人"这一名称。一般称"人格",以后就不要称"个性"。现称"定量资料",其后就不要称"数值资料"或"计量资料"。现称"定性资料",其后就不要再称"分类资料"或"计数资料"等。

（二）缩略语

缩略语也称缩略词,包括中文简称和外文缩写。

1. 中文简称

非公知公用的简称,首次使用时,先写出全称,再用括号注明简称,其后就可以直接使用简称了。如慢性迁延性肝炎(以下简称慢迁肝),慢性活动性肝炎(以下简称慢活肝)等。

2. 外文缩写

非公知公用的缩写,首次使用时,先写出中文全称,再用括号注明外文全称和外文缩写,有的还将外文缩写译出中文名称。首次注明外文缩写后,以后就可直接使用外文缩写了,如获得性免疫缺陷综合征(Acquired immune deficiency syndrome, AIDS, 艾滋病)。有的不注明外文全称,只注明外文缩写,如外科重症监护病房(SICU),体重指数(BMI)等。

有些已公知公用的中文简称如冠心病、流感、乙肝等，已公知公用的外文缩写如 DNA、CT、MRI、HBsAg、ALT 等，在文题及正文中可直接使用，不需注明。

（三）冠名名词

1. 外国人名

冠以外国人名的病名、体征、试验等，翻译成中文时，如有 2 个以上汉字，在人名后不加"氏"字，如只有 1 个汉字，则在人名后加"氏"字。如革兰染色、布鲁杆菌、布氏杆菌等。

2. 中国人名

写出姓名全名，不加"氏"字。如黄家驷报告等。

（四）特殊用词

1. 和与或

外文书刊习用"and/or"，即"和/或"，这不符合中文习惯，用汉字书写时宜用"和（或）"。

2. 姓名代称

称患者姓名的代称时，宜用"张某"或只称患者，不用"张××"，因为这不尊重病人。

3. 名词代号

文章中不能使用某些符号代替名词，如不能用"↓"代替"下降"或"减轻"，不能用"（一）"代替"阴性"或"抑制"等。

四、计量单位

（一）法定单位

论文中使用 1984 年国务院公布的法定计量单位，法定单位是以 SI 单位（国际单位制）为基础制定的。不使用已废除的非法定计量单位，如市制、英制和其他旧杂制单位。

（二）名称符号

①外文符号：在阿拉伯数字后面，其计量单位一律使用外文符号，不使用中文名称，也不使用已废除的名称。如 2 cm，不应写成 2 厘米或 2 公分（公分已废除）。5 ml，不应写成 5 毫升或 5cc（cc 已废除）。②符号字母：要注意符号字母的大小写，如 kg 不能写成 Kg，kPa 不能写成 KPa，词头符号 m（毫）勿写成 M（兆）。③中文名称：叙述计量单位时，用中文名称和中文词头。如"每升"不应写成"每L"，"千帕"不应写成"K 帕"，"兆焦"不应写成"M 焦"。

（三）组合单位

①P 单位相乘：两个单位间用居中圆点代替乘号。如力矩单位 N·m 也可用 Nm（牛顿·米）。②单位相除：两个单位相除，用斜线表示。如 mg/kg（毫克/千克，读作

毫克每千克)。两个以上单位相除所构成的组合单位,表示相邻的斜线多于 1 条时,用负数幂的形式表示,且斜线和负数幂不可混合使用。如 mg/kg/d(毫克每千克每天),应采用 mg·kg^{-1}·d^{-1} 形式,不宜采用 mg/kg^{-1}·d^{-1} 的形式。③汉字组合:单位符号可以与非物理量单位(如人、台、次等)的汉字构成组合单位,如次/min。

(四)单位换算

①法定单位与旧制单位换算时,先列出法定计量单位的数值,再用括号注明旧制单位的数值。如糖类的热能系数 17KJ(4kcal)。②如同一计量单位反复使用,可在首次出现时注明新旧单位的换算系数,其后只写法定计量单位的数值即可。如血压的法定单位是 kPa,恢复使用旧制单位 mmHg 后,首次使用时注明换算系数,即 1 mmHg=0.133 kPa,1 kPa=7.5 mmHg。

五、标点符号

标点符号按国家 1990 年发布的 16 种《标点符号》的规定使用。使用时标点符号不能位于一行文字之首。使用方法参见标点符号歌。

标点符号歌

一句话说完,末尾画个圈(。句号);

提问或反问,耳朵坠耳环(? 问号);

感叹或命令,滴水下屋檐(! 叹号);

句中需停顿,蝌蚪游其间(,逗号);

并列词语间,点个瓜子点(、顿号);

并列分句间,圆点逗号连(;分号);

提示话语后,上下两圆点(:冒号);

引语强调词,蝌蚪左右窜(""引号);

词语需注释,前后各半弦(( )括号);

书名文题名,双尖括两边(《》书名号);

引出解说语,长线画后边(——破折号);

话语有省略,六点紧相连(……省略号);

词语要相连,短线加中间(一连接号);

人书名分界,中间加圆点(·间隔号);

重要字词句,字下加圆点(·着重号);

人地朝代名,名下画条线(___专名号)。

六、统计符号

按《统计学名词及符号》的有关规定，统计符号均用斜体，如 $\bar{x}$、S、P、t、T 等。区分外文的大小写，区分英文字母与希腊字母，常用的希腊字母有 α、ν、x^2 等。

七、注释符号

（一）注释符号

①图形符号：星号（※）、三角号（△）、井字号（#）等，常用于注释作者单位或表格备注。②数字符号：用阿拉伯数字注释，常用于注释作者单位或参考文献的角码。注释符号标注在最后一个文字的右上角。

（二）注释位置

①名注位置：注释作者的工作单位或是否为通信作者或第一作者简介，一般注释位于首页脚注线下，也有用括号注于作者姓名下方或姓名之后者。②表注位置：注释表格的备注，位于表格底线下方。③文注位置：文注要注明参考文献的角码，参考文献列于文章之后。文中一般不作其他注释，如需注释，可在文句之后用括号予以说明。

八、统计图表

（一）统计表

科研中根据表格的作用不同，可分为资料搜集表（如实验记录表、调查表等）、资料整理表、资料分析表 3 种。根据表格的形式不同，可分为三线表（如统计分析表、论文资料表等）、卡线表（如资料搜集表、资料整理表、业务登记表、统计报表等）、系统表（如括号表、直线表等）、无线表 4 种。现重点介绍三线表。

1. 三线表

（1）概述

①概念：统计表是列出统计分析的事物与指标的表格，是统计描述（指标描述、图表描述）的重要内容之一。在论文和图书中国家要求使用规范的三线表，不再使用传统的卡线表。

②作用：列表陈述一是便于结果表达，避免冗长的文字叙述，使人一目了然；二是便于统计分析。

③结构：统计表由 4 个基本要素组成，即表题、表线、标目、数字。

④种类：根据标目标识的多少，可将统计表分为简单表和组合表两种。简单表的纵横标目只按一个标识分类（表 5 - 6、表 5 - 7）；组合表的纵横标目按两个标识分类（表 5 - 8）。在表 5 - 8 中，横标目按治疗方法分为治疗组与对照组，每

个组又按药物剂量分为常规剂量组和大剂量组。纵标目将疗效分为两类，即等级疗效与总有效。两类疗效又分为若干小项目，如等级疗效分为显效、有效、无效3项。

表5-6 两种疗法治疗小儿消化不良的效果（论文资料表）

疗法类别	观察人数	治愈人数	治愈率（%）	x^2	P
新疗法	38	36	94.74		
常规疗法	33	26	78.79	2.75	>0.05

表5-7 两种疗法治疗小儿消化不良的效果（统计分析表）

疗法类别	治愈人数	未愈人数	合计	治愈率（%）
新疗法	36	2	38	94.74
常规疗法	26	7	33	78.79
合 计	62	9	71	87.32

$x^2 = 2.75$　$P > 0.05$

表5-8 肾透析患者不同剂量缺铁治疗的效果（论文资料表）

组别	治疗总例数	等级疗效（例数）			总有效	
		显效	有效	无效	例数	总有效率（%）
治疗组	128	35	87	6	122	95.3
常规剂量	68	21	43	4	64	94.1
大剂量	60	14	44	2	58	96.7
对照组	55	3	47	5	50	90.9
常规剂量	24	0	21	3	21	87.5
大剂量	31	3	26	2	29	93.5

（2）表题

制表要求：简单明了——结构完整、重点突出、层次清楚、对比鲜明、表达准确。主谓分明——主语谓语，位置清楚；纵横标目，不要倒置。

①位置：表序与表题位于表的上方。

②表序：表序位于表题左侧，全文即使只有1个表，也需标明表1。

③表题：表题内涵应概括说明表的中心内容，必要时注明时间、地点或计量单位。

④字数：表题要求简明醒目，一般不超过20字。

（3）表线

①基线：三线表的基本线条只有3条横线，即顶线、隔线、底线。废除传统表中所有的竖线和左上角的斜线，横线也只保留3条，其余横线一律取消，参见表5-6。

②加线：三线表可根据需要增加1~2条横的附加线条。一是合计线，有列合计者可在底线上方加多半条合计线，参见表5-7。二是分层线，有纵总标目者在纵总标目下方加适合长度的分层线，参见表5-8。

（4）标目

①横总标目：位于表的左上角，说明横标目的含义。不论简单表或组合表，都可有横总标目，如表5-6中的"疗法类别"。

②横标目：位于表的左侧，作主语，说明被研究的事物和横行数字的含义。如表5-6中的"新疗法"、"常规疗法"2栏均为横标目。

③纵总标目：简单表无纵总标目，只在组合表中使用。纵总标目位于分层线的上方，说明纵标目的含义。如表5-8中的"等级疗效"和"总有效"。

④纵标目：位于表的上方，作谓语，说明有关的观察指标、描述指标和纵列数字的含义。如表5-6中的"观察人数"、"治愈人数"、"治愈率""x^2"、"P"5栏均为纵标目。

纵横标目要求标目简明，避免重复。左横上纵，不要错位。横主纵谓，完整成句。如表5-6，左侧横标目作主语，上方纵标目作谓语，从左到右读成一句话：新疗法观察38人，治愈36人，治愈率为94.74%。

（5）数字

①使用阿拉伯数字。不使用汉文数字或汉字。

②小数位数一致。小数点后一般取1~2位数，要求位数一致，缺位者补0。小数点上下对齐，无小数者，其整数的个位上下对齐，计量单位要求统一。

③不留空格。数据为0者写"0"，无数据者写"—"，数据暂缺或微量不便记录者写"…"。表中有相同数据者要照写，不能用"＂"或"同左"、"同上"等表示。

④不列单位与符号。表中的数据后面不要写计量单位或比例符号，如50 mg或25%。计量单位或比例符号可用括号列在纵标目中或表题中。表中的行合计与列合计要等于总合计。

⑤不列备注。三线表中不列"备注"栏目，如需说明，可用注释符号（※、△、#等）标明，在表的下方予以注释。

⑥表下列据。两组比较的假设检验数据如t值、P值等可列在表中，如表5-6。如果不便于列在表中时，可列在表的底线下方，如表5-7所示。如为多行多列资料，检验次数很多时，则不列出具体的检验数据，只在表中的资料数据右上角标记星号，在表的底线下方予以注释。如※，$P < 0.05$，※※，$P < 0.01$。

2.卡线表

卡线表是一种传统表格，由许多纵横线条组成。左右两侧加墙线者称为封闭型卡线表，不加者称开放型卡线表。卡线表主要用于资料搜集、整理、登记和上报，在论文与图书中不再使用。开放型卡线表见表5-9。

表5-9　国家选定的非国际单位制单位

量的名称	单位名称	单位符号	与 SI 单位的关系
时　间	分	min	1min = 60s
	（小）时	h	1h = 60min = 3600s
	天（日）	d	1d = 24h = 86400s
体　积	升	L(1)	$1L = 1dm^3 = 10^{-3}m^3$

3.系统表

用大括号或直线表述知识层次结构隶属关系的表格称为系统表。表的内容用文字描述，而不是用数字描述。其特点是左边小，右边大。系统表不同于一般的线条表，也不属于一般的线条图。

（1）括号表（表5-10）

表5-10　人体免疫的获得方式

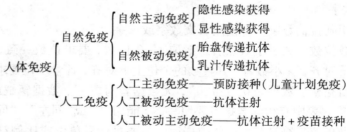

（2）直线表（表5-11）

表5-11 专业技术人员的学历、学位、职称与职务

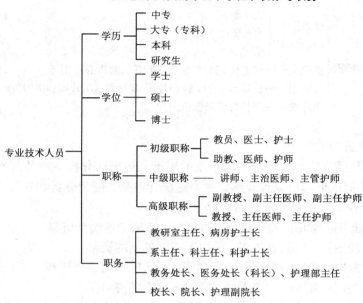

4.无线表

不用线条而以表格形式列出称为无线表,主要用于项目较少的资料(表5-12)。

表5-12 免疫的三大功能及表现

免疫功能	正常表现	过 低	过 高
免疫防御	抗感染 (清除病原体及其毒素)	易于感染、免疫缺陷病	超敏反应
免疫监视	抗肿瘤 (清除突变细胞)	易患肿瘤	移植排斥反应
免疫稳定	抗紊乱 (清除衰老或损伤的细胞、 自身耐受、免疫调节)	持续感染 (对病原体耐受)	自身免疫病 (免疫紊乱)

(二)统计图

1.插图类型

论文及图书中常有各种插图,它能直观形象地表达科技知识,弥补文字描述的不足。常见的插图有以下几类(表5-13)。

表 5－13　插图的类型

$$\text{插图}\begin{cases}\begin{matrix}\text{线条图}\\\text{(绘制图)}\end{matrix}\begin{cases}\text{统计图}\\\text{示意图}\\\text{模式图}\end{cases}\\\text{描记图——仪器描记如心电图、脑电图、超声心动图等}\\\text{摄影图——机器摄影如 x 线摄片图、B 超图、CT 片图、MRI 片图等}\\\text{照片图——照相机或摄像机照片}\end{cases}$$

2. 统计图种类

统计图是用点、线、面等形式绘制的用于表达统计分析事物及其指标之间数量关系的几何图形。可以直观形象地表达统计结果，便于分析和比较，使人一目了然，印象深刻。常用的统计图有以下几种。

(1)动态图：常用的有线图、直方图等，适用于连续性资料。

(2)比较图：常用的有条图，适用于相互独立的资料。

(3)构成图：常用的有百分条图和圆图，适用于构成比资料。

(4)相关图：常用的有散点图，适用于双变量资料。

(5)统计地图：有标点地图、地区分布图、传播蔓延图等，适用于地域性资料。

3. 统计图绘制

统计图多绘坐标图(构成图和统计地图除外)，其结构包括图题、坐标、尺度、标目、图形、图例等几部分。

(1)图题：图序与图题位于图的下方，全文只有一个图，也需标明图 1。图题应概括说明图的中心内容，必要时注明时间和地点。

(2)坐标：直角坐标，纵轴∶横轴 = 5∶7。

(3)尺度：横尺从左至右，纵尺从下到上；算术尺度必须等距；尺度一律从小到大。

(4)标目：横轴标横标目，为主语所在位置，用文字标明含义，如有单位，应予注明。纵轴标纵标目，为谓语所在位置，亦应标明含义和单位。

(5)图形：根据分析目的和资料性质，选择适当的图形。如线图、条图、圆图等。

(6)图例：单式图不需图例，复式图需有图例。图例可位于图区的右上角，也可位于横轴与图题之间。

第三节 原著——实验报告的写作格式

1978 年 1 月国际医学期刊编委会在加拿大温哥华开会,起草了《对生物医学期刊文稿的统一要求》,1997 年进行了第 5 次修定,简称"温哥华格式"。1987 年 5 月 5 日中国国家标准局以 GB7713—87 公布了《科学技术报告、学位论文和学术论文的编写格式》。国际标准和国家标准基本相同,其学术论文的写作格式大致可分"三部十项",即"前正后部,五四一项"(表 5 – 14、表 5 – 15)。在期刊公开发表的学术论文以 3000 ~ 5000 字为宜。其中摘要、前言、结论各约 200 字,正文三大主体部分(材料与方法、结果、讨论)各约 800 字。

表 5 – 14 学术论文的"三部十项"

学术论文(期刊论文)
- 前置部分 5 项——①文题 ②作者 ③摘要 ④关键词 ⑤英文摘要
- 正文部分 4 项——①前言 ②材料与方法 ③结果 ④讨论(含结论)
- 后置部分 1 项——参考文献

表 5 – 15 学位论文的"三部十六项"

学位论文
- 前置部分 6 项——①文题 ②作者 ③目录 ④摘要 ⑤关键词 ⑥英文摘要
- 正文部分 5 项——①前言 ②材料与方法 ③结果 ④讨论 ⑤结论
- 后置部分 5 项——①参考文献 ②附录(调查表等) ③综述 ④致谢 ⑤攻读硕士或博士学位期间的研究成果(发表的论文或编著)

实验是有干预地观察。实验类型有 3 种,即动物实验、临床试验、社区试验。基础医学、临床医学、预防医学可进行描述性研究、比较性研究和相关性研究。实验是一种很重要的循证研究方法。用原始实验资料写成的论文称为实验报告,在期刊杂志上称为论著,属狭义论文——原著的范畴。实验研究所写成的论文是最有科学价值的学术论文,是期刊论文的精华。实验报告应按规范标准的"温哥华格式"进行写作。

一、文题

论文的题目十分重要,常言道:"题好文一半"。好的标题对论文能起画龙点睛的作用,能吸引读者阅读全文。拟定文题,要求如下。

(一)揭示主题

文题要高度概括、准确揭示研究的课题,要选用具有特异性的实词,以利于选择关键词。

（二）体现要素

文题尽可能体现实验的三个基本要素，即处理因素、受试对象、效应指标。如猪蹄汤（处理因素）对产妇（受试对象）泌乳量（效应指标）的影响。

（三）简明醒目

文题要求简洁明确，新颖清楚，不落俗套，富有吸引力，能引起读者的注意和兴趣，吸引读者阅读全文。

（四）不要太长

文题一般不要超过 20 个字，最好不设副标题。但也不能过短，而未能表达主题。

（五）措辞恰当

文题的措辞要认真斟酌，反复推敲，选词要紧扣课题，内涵具体。避免题文不符，如文不对题、大题小作、小题大作。

（六）不用标点

包括标点符号和某些代号。

（七）不用缩略语

缩略语包括中文简称和外文缩写，但公知者除外。

（八）脚注基金项目

基金项目（课题）或攻关项目（课题）应在首页（文题页）脚注线下予以注明。

二、作者

（一）署名

1. 作者姓名

署真名，列于文题下方。署名一般不超过 6 人，集体署名注明执笔者。

2. 作者简介

列于首页脚注线下。简介内容：姓名、出身年月、性别、民族（汉族略去）、籍贯、学历、学位、职称、职务、主要从事的工作简历、研究方向、联系电话、E-mail 等。

（二）单位

在作者姓名下方，用圆括号注明"作者工作单位"全称并加逗号，其后列出单位所在的"省、市及邮编"。也有刊物将单位与邮编列于姓名右侧，或列于首页下方脚注处。

三、摘要

（一）类型

1. 结构式摘要

固定 4 项（目的、方法、结果、结论）并冠标题。规范的学术论文均采用此类摘要。实验报告都要求写结构式摘要，200 字左右。

2. 概述性摘要

内容提要式简介，没有固定格式，只是高度概括论文的主要内容。非规范的学术论文、个案护理报告、理论性论文、软科学论文等宜采用此类摘要。

（二）要求

1. 设立标题

摘要也称文摘，是正文前面的内容提要，是正文的缩写。在论文的前置部分需单列"摘要"二字标题。标题的起排要求是：标题左侧顶格或空出 2 字，右侧空出 1 字，可不用标点，也有加方括号或冒号者。需注意：在正文完稿后再写摘要，因为"摘要"是从正文中摘录出来的。

2. 不缺四项

写结构式摘要，应独立完整，四个项目，一项也不能少。摘要保持独立完整，具有自明性，可以成为单独刊登的短文。

3. 不分段落

整个摘要只用一段文字叙述，采用第三人称撰写，只述不评，不列图表。

4. 不引文献

摘要内容只从正文中摘取，不要引用参考文献，即不在文字上标注引文角码。

5. 不要过长

摘要力求简明扼要，高度概括，避免雷同，字数控制在 200 字左右。

四、关键词

（一）选词途径

1. 题内选词

即从文题中选取关键词，这是主要的选词途径。

2. 文内选词

题内关键词还不能充分表达论文的中心内容时，还可从论文内容中选词。

（二）标引要求

1. 设立标题

在"摘要"下方单列"关键词"三字标题。有的期刊列于"摘要"上方。标题的起排要求同"摘要"。

2. 数量宜少

一般论著标引 3～5 个关键词即可，多数论文只标 3 个。各关键词之间用分号(；)隔开，最后一词不用标点。

3. 反映主题

选取关键词要选专指性强的名词，能准确概括和反映论文的主题，词义单一，不产生歧义。

4. 名词规范

关键词必须选用名词或名词性短语，尽可能选择规范的主题词，可查阅《医学主题词表》(MeSH)或《汉语主题词表》。必要时可使用非规范的自由词，即来自论文但在主题词表中查不到的名词或词组。中医论文可查《中医药主题词表》

5. 选词恰当

关键词要选具有代表性、专指性、规范性、检索性强的名词或术语，能较好地揭示主题的内涵，可提高文献的查准率和查全率。不用非公知的缩略语、同义词、多义词以及无检索价值的词。

6. 文献标识

位于关键词下方，由期刊编辑部标定。主要有：中图分类号；文献标识码；文章编号；DOI(数字对象惟一标识符)。

五、英文摘要

英文摘要应翻译 5 项：①文题；②作者姓名、单位名称、所在城市名、邮政编码、国名；③摘要；④关键词；⑤期刊名称、年、卷(期)、起止页。

六、前言

(一)写作内容

论文正文包括前言、材料与方法、结果、讨论四个写作项目。四个项目做到"四确"：目的明确，方法正确，结果准确，结论精确。前言是论文正文四段式结构的开头语(开场白)，是正文的帽子。可写作 3 方面的内容。

1. 研究背景与缘由

(1)研究背景：背景是指与研究课题相关的历史情况或现实状况。通过查阅相关文献，综述与本课题相关研究的历史概况和最新进展。说明前人已研究过的问题，指出以往研究尚未解决的问题，其中某个问题正是作者想要研究的问题，从而提出和选定研究的问题(研究课题)。因此综述研究背景就为课题的选定提供了科学依据(理论依据或事实依据)。

(2)研究缘由：缘由就是原因、理由。即说明为什么要选择该课题进行研究，并指出其创新之处。其原因或理由可能是：①他人从未研究，因而具有原始创新的性质；②他人已有研究，但问题尚未完全解决，需要发展补充，因而具有继承创新的性质；③对已有的新技术、新成果需要推广应用，因而具有应用创新的性质。

2. 研究目的与意义

（1）研究目的：目的即想要得到的结果或想要达到的目标。通过对选定课题的研究，希望解决什么问题，得到什么预期的结果。研究目的是前言部分必写的内容，因为研究目的是科研中必须明确的问题，同时也为写结构式摘要的"目的"部分提供依据。

（2）研究意义：意义即价值或作用。所选课题的研究结果，展望可能会有什么理论价值或应用价值。

3. 研究内容与方法

（1）研究内容：简要说明研究的大致范围，不要涉及研究的具体内容。

（2）研究方法：叙述研究采用的主要方法，但不要谈具体方法，如只说明是动物实验、临床试验还是社区试验。另外需说明研究的起止时间。

如果有重要的不为人熟知的名词术语、缩略语等可在前言中进行简介，作定义说明。

（二）写作要求

1. 不设标题

学术论文必写前言，但"前言"二字不以大标题形式列出。

2. 目的明确

明确说明研究的目的或提出议论的论点。

3. 不要过长

前言要求开门见山、言简意赅、提纲挈领、简明扼要、不说套话。前言一般控制在 200 字左右。以上 3 条要求，长篇的学位论文除外。

4. 不要雷同

前言不要与讨论或摘要的内容重复。

5. 不分段落

前言只写一段短文，不要分段，也不列小标题书写。

6. 注明缩略语

包括中文简称和外文缩写。论文中要使用非公知公用的缩略语时，第一次出现时使用全称，并用括号注明简称或缩写，但已公知公用者除外。

七、材料与方法或试验对象与方法

论文主体的三段式结构包括材料与方法、结果、讨论三个写作项目。正文三大主体部分共 2500 字左右。"材料与方法"就是获取论据(结果)的方法;"结果"就是论据(讨论时的论据);"讨论"就是论证(对提出的论点进行论证)。如果用动物或非生物做实验,大标题一般用"材料与方法";如果用人做试验(病人或健康人),大标题一般用"对象与方法"或"试验对象与方法"。

(一)写作内容

临床试验一般称"对象与方法"或"试验对象与方法",其写作内容主要有以下 3 项。

1. 试验对象(干预对象)

(1)病例来源:说明病例来自何时何单位的何种患者。

(2)病例入选标准与排除标准:选择病例应说明病例的入选标准与排除标准。

(3)知情同意书:用患者做试验应符合人体试验的伦理道德标准。应与患者签订《知情同意书》。

(4)试验设计类型:应交代是采用分组设计、配对设计还是交叉设计等。

(5)试验设计原则:说明样本数量(重复)、随机分组方法(随机)、采用的对照形式(对照),并对性别、年龄、职业、病情等非处理因素进行均衡性检验,如 $P > 0.05$,说明组间均衡可比。

2. 试验方法

(1)处理因素与处理方法:说明用什么处理和怎样处理的问题。处理因素或干预因素——使用的材料或干预的措施是什么,处理过程(操作步骤)、处理时间(观察时间)怎样。

(2)观察内容:说明采用哪些效应指标来观察试验效应,采用何种记录方式(人工记录或仪器记录)。

(3)观察方法:说明是否采用盲法观察。如果采用盲法观察,采用的是何种盲法,单盲(盲受试者)、双盲(盲受试者和研究者)还是三盲(盲受试者、研究者、资料分析者)。

(4)检测方法:说明各种效应指标如何观察、检测或评定。应介绍主要的仪器、试剂和操作方法(常规方法只说明检测名称,改进或创新的方法,应详细说明操作步骤)。

(5)疾病诊断标准。

(6)疗效评价标准。

3. 统计分析方法

根据两大统计分析任务,说明统计描述与统计推断方法。根据研究目的和资料类型的不同,说明选用的具体统计分析方法。

(1)描述性分析

科研资料主要进行描述性分析者,说明选用的描述指标,如定量描述指标——$\bar{x}$、S；定性描述指标——频率 P、构成比 P 等。

（2）比较性分析

说明差别检验方法，如定量资料选用 t 检验；定性资料选用 x^2 检验或频率 Z 检验；等级资料选用秩和检验等。

（3）相关性分析

说明相关描述指标，如 r、OR、RR 等；相关检验方法，如 r 查表法、联系性 x^2 检验等。

（二）写作要求

1. 设大标题

大标题即一级标题，一般单独成行，后面不接写文章内容。多数刊物对大标题都加标准序号顶格书写，也有部分刊物将大标题置于一行的中间而不加序号。此项大标题因实验对象不同而采用不同的名称。如为"动物实验"，一般称"材料与方法"；如为"临床试验"或"社区试验"，一般称"对象与方法"或"试验对象与方法"。字数控制在 800 字左右。

2. 分项陈述

为使试验方法条理清楚，一般都设小标题（分级标题）并加序号分项陈述。

3. 联系设计

有试验设计者，该部分内容可参考设计中的相关内容进行撰写。

4. 方法正确

"对象与方法"中的内容必须明确具体，真实可信，具有可操作性和可模仿性，以便他人重复使用。

5. 不写过程

该部分不要写科研的全过程，将"方法"写成像流水账式的工作总结。

八、结果

（一）写作内容

1. 获得的数据

科研中获得的原始数据，经过整理分析后用图表列出（图表描述）。

2. 取得的图像

仪器描记图（如心电图、脑电图、超声心动图等）、机器摄影图（如 x 线摄片图、B 超图、CT 片图、MRI 片图等）、照片图等。

3. 观察到的现象

特别要报告试验中的新发现。

结果的表达方式：文字描述、指标描述、图表描述等。

(二)写作要求

1. 设大标题

一级标题为"结果"并加序号，不用序号者则将"结果"二字位于一行中间。字数控制在 800 字左右。

2. 分类陈述

有多个结果时，应按类别设立大小标题，进行分类陈述，并加序号。

3. 围绕课题

展示的结果应与研究的课题有关，不要把一些与主题无关的资料东拼西凑写入结果中，使论文杂乱无章。

4. 结果准确

数据来源的资料真实可靠，准确无误。要实事求是，不要弄虚作假，不要更改或编造某些数据，或隐瞒某些结果。结果必须来源于自研资料(自己亲自研究所获得的第一手资料)，不能使用他人资料。

5. 统计分析

"结果"中不能报告未加工整理分析的原始数据，原始数据必须进行统计学处理，否则审稿通不过，论文也发表不了。

(1)正确选择统计分析方法

三种不同目的的研究选择相应的三种统计分析方法。①描述型研究——进行描述性分析(指标描述)；②比较型研究——进行比较性分析(差别检验)；③相关型研究——进行相关性分析(相关描述与相关检验)。

(2)统计描述的指标表达

①定量描述：近似正态分布的数据特征用 $\bar{x} \pm S$ 表示；偏态分布的数据特征用 $M(Q)$ 表示。②定性描述：二项分类的数据特征用频率 P 表示；多项分类的数据特征用构成比 P 表示。注意：计算率时分母不宜小于 20；区别百分率与百分比；构成比不能当率分析。

(3)统计推断的结果解释

统计推断时进行假设检验。①定量资料，比较差别可进行 t 检验；②定性资料，比较差别可进行 x^2 检验或频率 Z 检验。作统计结论时，$P < 0.05$ 或 $P < 0.01$，应说明对比组间的差别有统计学意义，而不应说明对比组间具有显著的差别，或具有非常显著的差别。

(4)统计结论与专业结论

进行假设检验以后，应作出统计结论和专业结论。结论的陈述方式是：首先说明两组结果比较，差别有统计学意义(即统计结论)；然后说明研究的两事物之间有差别，并进一步说明谁好谁差(专业结论)。最后用括号列出确定的 P 值和表序，如($P < 0.05$)(表1)。

注意：统计分析与统计结论是对科研数据进行统计描述(指标描述)和统计推断(假设检验)后作出的结论，而讨论分析与讨论结论是对科研结果进行综合分析后作出的综合结论。在"结果"中，只进行统计分析和报告统计结论与专业结论，不进行综合分析和作出综合结论，综合分析和综合结论是后面讨论的内容。

6. 表格规范

一律使用三线表列出统计分析的数据，全文即使只有一个表也需标明表1，并做到"表随文走"。

7. 避免重复

结果的表达可进行文字描述、指标描述、图表描述。文字描述与图表描述两者不要重复。已有图表者，就不要再用文字复述表中的具体数据。如果数据较简单，能用文字叙述清楚者，就不必再列图表。

8. 客观陈述

对科研的结果要实事求是地进行客观报道，对出现的问题，要实事求是地加以说明。不回避、隐瞒、歪曲结果，不随意选择，各取所需，报喜不报忧。

9. 不作讨论

对"结果"不作综合分析和论证，不作评论与评价，不作综合性结论或总结性结语。分析、评价、结论是后面"讨论"的内容。

10. 不引文献

"结果"只报告自己的研究所见，不进行分析讨论，因此不要引用参考文献。

九、讨论

(一)讨论的写作内容

1. 结果讨论

(1)分析解释：对科研所获得的结果进行说明、解释，进行比较、分类，进行分析、综合，进行归纳、演绎等，指出结果的含义、事物间的内在联系和揭示事物的规律。研究结果是否证实了有关假说(预期的结果)，同时提出自己的见解，引用有关文献来论证某个观点。进行严谨论证，在结果所涉及的范围内进行合理推理，作出恰当的结论。

(2)文献比较：将自己研究的结果与国内外有关文献报道的结果进行比较，找出异同点，探讨其原因，并提出自己的见解。

2. 相关讨论

(1)评价意义：相关讨论即对与结果有关的问题进行讨论。如指出本次研究的新颖独特之处，评价研究结果的理论意义或实践意义，指出其理论价值或应用价值，特别是应用前景。为循证医学和循证护理提供决策依据，为疾病的防控、诊疗或护理措施提供实践指导与依据参考。

（2）相应措施：如讨论了引起失眠的影响因素，从而引申讨论有针对性的护理措施。又如讨论了导致医院感染的危险因素，从而引申讨论有针对性的减少医院感染的防控措施等。

3. 问题讨论

（1）指出问题：指出本次研究的局限性和存在的问题，总结科研过程中的经验教训。

（2）提出建议　对尚未解决的问题提出进一步研究的方向和研究建议等。

（二）讨论的写作要求

1. 设大标题

一级标题为"讨论"并加序号，不用序号者则将"讨论"二字位于一行的正中。字数控制在 800 字左右。

2. 分题论述

为了使讨论重点突出，有条不紊，层次清楚，条理分明，对讨论的每个问题列出一个小标题并加标题序号。小标题要简明，能揭示该项讨论的中心内容。一个小标题就是一个论述的论点。

3. 围绕论题

讨论的问题要联系研究目的，紧扣文题（课题），围绕标题（论点），抓住要领，进行论述。不能脱离主题，进行一些文不对题、风马牛不相及的无关讨论。

4. 依据结果

依据结果，言之有据，这是讨论的一个重要原则。医学研究属于循证研究（实证研究），即寻求证据（实证——事实证据）作出结论的研究，要求结论有据可循。讨论问题时，要用证据来证明论点，即论证论点时要有论据，科研中的论据来自结果中的数据，因此讨论要依据结果，做到言之有据。讨论以结果为依据，用事实和数据说话，就能有理有据，而非空发议论。需要注意的是，依据结果要用自己研究的结果，不能用他人研究的结果。在讨论中也不要简单的或过多的重复"结果"部分的内容。

5. 论证严谨

讨论要有条不紊地进行逻辑思维，要逻辑严密，论证严谨。论证要有条有理，层次清楚，条理分明，内涵明确，切不可牛头不对马嘴，东拉西扯。切不可主观臆断，歪曲结果，任意扩展或外延。超越范围的推理，可能导致谬论。

6. 突出创新

讨论要突出创新，体现特色，即要突出研究中的新发现，作者的新见解，体现论文的新颖独特，给人以新的知识和启迪。不要落入俗套，人云亦云，老生常谈。

7.避免重复

讨论时不要重复"前言"或"结果"中的内容,如研究背景、研究目的或某些具体数据。

8.客观评价

讨论中在评价研究的意义或价值时,要坚持全面客观、实事求是、恰如其分和一分为二的观点,切不可主观片面、自我炫耀、夸大其词、抬高自己。

9.不用图表

图表描述只出现在"结果"中,讨论只用文字叙述。

10.引文标码

引文即参考文献,标码即标注角码。讨论中引用他人的文献资料时,要在引用处最后的文字右上角标注一个带方括号的阿拉伯数字的角码,并在论文的最后著录参考文献的目录。引文标码的目的主要是表明作者查阅并引用过参考文献,可反映作者的水平和论文的质量,同时也避免自己研究的结果和观点与他人混淆。此外引用文献注明出处也体现对他人研究成果的尊重,并为文后著录参考文献提供依据。注意事项:①摘其要点。讨论中引用他人的文献资料时,只摘其主要的数据、结论或观点,不要大量整段引用,以免抄袭之嫌。②顺序编码。采用"顺序编码制"按在文章中引用的先后顺序标注角码。③"三引三不引"。"三引"即在"讨论"(主要引用处)、"前言"、"材料与方法"三处可引用参考文献;"三不引"即在"摘要"、"结果"、"结论"三处不能引用参考文献。④数量宜少。一般论文不要超过10篇。论文的参考文献可有可无,不是必备内容。如果没有引用,则不要形式主义的勉强标注引文角码。

(三)结论的写作内容

一般的期刊论文,其"结论"都不单列标题,而是单独成段,使用提示语,写于"讨论"的最后。

1.解决的问题

指出通过该项研究解决了什么问题,阐明了事物的什么现象或特征,为科研假说提供答案。

2.阐明的原理

说明通过该项研究弄清了事物的什么原理或机制,如发病机制等。

3.揭示的规律

说明通过研究找出事物间的内在联系或规律,如病因的因果联系、疾病的流行规律等。

4.作出的补充

自己的研究在前人研究的基础上作出了哪些补充发展、修正改进。

（四）结论的写作要求

1. 不列标题

一般的学术论文（期刊论文），其结论或结语都写在"讨论"的最后，都不列一级标题"结论"，也不列并列排序的小标题。但长篇的学位论文或重大的攻关课题，要求单列"结论"标题撰写。

2. 单独成段

为了便于读者迅速捕捉到"结论"，"结论"应单独成段紧接在"讨论"的最后，不要与"讨论"首尾相连。结论不分段落，只写一段文字。

3. 提示用语

为了使读者能尽快明确地找到"结论"，一般在"结论"的开头使用"提示语"引出结论的内容。如"总之"、"综上所述"、"由此可见"、"本研究表明"、"本研究提示"、"由此可得出如下结论"、"本次研究可初步得出如下结论"等等。

4. 分条概括

如有多个结论者，应分条概括结论，可使用分号（；）加以区分，也可采用文内连写的带圈序号即①②③等予以标明。

5. 依据讨论

作结论要以讨论为依据，这是作结论的一个重要原则。根据讨论的内容作出恰如其分的结论或结语，不要把结果当成结论。

6. 慎重严谨

下结论要十分慎重，因为一个结论常常不能通过一次或几次研究就能作出，需要经过多方面研究和多次研究才能确定。下结论也要十分严谨，结论要以结果为前提，要有证据，推理要严密，要经得起实践的检验。①酌情作结：证据充分者，可作出简明的结论。证据不足者，不要勉强下结论。②具体明确：作结论要抓住本质，揭示规律。突出重点，观点鲜明。不要模棱两可，含糊不清。③客观全面：作结论不能想当然，要有客观事实依据，要避免主观片面，避免绝对化，不要以偏概全。④分寸得当：评价成果要有分寸，实事求是，恰如其分，避免绝对，留有余地，不要言过其实。如填补了国内空白、国内领先、国际先进等。同时也要尊重他人，不要随意否定他人的观点，学术可以争鸣，评说留给读者。

7. 可写结语

论文的结论可有可无，结论并不是论文必要的组成部分。证据不足没有把握的问题，不成熟的观点等无法作出结论时，可三言两语地写几句结语或小结。

8. 结论精确

结论要精练准确，取其精华，揭示本质或规律。

9. 不要过长

结论要高度概括，简明扼要。不要讨论，不要论证，不写数据，不用图表。

结论或结语的字数控制在 200 字左右。

10. 不引文献

致谢——作者对支持帮助自己科研或写作的个人、单位表示谢意时可写致谢。致谢位于正文之后,参考文献之前。在圆括号内用小号字体单独成行书写,写明致谢对象的姓名或单位以及致谢的原因。致谢可有可无,如写致谢,最好征得同意。

十、参考文献

参考文献也称引文。对引用过的文献在论文的最后列出目录称为著录。引用参考文献可提高论文的学术价值。

(一)著录格式

著录参考文献要求做到"两统一":即项目统一,标点统一。按国际通用的"温哥华格式"以及 GB/T7714 - 2005《文后参考文献著录规则》的国家标准,其著录项目共有 7 项,其书写格式如下(表 5 - 16)。

表 5 - 16　参考文献的著录项目与标点要求

文献类别	第 1 项	第 2 项	第 3 项	第 4 项	第 5 项	第 6 项	第 7 项
期刊论文	序号 方括号	作者 姓名间逗号 等后圆点	文题 J 加方括号 其后圆点	期刊名 逗号	出版年 逗号	卷期 期加圆括号 其后冒号	起止页 中间波纹连接号 最后圆点
图书	序号 方括号	编著者 姓名间逗号 主编后圆点	书名 M 加方括号 其后圆点	版次 圆点	出版地与出版社 地后冒号 社后逗号	出版年 冒号	起止页 中间波纹连接号 最后圆点

1. 期刊[J]

①序号(加方括号,与文内角码对应);②作者(多位作者只列前 3 名,姓名之间加逗号,等字后加圆点);③文题(文题后可用 J 加方括号注明文献类型标识,其后加圆点);④刊名(刊名后加逗号);⑤出版年(年后加逗号);⑥卷(期)(期加圆括号,其后加冒号);⑦起止页(中间用波纹连接号,其后加圆点)。

[1]杨淑玲,李海兰,李亚洁,等. 85 例重症急性呼吸综合征患者的护理[J]. 中华护理杂志,2003,38(6):410 ~ 412.

2. 图书[M]

①序号(加方括号,与文内角码对应);②编著者(姓名之间加逗号,主编后加圆点);③书名(书名后 M 加方括号,其后加圆点);④版次(版次后加圆点,第 1 版可省略);⑤出版地与出版社(出版地后加冒号,出版社后加逗号);⑥出版年(年后加冒号);⑦起止页(中间用波纹连接号,其后加圆点)。

[1]切庄华英,朱明瑶,主编. 护理基本技术[M]. 北京:人民卫生出版社,

2010：79～82.

（二）著录要求

1. 引处恰当

在论文中要注意参考文献（即引文）引用的位置，不要随便乱引。引用文献注意"三引三不引"。"三引"即讨论、材料与方法、前言三处可引，主要是在讨论部分引用；"三不引"即摘要、结果、结论三处不可引。

2. 公开发表

公开发表的论文或公开出版的图书，可以作为参考文献引用，并以最新的文献为主。未公开发表的论文、非出版社公开出版的图书，如无标准刊号的内部刊物刊登的论文、内部资料，或印刷厂印刷的无标准书号的内部书籍等不得作为参考文献引用。非学术性期刊资料和报纸等一般也不引用。引用古典中医文献不列入参考文献著录，可在引文处用圆括号注明出处。

3. 原著为主

引用参考文献以原著（一次文献）为主，编著（三次文献），如综述、教科书等应少引用。

4. 有引则录

引用文献标明出处这是论文写作的要求。作者亲自阅读并在论文中被引用过的文献才能在文章的最后著录参考文献的目录，未引用的文献不得著录。

5. 标码则录

在论文中引用过并在引文处标注了角码的文献才能在文章的最后著录参考文献的目录，虽引用过但未标注角码者不得著录。标注角码采用"顺序编码制"，按在文章中引用的先后顺序，在引用处最后的文字右上角标注一个带方括号的阿拉伯数字的角码。著录参考文献不能"有录无注"或"有注无录"。

6. 编码不重

同一篇文献在论文中多处被引用，可在多个引用处标注角码，但只能标注第一次引用的同一个角码，不要标注不同的角码。在论文的最后也只能著录1次文献目录。不能一篇多码和重复著录。

7. 序码对应

文后目录的序号与文内引文处的角码要一一对应。序号与角码均使用方括号。

8. 注明标识

引用的参考文献在文题后面可用方括号注明用英文字母标识的文献类型。如J—期刊文章；M—图书；C—论文集；D—学位论文；R—科技报告；S—标准；P—专利；N—报纸文章。

9. 格式规范

著录参考文献要使用统一的温哥华格式，做到两统一：项目统一，标点统一。著录 7 项不能缺少，标点符号也要符合规定的要求。

10. 数量宜少

原著类论文的参考文献可有可无，如著录参考文献要精选，一般控制在 10 篇以内，但编著除外。

附录——附录是论文的附件。一般的期刊论文不列附录，只有学位论文需有附录。

学术论文与议论文的关系

学术论文是一种专业性科技论文，属于议论文种。议论文的正文是三段式结构，即引论、本论、结论。论述三要素是论点、论据、论证。理论性论文或软科学论文可按一般议论文的格式撰写。学术论文和议论文的前置部分与后置部分其写作格式是基本相同的，但正文部分的写作格式不尽相同，两者的对应关系见表5-17。

表 5-17　学术论文与议论文正文部分的对应关系

文体类型	开头部分	主体部分		结尾部分
学术论文	前言	材料与方法＋结果	讨论	结论
议论文	引论 （论点）	本论 （论据）	本论 （论证）	结论

附录　试验报告实例论文 3 篇

1. 猪蹄汤对产妇泌乳量的影响（比较性分析）
2. 心理护理对手术患者治疗的影响（比较性分析）
3. 无针注射器注射流脑菌苗的接种反应与免疫效果观察（比较性分析）

猪蹄汤对产妇泌乳量的影响

盖 谐

（武陵市妇幼保健院，湖南 武陵 415000）

[摘要] 目的：研究猪蹄汤对剖宫产产妇催乳的效果以及对新生儿体重和产妇术后肠功能恢复的影响。方法：采用相互对照方式和交替随机分组方法，将82例剖宫产的产妇分为两组，每组各41例。试验组术后6 h服用猪蹄汤和常规饮食，对照组只进常规饮食。试验后测量母乳量和新生儿体重，并观察产妇肠功能的恢复情况。结果：服用猪蹄汤组的产妇在24 h、48 h、72 h的泌乳量均高于常规饮食组，猪蹄汤组产妇的新生儿体重的恢复率亦高于常规饮食组；服用猪蹄汤的产妇术后肛门排气和排便均早于常规饮食组，其肠功能的恢复较快。结论：猪蹄汤对产妇有催乳作用，可促进产妇早泌乳和多泌乳，并能促进新生儿体重的恢复和产妇术后肠功能的恢复。

[关键词] 猪蹄汤；产妇；泌乳

我国民间有产妇服用猪蹄汤催乳的方法，但没有进行过临床试验。为了验证这一民间方法是否有催乳效果，以便为今后在产妇中推广使用猪蹄汤催乳提供循证依据，特进行了一次剖宫产产妇服用猪蹄汤催乳的临床试验，现将结果报告如下。

1 对象与方法

1.1 试验对象

对1999年5—10月期间住院进行剖宫产的82例产妇，采用相互对照方式和交替随机分组方法分为两组，每组各41例。新生儿随产妇亦分为两组，每组43例（因有4例双胞胎）。

1.2 试验方法

1.2.1 猪蹄汤的制备

猪蹄500 g，切碎后置高压锅内加水3000 ml，加盐3 g，葱少许。开锅后煮20 min，熬成汤汁备用。

1.2.2　猪蹄汤的服用

两组剖宫产后 6 小时内禁食、禁水，进行静脉输液，6 小时后继续禁食牛奶、高糖等产气食物。试验组（下称猪蹄汤组）产妇于 6 小时后开始服用猪蹄汤，每 3 小时服用 300 ml，连服 3 天。24 小时后开始进食半流质，肛门排气后开始进食普通饮食。对照组（下称常规饮食组）产妇于 6 小时后开始服用米汤、萝卜汤，24 小时后开始服用半流质，肛门排气后开始进食普通饮食。

1.2.3　产妇泌乳量的测定

两组产妇均在新生儿出生后由助产士协助新生儿吸吮乳头 10 分钟左右，以刺激泌乳。每次吸乳后帮助产妇挤出乳房内剩余的乳汁。两组产妇在试验开始后每 24 小时测量乳汁 1 次，连测 3 次，其测量方法如下。以乳房底面积为圆形，测出直径后除以 2 得出半径 r。然后以乳房底面积中心至乳头的距离为高 h，按下列公式计算乳房圆锥体的体积。

$$乳房体积(V) = \frac{1}{3}\pi r^2 h^{[1]}(\pi = 3.14)$$

$$泌乳量(ml/次) = (V_1 - V_2 + V_3) \times d$$

V_1 为哺乳前乳房的体积（cm^3），V_2 为哺乳后乳房的体积，V_3 为每次哺乳后挤出的乳汁量（用注射器抽吸，以 ml 计算，$1ml = 1cm^3$），d 为乳汁的比重（乳汁的比重按水的比重计算，$d = 1ml/cm^3$）。

1.2.4　新生儿体重的测量

新生儿出生后在断脐、吸净口腔黏液和羊水、擦干皮肤血迹和羊水后测量体重，以后每天早上在新生儿沐浴后测量体重一次，测量工具使用台式婴儿秤。

1.2.5　剖宫产产妇肠功能恢复情况的观察

产妇术后每 12 小时询问一次肛门排气和排便的情况。

1.3　效应指标

1.3.1　产妇的泌乳量；

1.3.2　新生儿体重的下降率和回升的时间以及体重恢复率；

1.3.3　剖宫产产妇术后肛门排气和排便的时间。

1.4　统计分析

1.4.1　指标描述

计算均数、标准差和率；

1.4.2　差别检验

均数采用 t 检验，率采用 x^2 检验或 Z 检验。$P < 0.05$ 认为差别有统计学意义。

2 结果

2.1 两组产妇泌乳量的比较

两组剖宫产的产妇在试验后24 h、48 h、72 h泌乳量的测量结果，3个时间的泌乳量均有差别。猪蹄汤组泌乳量多的产妇人数均高于常规饮食组（$P<0.001$）（表1）；且平均泌乳量也均高于常规饮食组（$P<0.001$）（表2）。

表1 两组产妇三个时间不同泌乳量人数的比较

组 别	观察人数	24 h 泌乳量(ml)				48 h 泌乳量(ml)				72 h 泌乳量(ml)			
		0 ~	100 ~	250 ~	400 ~	0 ~	100 ~	250 ~	400 ~	0 ~	100 ~	250 ~	400 ~
猪蹄汤组	41	2	25	14	0	0	0	22	19	0	0	4	37
常规饮食组	41	38	3	0	0	28	8	5	0	0	29	8	4

$x^2=63.69$　$P<0.001$　　　$x^2=65.70$　$P<0.001$　　　$x^2=56.89$　$P<0.001$

表2 两组产妇三个时间平均泌乳量的比较(ml)

组 别	n	24 h		48 h		72 h	
		$\bar{x}$	S	$\bar{x}$	S	$\bar{x}$	S
猪蹄汤组	41	147.34	41.91	232.51	35.34	263.36	21.03
常规饮食组	41	56.32	19.77	83.14	53.16	154.53	48.77

$t=12.57$　$P<0.001$　　　$t=14.95$　$P<0.001$　　　$t=13.14$　$P<0.001$

2.2 两组新生儿体重的变化

新生儿出生后，体重发生了"V"字形变化。出生后第1天，两组新生儿的体重均开始有不同程度的下降，3～5天后体重开始回升。两组新生儿生后第1天体重生理性下降率，猪蹄汤组产妇的新生儿平均下降6.5%，常规饮食组平均下降6.7%，两组比较没有差别（$Z=0.04$，$P>0.05$）。

两组新生儿体重开始回升的时间比较，均无差别（$P>0.05$）（表3）。

表3 两组新生儿体重开始回升时间的人数比较

组别	新生儿数	3 天开始回升人数	4 天开始回升人数	5 天开始回升人数
猪蹄汤组	43	16	15	12
常规饮食组	43	12	13	18

$x^2=1.15$　$P>0.05$　　　$x^2=0.18$　$P>0.05$　　　$x^2=1.70$　$P>0.05$

两组新生儿在生后 8 天体重恢复的比较有差别,服用猪蹄汤组产妇的新生儿其体重的恢复较常规饮食组快($P < 0.005$)(表 4)。

表 4 两组新生儿出生 8 天时体重恢复率的比较

组别	新生儿数	体重恢复人数	体重恢复率(%)	x^2	P
猪蹄汤组	43	27	62.79	9.16	<0.005
常规饮食组	43	13	30.23		

2.3 两组产妇术后肠功能的恢复情况

两组产妇在剖宫产后 6 小时内均禁食、禁水,6 小时后猪蹄汤组的产妇开始服用足量的猪蹄汤,未发生肠胀气的情况。在术后 36 ~ 48 小时均出现肛门排气;术后第 2 天开始排便。常规饮食组的产妇在术后 44 ~ 59 小时排气,最长 72 小时开始排气。术后 3 天才有 9 例产妇开始排便,术后 5 天有 5 例因便秘使用了开塞露通便。服用猪蹄汤的产妇肛门排气和排便的时间均早于常规饮食组($P < 0.001$)(表 5)。

表 5 两组剖宫产产妇术后肠功能恢复情况的比较

组别	n	肛门排气时间(h)		肛门排便时间(d)	
		$\bar{x}$	S	$\bar{x}$	S
猪蹄汤组	41	42.1	6.1	2.3	0.5
常规饮食组	41	51.7	7.6	3.9	0.6
		$t = 6.30$ $P < 0.001$		$t = 13.96$ $P < 0.001$	

3 讨论

3.1 猪蹄汤对产妇的催乳作用

为了促进母婴健康,应当提供母乳喂养。因为母乳所含的营养素种类齐全,比例恰当,易于消化吸收,是新生儿最理想的食物。母乳含有免疫抗体、溶菌酶、乳铁蛋白等抗感染物质,可防止婴儿的某些感染。母乳喂养也可以减少妇女某些疾病的发生;还可使婴儿享受充足的母爱。

乳汁来源的物质基础是产妇要有足够的营养摄入[2]。为了保证产妇有足够的泌乳量,孕妇在孕期必须贮存 4 kg 以上的脂肪,蛋白质需在平时每天摄入 80 g 的基础上增加 20 g。剖宫产术后起 3 天多因饮食受限,未能补充足够的营养,使蛋白质和热能的摄入不足,影响乳汁的分泌[3]。一般情况下,剖宫产的产妇在术后 4 天才开始泌乳,且泌乳量少,每天只有 150 ml 左右。而新生儿生后 12 小时左右就应开始喂奶,每天吸奶量需在 250 ml 左右,剖宫产的产妇不能满足新生儿尽早吸奶和足够吸奶的需要[4]。

猪蹄汤富含蛋白质和脂肪,能促进乳汁的分泌。试验组产妇在术后6小时即开始服用猪蹄汤,未发生肠胀气等情况,表明无不良作用,是安全的。在服用猪蹄汤24小时、48小时和72小时,其泌乳量多的产妇人数均高于常规饮食组($P < 0.001$),其平均泌乳量亦均高于常规饮食的对照组($P < 0.001$)。猪蹄汤组初期的平均泌乳量为147 ml,多者可达400 ml,而对照组产妇初期的平均泌乳量只有56 ml,最多的未超过250 ml。上述结果表明,猪蹄汤对产妇确有催乳作用,能促进产妇早泌乳和多泌乳,从而使母乳喂养获得成功。

3.2 产妇服用猪蹄汤对新生儿体重恢复的影响

新生儿出生后,体重的变化呈现先下降后回升的过程。两组新生儿体重的平均下降率及开始回升的时间均无差别($P > 0.05$)。新生儿出生后8天时,两组体重达到或超过出生时体重的恢复率有差别,猪蹄汤组产妇所生的新生儿其体重的恢复率高于常规饮食组($P < 0.005$)。此结果表明,服用猪蹄汤的产妇,由于泌乳的时间早,乳量多,产妇在术后24小时的泌乳量就已经能满足新生儿的生理需要,因而新生儿的体重恢复快。

3.3 产妇服用猪蹄汤对术后肠功能恢复的影响

剖宫产术后的处理常规是6小时内禁食、禁水,6~12小时只能进食少量的米汤和萝卜汤,以减少肠胀气。试验组术后6小时即开始服用足量的猪蹄汤,这不但能使产妇早泌乳和多泌乳,而且还能使术后产妇提早排气和排便,促进肠功能的恢复,其肛门排气和排便的时间均早于常规饮食组($P < 0.001$)。常规饮食组的部分产妇在术后72小时才开始排气,有5例在术后5天仍未排便,只得使用开塞露通便。由于排气和排便的时间延长,导致进食不足,影响母乳的分泌。

综上所述,猪蹄汤有催乳效果,且无不良作用,可以促进产妇早泌乳和多泌乳,这验证了祖国医学早有的记载。由于泌乳早,乳量多,能促进新生儿体重的尽快恢复,并有助于剖宫产的产妇尽快恢复肠功能,对母婴双方都是有利的,值得推广使用。

参考文献

[1] 李润泉,张卫国,主编. 数学第十二册[M]. 北京:人民教育出版社,1998:48.
[2] 张丽敏,王军,何文娟. 母乳喂养现状综述[J]. 中华护理杂志,1999,34(8):509.
[3] 何明娇,詹美意. 306例产妇产后72h内泌乳量及影响因素分析[J]. 实用护理杂志,1997,13(7):359.
[4] 张丽敏,祝荣坤,迟凤玉,等.早泌乳多泌乳的临床研究[J].中华护理杂志,1996,31(8):441.

·临床试验报告·

心理护理对手术患者治疗的影响

靳志辰

（常德市第一中医院，湖南 常德 415000）

[摘要] **目的**：观察心理护理对手术患者治疗的影响。**方法**：采用交替随机分组方法将221例手术患者分为两组，试验组除进行一般性的生理护理（如治疗护理、操作护理、生活护理等）外，还加强心理护理；对照组只进行一般的生理护理。观察两组患者的依从性、止痛药使用情况和手术切口愈合情况，并对护理工作的满意度进行问卷调查。**结果**：身心护理组手术患者的依从性（遵医率）、手术切口的七天愈合率以及对护理工作的满意度均高于对照的生理护理组，而止痛药的使用率则低于对照组。**结论**：对手术患者加强心理护理能改善患者的依从性，提高疗效，并有助于建立良好的护患关系。在整体护理中应重视心理护理工作。

[关键词] 手术患者；心理护理；治疗效果

手术是外科诊断和治疗的主要手段，不论是治疗性手术还是诊断性手术对患者来说都是一次重大的医学事件，会产生一些消极的心理反应，它会影响手术的进行和效果，并容易引起并发征。为了探讨心理护理对手术患者治疗的影响，特进行了一次临床护理观察，现将结果报告如下。

1 对象与方法

1.1 干预对象

对2008年7—12月期间住院进行腹部外科手术治疗的221例患者，采用按住院先后顺序进行交替随机分组的方法分为两组，进行相互对照。试验组（以下称身心护理组）116例，除进行生理护理如治疗护理、操作护理、生活护理等外，特别加强心理护理。对照组（以下称生理护理组）105例，只进行生理护理。两组病例的非试验因素具有可比性，经均衡性检验没有差别。如性别分布，身心护理组男61人，女55人；生理护理组男58人，女47人。$x^2 = 0.16$，$P > 0.1$。年龄比较，身心护理组的$\bar{x} \pm S$为25.63 ± 6.82岁；生理护理组为26.12 ± 6.43岁。$t = 1.89$，$P > 0.05$。手术类型两组均为腹部外科手术。

1.2 护理方法

1.2.1 生理护理

主要进行治疗护理、操作护理和生活护理等。①治疗护理：执行医嘱，按时给药进行治疗。②疼痛护理：根据疼痛的程度，对难以忍受的疼痛酌情使用药物止痛。③伤口护理：定时观察伤口情况，适时换药，并记录伤口愈合时间。④生活护理：作好每天的饮食、清洁、排泄等护理。⑤依从性观察：手术前后注意观察患者的遵医行为，即观察患者与医生和护士的配合程度，他们是否配合检查诊断，是否接受手术治疗，是否服从医生与护士的安排与指导等。

1.2.2 心理护理

术前患者普遍存在的心理问题是紧张、焦虑、害怕、恐惧；术后主要的心理问题是疼痛和疑虑。根据不同时期的不同心理问题，有针对性地进行心理护理。术前心理护理的重点是减轻焦虑不安，提高对手术的适应性；术后心理护理的重点是减轻疼痛，提高对治疗的配合性。心理护理采用以下方法。①解释疏导：认真倾听患者的诉求，耐心地进行解释，说明手术的必要性和安全性、简略过程以及注意事项等，打消顾虑，消除恐惧。②现身说法：请病友讲述自己手术成功的经历和体验，对即将手术的患者进行劝导，帮助患者克服术前焦虑。③亲友安抚：动员和安排患者的家属、亲友、领导、同事等社会人员进行安慰和鼓励，增强患者战胜疾病的信心。④应对指导：指导患者对不良情绪进行自我调控，以减轻紧张和焦虑。告诉患者分散注意力的方法。如视觉分散法——看电视、看书报等；听觉分散法——听音乐、听故事、聊家常等；触觉分散法——轻按伤口周围皮肤等；空间分散法——散步、观景等。告诉患者进行放松训练，如积极的自我暗示、进行深慢呼吸、意守丹田等静心放松训练。⑤文字宣教：发放有关手术指导的活页资料进行文字心理教育。

1.3 问卷调查

设计调查表，于手术拆线后进行问卷调查，调查对护理工作的满意度。从病室环境、服务态度、和善尽责、交流沟通、应对指导、技术操作、生活照料等方面进行综合评估。

1.4 统计分析

计算频率进行指标描述。进行 x^2 检验以比较差别，$P < 0.05$ 认为差别有统计学意义。

2　结果

2.1　手术患者的依从性

两组腹部手术患者依从性(遵医性)的观察结果,身心护理组患者的遵医率高于生理护理组($P < 0.01$)(表1)。

表1　两组腹部手术患者的依从性比较

组　别	观察人数	遵医人数	遵医率(%)	x^2	P
身心护理组	116	109	93.97	6.78	<0.01
生理护理组	105	87	82.87		

2.2　手术后止痛药的使用率

两组患者手术后止痛药的使用率,身心护理组低于生理护理组($P < 0.05$)(表2)。

表2　两组腹部手术患者术后止痛药的使用率比较

组　别	观察人数	止痛药 使用人数	止痛药 使用率(%)	x^2	P
身心护理组	116	51	43.97	5.02	<0.05
生理护理组	105	62	59.05		

2.3　手术切口的愈合率

两组患者腹部手术7天后切口愈合较好,能按时拆线,其七天愈合率身心护理组高于生理护理组($P = 0.05$)(表3)。

表3　两组腹部手术患者术后切口愈合率的比较

组　别	观察人数	切口七天 愈合人数	愈合率(%)	x^2	P
身心护理组	116	113	97.41	3.84	=0.05
生理护理组	105	96	91.43		

2.4 手术患者对护理工作的满意度

两组患者拆线后进行问卷调查的结果，他们对护理工作的满意率，身心护理组高于生理护理组（$P < 0.001$）（表4）。

表4　两组腹部手术患者对护理工作的满意度比较

组　别	观察人数	护理满意人数	满意率(%)	x^2	P
身心护理组	116	112	96.55	12.68	<0.001
生理护理组	105	86	81.90		

3　讨论

3.1 心理护理有助于改善手术患者的依从性

临床观察结果，加强了心理护理的身心护理组，其遵医率高于生理护理组（$P < 0.01$），这表明心理护理能提高手术患者的依从性。手术是一种有创伤的治疗手段，它会给患者一种强烈的应激性刺激，使患者产生一种严重的消极心理反应。有人对100例即将进行手术的患者进行调查，发现有76%的患者术前有各种不同的心理问题。在手术前患者会因为害怕和担忧手术会引起剧烈的疼痛和不适，会带来痛苦和不良后果，会留下后遗症或发生意外危及生命安全等顾虑，促使患者产生强烈的心理矛盾和心理冲突，引起紧张和不安，产生焦虑和恐惧等心理反应，个别患者还可能发生晕厥和休克。手术后会因为患者不了解手术的效果，加上创伤引起的疼痛与不适以及担心手术的预后等，而产生疑虑、烦燥、悲观等不良心理反应。手术前后的各种不良心理反应，不仅会导致不良的生理反应，如心悸、气促、胸闷、出汗、失眠、血压升高等，而且会促使患者产生不遵医行为，影响手术的进行和效果[1]。对手术患者加强心理护理，有助于提高患者的依从性，使他们能顺心地接受手术治疗，并积极配合医生和护士做好各种治疗护理工作。

3.2 心理护理有助于提高治疗效果

护理观察结果，手术后加强了心理护理的身心护理组，其止痛药的使用率低于生理护理组（$P < 0.05$），这表明心理护理有助于减轻术后的疼痛。另外，手术切口的七天愈合率身心护理组则高于生理护理组（$P = 0.05$），这也表明心理护理

有助于促进术后康复。心理因素特别是情绪因素，对疾病的治疗和护理会产生重要影响。积极的情绪有助于疾病的治疗与康复，因此心理护理在整体护理中占有重要的地位。心理因素如心理紧张等是引起疼痛的原因之一，也是疼痛的影响因素之一。如紧张性头痛、幻觉痛等即是心理因素引起。积极的情绪可减轻疼痛，而消极的情绪可加剧疼痛，故情绪因素对疼痛有着重要的影响。研究表明，人在积极的情绪状态下，体内的吗啡类物质会增加，从而使疼痛得到减轻或缓解。心理效应对疼痛的影响是巨大的。许多临床试验表明，服用安慰剂淀粉片治疗头痛其有效率达60%，1187例心绞痛患者服用淀粉片对疼痛的缓解率达82%，注射生理盐水治疗肌肉疼痛的有效率为80%，注射蒸馏水对手术后的伤口剧痛其有效率也有30%[2]。因此对手术患者热情和善地进行心理护理，主动地进行交流沟通，亲切地进行关爱抚触，可产生良好的心理效应，可使患者消除紧张情绪，减轻思想负担，获得安全感，防止促发手术心身症，如手术神经症等，从而有助于疾病的治疗与康复。

3.3　心理护理有助于建立良好的护患关系

本次问卷调查结果，加强了心理护理的身心护理组，对护理工作的满意度高于生理护理组（$P < 0.001$）。这表明，积极主动地开展心理护理，能极大地促进患者对护士的信任，有助于建立与协调护患关系[3]。护患关系是一种特殊的人际关系，是临床医学中最重要的人际关系。护士与患者的接触比医生更多，充满生气和人情味的护患关系，符合生物—心理—社会医学模式的要求。良好的护患关系，使护士更加亲近患者，使患者更加信任护士，这有助于护患配合，顺利地开展治疗与护理活动；良好的护患关系，可以营造良好的心理氛围和情绪反应，有助于保持和增进护患双方的心理健康，具有心理治疗作用，有益于患者的治疗与康复。

总之，心理护理是整体护理不可缺少的重要内容，心理护理与生理护理同等重要，心理护理伴随着生理护理贯穿于整个护理工作的全过程，两者相互渗透，相互促进，有利于疾病的治疗与康复。对手术患者加强心理护理，有助于改善患者的依从性，有助于提高治疗效果，有助于建立良好的护患关系，在整体护理中应重视心理护理工作。

参考文献

[1] 沈文云.对手术患者开展心理护理的认识[J].护理实践与研究,2008,5(10):105~106.

[2] 罗隆明,张生皆,主编.医学科研学[M].北京:人民卫生出版社,2007:28.

[3] 樊桂莲,等.用健商理念探讨外科住院病人健康教育方法[J].护理实践与研究,2008,5(10):115~117.

无针注射器注射流脑菌苗的接种反应与免疫效果观察

罗隆明

（湖南省常德卫生学校，湖南 常德 415000）

[摘要] 目的：研究无针注射器接种流脑菌苗的安全性与有效性。方法：将200名小学生采用奇偶分组法随机分为两组，每组各100人，采用标准对照形式，试验组使用无针注射器接种流脑菌苗，对照组使用玻璃注射器接种流脑菌苗。两组接种后同时观察接种反应与测量血清抗体。结果：流脑菌苗接种后两组发热（弱、中）的总反应率，无针组为29%和13%，有针组为34%和4%，经 X^2 检验无差别（$P > 0.05$）；两组局部红肿（弱、中）的总反应率，无针组为91%和4%，有针组为84%和13%，经 X^2 检验无差别（$P > 0.1$）。两组在接种前、接种后1个月、4个月3次抗体测定结果，无针组的抗体几何平均滴度分别为17.15、49.87、10.70，有针组分别为16.93、43.07、10.62，经 t 检验均无差别（$P > 0.2$）。结论：无针注射器接种流脑菌苗是安全的，也是有效的，可代替普通注射器进行预防接种。

[关键词] 无针注射器；流脑菌苗；接种反应；免疫效果

中图分类号：R186，R181.3⁺6 文献标识码：A

文章编号：1006 - 3110（2000）05 - 0355 - 01

预防接种是预防传染病最重要、最有效的措施。对于集体人群，由于接种人数多，工作量大，实施时间长，为了加快接种速度，上海医疗器械三厂生产了皮下无针注射器，经过试用确实可提高注射速度，但对接种的安全性与有效性如何，过去没有进行过随机对照研究。为了观察无针注射器接种流脑菌苗的接种反应与免疫效果，1999年12月采用无针注射器与普通玻璃注射器进行了对比试验研究，现将结果报告如下。

1 对象与方法

1.1 试验对象

采用分组法进行试验设计。以常德市某小学6～12岁的200名学生为接种对象（试验样本），采用奇偶随机分组法，将登记号尾数为奇数者列入甲组，为偶数者列入乙组，每组各100人。采用标准对照形式，甲组使用无针注射器接种（下称无针组），乙组使用普通玻璃注射器接种（下称有针组）。

1.2　试验方法

1.2.1　接种器械

皮下无针注射器系上海医疗器械三厂产品，型号为HG710型，其主要技术数据是：①主弹簧压力180 kg，喷头孔径ϕ0.14 mm，容量调节范围0.2～1.0 ml，连续注射速度为600人次/小时，净重（包括装上100 ml菌苗）约为1.85 kg。②普通玻璃注射器为5 ml注射器和新5号针头。

1.2.2　菌苗注射

使用北京生物制品研究所生产的冻干A群脑膜炎球菌多糖菌苗（批号为990215），用所附缓冲生理盐水稀释后，左上臂外侧三角肌附着处消毒后，分别使用皮下无针注射器和普通玻璃注射器对两组每人皮下注射50 μg/0.5 ml。

1.2.3　接种反应观察

菌苗接种后于6、24和48小时测量体温并观察局部红肿反应。

1.2.4　血清抗体测定

于接种前、接种后1个月和4个月对两组学生随机各抽取50名静脉血，采用间接血凝试验法测定血清抗体。

1.3　统计分析

1.3.1　指标描述

计算反应率P和抗体几何均数G；

1.3.2　差别检验

进行x^2检验和t检验。$P<0.05$认为差别有统计学意义。

2　结果

2.1　接种反应观察

流脑菌苗接种后，无针组和有针组均未出现全身发热和局部红肿的强反应。表1可见，两组发热的总反应（弱、中）发生率（总反应是指三次观察中发生过某种反应的合计人数，但非人次。如：某人观察3次均是中反应，亦只统计为1人），差别无统计学意义（$x^2=5.29$，$P>0.05$）；两组局部红肿的总反应（弱、中）

发生率差别亦无统计学意义($x^2 = 0.48$，$P > 0.1$)。

表1　两种注射器械接种流脑菌苗后的接种反应人数及发生率(%)

| 组别 | 观察时间(h) | 全身发热反应(腋温℃) | | | 局部红肿反应(直径 cm) | | |
		无反应(≤37)	弱反应(37.1～37.5)	中反应(37.6～38.5)	无反应(0.0)	弱反应(≤2.5)	中反应(2.6～5.0)
无针组(n=100)	6	70(70.0)	22(22.0)	8(8.0)	20(20.0)	79(79.0)	1(1.0)
	24	78(78.0)	15(15.0)	7(7.0)	7(7.0)	90(90.0)	3(3.0)
	48	98(98.0)	2(2.0)	0(0.0)	56(56.0)	44(44.0)	0(0.0)
	总反应	58(58.0)	29(29.0)	13(13.0)	5(5.0)	91(91.0)	4(4.0)
有针组(n=100)	6	69(69.0)	30(30.0)	1(1.0)	27(27.0)	72(72.0)	1(1.0)
	24	90(90.0)	7(7.0)	3(3.0)	8(8.0)	79(79.0)	13(13.0)
	48	97(97.0)	3(3.0)	0(0.0)	73(73.0)	26(26.0)	1(1.0)
	总反应	62(62.0)	34(34.0)	4(4.0)	3(3.0)	84(84.0)	13(13.0)

2.2　血清抗体测定

表2可见两组学生接种前、接种后1个月和4个月的抗体滴度几何均数差别均无统计学意义(t 值依次为0.08、1.03和0.06，P 均 >0.2)。

表2　两种注射器械接种流脑菌苗其前后血清抗体不同效价的人数

组别	测定时间	<1:4	1:4	1:8	1:16	1:32	1:64	1:128	1:256	G±S(1:)
无针组(n=50)	接种前	3	1	10	16	15	4	1		17.15±2.43
	接种后1月	0	0	0	4	19	18	9	0	49.87±1.83
	接种后4月	0	4	29	10	6	1	0		10.70±1.84
有针组(n=50)	接种前	4	1	12	14	10	5	2	1	16.93±2.9
	接种后1月	2	0	1	2	21	15	6	2	43.07±2.53
	接种后4月	1	7	22	11	6	2	0	0	10.62±2.11

3　讨论

3.1　无针注射器接种的安全性

流脑菌苗接种后的全身发热反应率其发生趋势，无针组的弱反应和中反应均以6小时为高，24小时后开始下降，48小时最低。有针组的发生趋势基本上与无针组一致。两组接种后发热的总反应率无差别。接种后的局部红肿反应率其发生趋势两组一致，即6小时的发生率较低，24小时的发生率最高，48小时后下降。两组接种后的红肿总反应率无差别。结果表明，无针注射器接种流脑菌苗后未出现强反应，弱、中反应的时间也比较短暂，其反应情况与普通注射器无差别，因此是安全的。

3.2 无针注射器接种的有效性

两种不同注射器接种流脑菌苗，接种前其抗体效价无差别。接种后1个月，两组的抗体水平均有升高，但抗体的平均水平没有差别。接种后4个月，两组的抗体水平均有下降，但抗体的平均水平没有差别。抗体测定的结果表明，无针注射器接种流脑菌苗后的免疫学效果是有效的。

本研究表明，无针注射器接种流脑菌苗是安全有效的，且接种快速，因而可以代替普通注射器在集体人群中开展大规模的预防接种工作。

（收稿日期：2000 – 06 – 12）

（引自《实用预防医学》2000年第5期）

第四节 试验报告写作的讨论

一、临床试验报告例文写作格式与内容的提问讨论与讲评

（讨论方案——猪蹄汤对产妇泌乳量影响的临床试验方案）

（讨论论文——猪蹄汤对产妇泌乳量的影响）

1. 该论文的哪些内容与设计方案基本相同？

2. 论文与方案各使用的是什么标题序号？两种序号的使用有哪些共同要求？有哪些区别？

3. 需在期刊杂志上发表的论文一般要求控制在多少字以内？该论文的三大部分各包括了哪些写作项目？

4. 拟定文题有哪些要求？文题一般不超过多少字？说出该文题中的试验三要素。

5. 摘要有哪几种类型？写结构式摘要有哪些要求？摘要一般要求控制在多少字以内？写论文时是先写摘要还是先写正文？该论文的摘要属于哪种类型？写了哪4项内容？

6. 关键词有哪几种选词途径？标引关键词有哪些要求？一般要求标引几个？该文的关键词来自何处？

7. 该正文中何处昭示了研究背景和缘由、研究目的与意义、研究内容与方法？哪句话体现了选题的新颖性？分别念出背景、缘由、目的、方法和体现新颖性的文句。论文的"前言"部分应写哪些内容？写前言有哪些要求？前言一般要求控制在多少字以内？

8. 论文正文主体部分的三段式结构是哪三段？临床试验的"方法"部分可写哪些内容？撰写"方法"有哪些要求？该正文中的"材料与方法"部分采用的是什么大标题？写了哪几个小项目（小标题）？

9. 该正文中哪几个小标题写明了试验的三个基本要素？并说出这些要素。

10. 该正文中写明的受试对象是什么？所需样本用了多少时间才全部到位？

11. 该正文中何处写明了实验的三大原则？说明实验三原则的具体内容。

12. 该正文中写明的处理因素是什么？是如何处理的（操作的）？处理了多长时间？

13. 该正文中所采用的效应指标有哪些？这些指标是如何测量或观察的？

14. 论文中的"结果"部分可写哪些内容？撰写"结果"有哪些要求？该正文展示了哪几个方面的结果？

15. 论文中的图表描述使用的是什么表？此种表的结构由哪 4 部分构成？此种表的基本线条和附加线条各有哪些？

16. 说出文中表 2 的线条和标目的名称。

17. 论文中的"讨论"部分可写哪些内容？撰写"讨论"有哪些要求？该正文中讨论的内容与陈述的结果以及效应指标三者之间有什么关联？

18. 论文中如作"结论"可写哪些内容？撰写"结论"有哪些要求？结论一般要求控制在多少字以内？该文的结论写在何处？使用了什么提示语？作出了几点结论？请念出这些结论。

19. 论文中参考文献的著录格式有哪 7 项？著录参考文献有哪些要求？

20. 参考文献的"三引三不引"各指的是什么？在该文中与参考文献序号相对应的角码标注在正文中的何页何行？各属于论文的哪一部分写作项目？

二、试验报告模写练习的提问讨论与模写提示（作业 2 讨论）

1. 该资料从科研方法角度看属于哪种类型的研究？（实验研究、调查研究、资料分析或经验总结）。从研究目的或从统计分析目的的角度看属于什么性质的研究？（描述性研究、比较性研究、相关性研究）。该资料所表达的研究三要素是什么？（处理因素、调查因素或项目、资料分析因素或项目；受试对象、调查对象、资料分析对象；效应指标、调查指标、资料分析指标。）根据研究类型和研究目的综合考虑，你确定的论文题目是什么？你在文题中体现了研究三要素中的哪些要素？

2. 根据资料提供的信息，在"前言"中如何阐明研究背景和缘由、研究目的和意义、研究内容和方法？

3. 在撰写"材料与方法"时，你将拟定怎样的大标题？如此拟定的依据是什么？根据科研实施的需要，你将拟定哪几个小标题陈述其内容？

4. 撰写"对象"时，你将叙述哪些方面的内容？请根据提供的资料具体说明这些内容。（试验对象类别、病例入选标准与排除标准、试验三大原则——样本数量、随机方法、对照形式、均衡性检验；调查对象类别、对象入选标准、调查时间、抽样方法、样本数量；资料名称、资料来源、资料生成时间、抽样方法、样本数量、病例简介等。）

5. 撰写"方法"时，你将根据不同的研究类型介绍哪些方法？（护理方法、检测方法；调查方法——问卷设计、问卷项目或内容、问卷的具体操作方法；资料分析方法、分析项目、分析操作步骤等。）

6. 撰写"统计分析方法"时，你应首先判定的资料是什么类型的资料？（定量资料、定性资料还是等级资料）。你根据资料的类型将介绍哪些统计分析方法？（主要介绍采用的统计推断方法——差别检验或相关检验；以描述性分析为主的数据资料，则介绍统计描述指标——定量描述指标、定性描述指标或相关描述指标。）

7. 撰写"结果"时，你将拟定哪几个小标题报告结果？（根据资料的类别特征分类拟定小标题，拟定小标题时可参考表题的内涵。）

8. 在结果中对统计数据你将采用什么表格进行图表描述？对提供资料中的数据采用了哪几种描述指标？各指标表达的意义是什么？（定量描述指标、定性描述指标）。对统计推断结果所得的 P 值如何进行解释？即可作出何种统计结论和专业结论？

9. 统计分析、统计结论与讨论分析、讨论结论有什么区别？在"结果"中可写哪方面的内容而不能写哪方面的内容？

10. 撰写"讨论"时，你依据什么进行讨论？你将拟定哪几个小标题进行分题讨论？

11. 该文的"结论"应写在何处？是否需要单列标题？是否需要单独成段？可采用什么提示语？你依据什么作出结论？说出你作出的结论。

12. 你准备在论文的何处引用参考文献？说出参考文献"三引三不引"各指的是什么？主要在何处引用参考文献？

13. 撰写论文是先写摘要还是先写正文？你准备写哪种类型的摘要？简述你写的摘要内容。

14. 说出你标引的 3 个关键词，并说出这些词来自何处？

15. 你认为写好论文最重要的步骤是什么？

（确定文题、准备资料、拟定提纲、写作初稿、修改定稿。）

看资料　写论文——试验报告模写练习（作业2）

某医院外科护士为了探讨心理护理干预对胃癌术后患者身心康复的影响，对2007年5月～2010年5月胃癌根治术患者进行了一次临床护理观察，其结果见下表。根据提供的数据资料，撰写一篇3000字左右的临床试验论文。（模写可参考本书所附论文《心理护理对手术患者治疗的影响》）。

表1　两组胃癌术后患者焦虑评分的比较（$\bar{x} \pm S$，分）

组　别	观察人数	干预前	干预后	减少值
心理干预组	86	43.56 ± 6.31	36.54 ± 4.73	7.12 ± 1.42
常规护理组	50	43.26 ± 6.74	41.36 ± 4.93	1.90 ± 0.43
		$t = 0.26 \quad P > 0.1$	$t = 5.57 \quad P < 0.001$	$t = 31.68, \ P < 0.001$

表2　两组胃癌术后患者抑郁评分的比较（$\bar{x} \pm S$，分）

组　别	观察人数	干预前	干预后	减少值
心理干预组	86	42.13 ± 4.27	35.42 ± 4.17	6.69 ± 1.69
常规护理组	50	42.01 ± 3.75	39.43 ± 4.08	2.58 ± 0.74
		$t = 0.17 \quad P > 0.1$	$t = 5.48 \quad P < 0.001$	$t = 19.56 \quad P < 0.001$

表3　两组胃癌术后患者疼痛评分的比较（$\bar{x} \pm S$，分）

组　别	观察人数	干预前	干预后	减少值
心理干预组	86	5.34 ± 1.02	3.56 ± 0.92	1.78 ± 0.68
常规护理组	50	5.40 ± 1.04	5.03 ± 0.96	0.37 ± 0.08
		$t = 0.33 \quad P > 0.1$	$t = 8.75 \quad P < 0.001$	$t = 19.05 \quad P < 0.001$

表4　两组胃癌术后患者睡眠时间的比较（$\bar{x} \pm S$，h）

组　别	观察人数	干预前	干预后	增加值
心理干预组	86	6.12 ± 1.36	8.21 ± 2.15	2.09 ± 0.52
常规护理组	50	6.14 ± 1.16	6.36 ± 1.54	0.22 ± 0.05
		$t = 0.09 \quad P > 0.1$	$t = 5.81 \quad P < 0.001$	$t = 33.08 \quad P < 0.001$

第五节　原著——调查报告的写作格式

一、调查概述

调查是无干预地观察。根据调查时间方向的不同，调查可分为 3 种，即现况调查（又称横断面调查，包括抽样调查、普查。最常用的是抽样调查）、病例对照调查（属于回顾性调查）、队列调查（属于前瞻性调查）。调查可进行描述性研究（描述频数的分布特征）、比较性研究（比较差别）、相关性研究（寻找关系），同实验研究一样，调查研究也是一种重要的循证研究方法，调查比实验应用更为广泛。用原始调查资料写成的论文称为调查报告，属狭义论文——原著的范畴。

二、写作格式

调查报告的写作格式基本上同实验报告，亦是 3 部 10 项。10 个写作项目中，只是将"材料与方法"改为"调查对象与方法"。现重点对现况抽样调查正文部分的写作格式与内容简述如下。

（一）前置部分

1. 文题；

2. 作者；

3. 摘要（结构式摘要，200 字左右）；

4. 关键词；

5. 英文摘要。

（二）正文部分

1. 前言（200 字左右）

①调查背景与缘由。

②调查目的与意义。

③调查内容与方法等；并说明调查的起止时间、地点等。

2. 调查对象与方法

调查对象与方法、结果、讨论三大主体部分共 2500 字左右。

（1）调查对象

①对象来源：说明调查对象来自何时何单位的患者或社区人群，是否取得被调查者的知情同意。

②对象入选标准与排除标准。

③抽样方法与样本数量　抽样调查说明采用的何种随机抽样方法或何种非随机抽样方法，样本数量是多少。

（2）调查方法

①调查类别：说明该调查是属于横断面调查（现况调查——抽样调查或普查）、回顾性调查（病例对照调查）还是前瞻性调查（队列调查）。

②调查工具：说明调查工具是采用专家制定的公用的标准测量量表，还是自行设计的调查表（问卷）。如果系自行设计的调查表，应对调查表进行效度考评与信度考评，了解正确有效和稳定可信的程度。

③调查内容或项目：概述调查的主要内容和调查项目。

④问卷方法：说明是自填问卷还是访谈问卷，资料验收方法等。

⑤检测方法：说明临床检查、实验室检查、影像检查或其他检测方法。

（3）统计分析方法

说明进行何种目的的分析（描述性分析、比较性分析、相关性分析），采用何种统计描述指标或假设检验方法等。

3. 结果

抽样调查的应答率（问卷回收率）应达到90%以上。

①获得的数据；

②取得的图像；

③观察到的现象等。

4. 讨论

（1）结果讨论

①分析解释；

②文献比较。

（2）相关讨论

①评价意义；

②相应措施。

（3）问题讨论

①指出问题；

②提出建议。

（4）作出结论或写出结语，结论200字左右。

（三）后置部分

参考文献。

附录　调查报告实例论文1篇

心内科住院患者失眠的现况调查（描述性分析）

·现况调查报告·

心内科住院患者失眠的现况调查

莫 习

（常陵职业技术学院，湖南 常陵 415000）

[摘 要] **目的**：了解住院患者的失眠状况和影响因素，为有针对性地采取护理措施提供依据。**方法**：采用方便抽样法对 109 例住院患者的失眠状况及影响因素进行问卷调查。**结果**：心内科住院患者的失眠率为 64%，主要表现为不能熟睡、入睡困难、觉醒过早、睡时缩短。有轻度失眠者占 74%，中重度失眠者占 26%。影响睡眠的因素主要为环境因素，占 53%；其次为疾病因素，占 30%；其他还有药物等因素。**结论**：患者住院后失眠的发生率较高，环境、疾病、药物等因素影响睡眠。应有针对性地采取个体化护理措施，减少失眠，促进康复。

[关键词] 住院患者；失眠；护理

失眠是最常见的睡眠障碍，是导致疾病和影响疾病的重要因素。为了了解住院患者的失眠状况，寻找引起失眠的相关因素，探讨减少失眠的护理措施，更好地促进疾病康复，特对心内科的住院患者进行了一次现况调查，现将结果报告如下。

1 调查对象与方法

1.1 调查对象

采用方便抽样法，对 2001 年 4—10 月间入住医院心内科的患者进行调查。病例入选标准：①入院前睡眠基本正常；②30 岁以上有中等以上文化程度；③工作稳定、生活安定；④智力正常、情绪稳定、人格健全、人际关系良好。通过筛选，共得有效样本 109 例。

1.2 调查方法

采用问卷调查法，参考有关文献自行设计问卷[1]，调查内容包括 4 部分。①患者个人的一般情况：如性别、年龄、文化程度、疾病类型等。②失眠类型：按下列标准诊断，分为 4 型。入睡困难：从上床到入睡超过 1 小时；不能熟睡：有轻微声响等刺激便醒，一夜超过 2 次；觉醒过早：早晨觉醒时间比正常提前 2 小时以上；睡时缩短：一夜熟睡时间少于 5 小时[2]。③失眠程度：采用量化评分法，将 7 项内容(入睡时间、中途觉醒、熟睡感、总睡眠时间、起床时感觉、白天感觉、白天睡眠情况)进行评分，每项分值为正负各 3 分，总分为负分者诊断为有失眠。≤ -7 分为轻度失眠，-8 ~ -14 分为中度失眠，≥ -15 分为重度失眠。④睡眠的影响因素：采用固定选答法，拟定 15 个影响睡眠的因素，由患者划"√"作答。

调查时间在入院后 2 ~ 3 天进行。因为有关研究指出，患者入院后第 3 天其失眠发生率最高，1 周后因适应了环境，失眠有所好转[3]。调查在取得患者知情同意后由本人填写问卷。调查后的评分由专人统一评定。

1.3 统计分析方法

进行描述性分析，计算相对数率和构成比，进行定性描述。

2 结果

2.1 患者一般情况

调查的 109 例患者，男 86 例，女 23 例；平均年龄为 (57 ± 12) 岁($36 ~ 68$ 岁)。患者病型包括冠心病 57 例，高血压 41 例，高脂血症 11 例。

2.2 失眠发生率

调查心内科 109 名患者，有 70 例发生失眠，失眠率为 64%。

2.3 失眠类型及程度

患者失眠类型与程度的调查结果见表1、表2。

表 1 心内科患者失眠的类型

失眠类型	发生人数	百分比(%)
不能熟睡	33	47
入睡困难	16	23
觉醒过早	12	17
睡时缩短	9	13
合 计	70	100

表 2 心内科患者失眠的程度

失眠类型	发生人数	百分比(%)
轻度失眠	52	74
中度失眠	13	19
重度失眠	5	7
合 计	70	100

2.4　睡眠的影响因素

调查结果显示，影响睡眠最常见的因素是环境因素，占 53%；其次是疾病因素，占 30%；此外还有药物等因素（表 3）。

表 3　影响心内科患者睡眠的主要因素

影响因素	回答人数	百分比（%）
环境噪声	23	33
环境改变	14	20
疾病困扰	11	16
对病担忧	10	14
药物不适	7	10
其他（气候、饮食、经济等）	5	7
合　计	70	100

3　讨论

3.1　失眠现况

调查表明，心内科住院患者失眠的发生率较高，达 64%，主要表现为不能熟睡者占 47%，其次为入睡困难、觉醒过早、睡时缩短。其中轻度失眠者比例最大，占 74%，中度和重度失眠者占 26%。因住院治疗导致失眠是一个应重视的护理问题。失眠会影响心脑血管病患者的治疗和康复，甚至导致意外的发生。因为失眠不仅会使患者感到疲乏无力，头昏头痛，而且还会产生焦虑、恐惧等不良情绪，促使交感神经—肾上腺系统分泌更多的肾上腺素和去甲肾上腺素，从而加重原有的心脑血管病。有人报道 1 例 14 岁男孩被一较大声音惊醒后，发生了致命的室上性心律失常[4]。

3.2　影响因素

3.2.1　环境噪声

影响睡眠从而导致失眠的因素很多。调查显示，环境噪声列影响因素的第 1 位，占 33%。究其原因，医院噪声来自病室内外环境、医护人员以及同室患者等的说话、走路、娱乐、诊疗操作等。如 1 例患者对氧气湿化瓶的声音异常敏感，不能入睡。

3.2.2 环境改变

患者住院后，离开了熟悉的常年居住的家庭环境，来到了陌生的医院的病室环境，环境的不适应，生活的不习惯，易引起失眠。就像许多旅游者到了旅游地引起失眠一样，有的还发生一些水土不服的问题，如腹痛、腹泻等。

3.2.3 疾病困扰

住院患者多数病情较重，时有夜间发作，影响睡眠。如 8 例冠心病患者，常在夜间发作心绞痛；3 例高血压患者，夜间出现头痛、头晕、胸闷、恶心等症状，这些都严重影响睡眠。失眠程度与病情轻重密切相关。18 例严重失眠者，多为不稳定心绞痛、急性心肌梗死，中重型高血压患者。

3.2.4 对病担忧

由于病情严重，对治疗缺乏信心，过分担心疾病的后果，甚至想到死亡。担心今后的工作、生活和前途，担心经济的承受能力，还担心一些检查和治疗会对身体造成损伤，常因焦虑和恐惧而影响睡眠。

3.2.5 药物不适

各种药物都可能产生多种不良反应，其中之一就是导致失眠[5]。本次调查中有 5 例冠心病患者、2 例高血压患者，在使用 β 受体阻滞剂后发生失眠，且失眠程度随着药物剂量的增加而加重，停药后失眠逐渐消失。

3.3 护理对策

3.3.1 创造良好环境

环境因素对睡眠影响最大，因此为患者创造一个安全、安静、舒适的住院环境至关重要。应采取措施防止噪声，保持安静。如禁止病室内外高声喧哗；医护人员说话、走路、操作做到轻声；到了就寝时间按时熄灯；停止电视等各种娱乐活动；对失眠较重者采用屏风与他人相隔等。本组有 5 例患者通过屏风而使睡眠得到了明显改善。

3.3.2 加强心理护理

改变患者的心态是治疗失眠的重要措施。通过心理健康教育，使患者正确认识失眠，并树立战胜失眠的信心。关心体贴患者，多与其交流沟通，掌握患者的心理状态，有针对性地进行心理疏导，给予心理支持，并尽可能地满足患者的合理需求。本组有 10 例患者由于过分担忧而出现紧张、焦虑、抑郁等不良情绪，通过心理疏导与心理支持，使失眠得到缓解。有 3 例经济负担重的患者，采取了亲情服务、换位思考，使失眠得到了改善。

3.3.3 加强药物观察

对影响睡眠的药物，护士应熟悉其不良反应，建议医生避免晚间服用，并向患者做好宣教工作。如果观察到了某种药物严重影响睡眠，应建议医生停药或改用其他药物。

3.3.4 做好睡前准备

及时准确地做好有关失眠的护理诊断，找出影响睡眠的主要因素，有针对性地进行个体化护理干预，协助患者按时入睡，按时觉醒。对一般患者可指导睡前洗漱、洗澡、喝牛奶、进行松弛训练、采取舒适的睡眠姿势等，使患者能较快地进入睡眠状态。对疾病本身引起的失眠，如夜间发作心绞痛，则在睡前给予防止心绞痛发作的药物并吸氧等处理。对夜间出现头痛的高血压患者睡前给服止痛药等。对失眠严重者，适当地给予催眠药以帮助睡眠。

综上所述，心内科住院患者的失眠发生较多，环境、疾病、药物等因素影响睡眠。有针对性地采取个性化护理措施，可减少失眠，促进疾病康复。

参考文献

[1] 库宝善,庄鸿娟.失眠与睡眠[M].北京：中国协和医科大学北京医科大学联合出版社,1993：160.

[2] 徐归燕，计惠民.失眠患者的护理[J].国外医学护理学分册,1994,13(3)：103.

[3] 蒋万冰.日本对睡眠障碍的预防和护理[J].国外医学护理分册,1999,18(7)：304.

[4] 曲秀芬，刘莹.睡眠与心血管疾病的关系[J].国外医学心血管疾病分册,2000,27(1)：25.

[5] 胡家琛，潘耀东.失眠症的诊治及护理[J].国外医学护理学分册,1998,17(3)：109.

第六节 调查报告写作的讨论

调查报告模写练习的提问讨论与模写提示(作业3讨论)

1. 该资料从科研方法角度看属于哪种类型的研究？（实验研究、调查研究、资料分析或经验总结）。从研究目的或从统计分析目的的角度看属于什么性质的研究？（描述性研究、比较性研究、相关性研究）。该资料所表达的研究三要素是什么？（处理因素、调查因素或项目、资料分析因素或项目；受试对象、调查对象、资料分析对象；效应指标、调查指标、资料分析指标。)根据研究类型和研究目的综合考虑，你确定的论文题目是什么？你在文题中体现了研究三要素中的哪些要素？

2. 根据资料提供的信息，在"前言"中如何阐明研究背景和缘由、研究目的和意义、研究内容和方法？

3. 在撰写"材料与方法"时，你将拟定怎样的大标题？如此拟定的依据是什么？根据科研实施的需要，你将拟定哪几个小标题陈述其内容？

4. 撰写"对象"时，你将介绍哪些方面的内容？请根据提供的资料具体说明这些内容。（试验对象类别、病例入选标准与排除标准、试验三大原则——样本数量、随机方法、对照形式、均衡性检验；调查对象类别、对象入选标准、调查时间、抽样方法、样本数量；资料名称、资料来源、资料生成时间、抽样方法、样本数量、病例简介等。）

5. 撰写"方法"时，你将根据不同的研究类型介绍哪些方法？（护理方法、检测方法；调查方法——问卷设计、问卷项目或内容、问卷的具体操作方法；资料分析方法、分析项目、分析操作步骤等。）

6. 撰写"统计分析方法"时，你应首先判定资料是什么类型的资料？（定量资料、定性资料还是等级资料）。你根据资料的类型将介绍哪些统计分析方法？（主要介绍采用的统计推断方法——差别检验或相关检验；以描述性分析为主的数据资料，则介绍统计描述指标——定量描述指标、定性描述指标或相关描述指标。）

7. 撰写"结果"时，你将拟定哪几个小标题报告结果？（根据资料的类别特征分类拟定小标题，拟定小标题时可参考表题的内涵。）

8. 在结果中对统计数据你将采用什么表格进行图表描述？对资料中提供的数据采用了哪几种描述指标？各指标表达的意义是什么？（定量描述指标、定性描述指标）。对统计推断结果所得的 P 值如何进行解释？即可作出何种统计结论和专业结论？

9. 统计分析、统计结论与讨论分析、讨论结论有什么区别？在"结果"中可写哪方面的内容而不能写哪方面的内容？

10. 撰写"讨论"时，你依据什么进行讨论？你将拟定哪几个小标题进行分题讨论？

11. 该文的"结论"应写在何处？是否需要单列标题？是否需要单独成段？可采用什么提示语？你依据什么作出结论？说出你写出的结论。

12. 你准备在论文的何处引用参考文献？说出参考文献"三引三不引"各指的是什么？主要在何处引用参考文献？

13. 撰写论文是先写摘要还是先写正文？你准备写哪种类型的摘要？简述你写的摘要内容。

14、说出你标引的 3 个关键词，并说出这些词来自何处？

15. 你认为写好论文最重要的步骤是什么？

（确定文题、准备资料、拟定提纲、写作初稿、修改定稿）

看资料写论文——调查报告模写练习（作业 3）

某医院骨科护士为了了解骨科手术后患者的失眠情况及失眠原因，对 2007 年 12 月—2009 年 5 月的住院患者进行了一次问卷调查，其结果如下。根据提供的数据资料，撰写一篇 3000 字左右的调查研究论文。（模写可参考本书所附论文

《心内科住院患者失眠的现况调查》)。

患者一般情况：调查 186 例骨科术后患者，其中男 102 例，女 84 例，中位数年龄为 57 岁(14 ~ 95 岁)。患者病种：上肢骨折 17 例，下肢骨折 110 例，颈椎疾病 28 例，腰椎疾病 22 例，骨盆骨折 9 例。

术后失眠率：186 例骨科患者，有 165 例患者自诉术后存在失眠或失眠加重，术后失眠率为 88.7%

表 1　骨科患者手术前后睡眠时间的比较(h)

睡眠时间	n	$\bar{x}$	S	t	P
手术前	186	8.46	2.14	12.56	<0.001
手术后	186	6.03	1.54		

表 2　165 例骨科术后患者失眠的原因

失眠原因		人数	%
疼痛		122	73.9
体位不适		101	61.2
身体不适		81	49.1
其中	便秘	33	20.0
	导尿管不适	28	17.0
	腹　胀	20	12.1
心理因素		61	36.9
其中	担心预后	53	32.1
	担心费用	8	4.8
环境因素		41	24.8
其中	患者打扰	18	10.9
	查房打扰	16	9.7
	床不习惯	7	4.2

第七节　原著——资料分析的写作格式

一、资料分析概述

(一)常规资料

资料分析也称常规资料分析，是对现存的常规资料进行分析。常规资料是日常工作中积累的普通资料。在医疗卫生工作中的常规资料有：①医院的住院病历；②各种统计报表：如传染病报表、地方病报表、职业病报表、食物中毒报表、肿瘤报表、心脑血管病报表、医院诊疗报表等。同实验研究、调查研究一样，资料分析也是一种循证研究方法，特别是荟萃分析——采用 Meta 分析方法对同类文献进行汇总分析，其证据的级别较高。病例分析、病例报告、病理讨论或临床经验总结也有一定的证据价值。资料分析大多进行描述性分析，也可进行比较性分析或相关性分析。

（二）资料分析论文

分析现存常规资料写成的论文称为资料分析，属狭义的论文——原著的范畴。资料分析使用最多的常规资料是医院的住院病历。常见的文种有以下 4 类：①常规资料分析；②病例分析，包括医疗病例分析、护理病例分析；③病例报告，包括医疗病例报告、误诊病例报告、中医医案医话、个案护理报告；④病理讨论，包括病例讨论。资料分析的写作格式可参照实验报告的写作格式，其中病例分析可类同于实验报告的写作格式，而病例报告的正文部分，其写作项目则与实验报告有很大的不同。现介绍护理病例分析的写作格式与写作内容。

二、护理病例分析写作的标准格式

护理病例分析属于资料分析的范畴，它是对大量（大样本，几十例或几百例，一般 100 例以上）的临床病历资料进行分析，以期获得有价值的信息，总结与积累临床经验，为以后的临床实践提供有意义的借鉴与参考。医生写医疗病例分析的目的主要是总结疾病的发病因素、流行特点、临床表现、诊断方法、治疗方法、治疗效果、预防效果、疾病转归等。护士写护理病例分析的目的主要是总结疾病的护理诊断、护理方法、护理效果等。护理病例分析写作的标准格式基本上同实验报告，亦是 3 部 10 项。10 个写作项目中，只是将"材料与方法"改为"资料与方法"。

（一）前置部分

1. 文题；

2. 作者；

3. 摘要（结构式摘要，200 字左右）；

4. 关键词；

5. 英文摘要。

（二）正文部分

1. 前言（200 字左右）

①分析的背景与缘由；

②分析的目的与意义；

③分析的内容与方法。

2. 资料与方法

资料与方法、结果、讨论三大主体部分共 2500 字左右。

（1）常规资料来源或病例来源

①现存病历的生成时间与单位；

②病历的抽样方法（随机抽样或非随机抽样）；

③病例数量（样本大小）等。

（2）资料分析方法与内容

回顾性病例分析，即查阅现存的住院病历资料进行分析，可分析如下内容或项目。

①患者一般情况：传染病还可分析流行病学资料。

②症状体征：即护理诊断应考虑的一些护理问题。

③医学检查：包括实验室检查、影像检查等。

④护理措施及效果：如治疗护理、观察护理、生活护理、消毒隔离、心理护理、健康教育等。

⑤转归等。

前瞻性病例分析，首先需要进行临床观察设计，再按设计的观察项目有计划地进行记录并搜集住院病历，然后进行病例分析。前瞻性病例分析比回顾性病例分析更为全面、准确、完整。

（3）统计分析方法

主要进行描述性分析，也可进行比较性分析或相关性分析。

3. 结果

（1）患者一般情况：叙述分析的总例数、患者特征情况（性别、年龄、职业、病种或病型等分布特点）、流行病学资料（接触史、潜伏期、流行环节、三间分布特点、聚集性等）。

（2）症状体征：各种临床表现的发生例数与发生率。

（3）医学检查结果：实验室检查、影像检查等的检查项目及检查结果。

（4）护理措施及效果：综合性护理措施的采用情况（护理诊断或护理问题、护理措施的类别、护理实施或护理操作方法、护理效果等）。

4. 讨论

（1）突出的护理问题（护理诊断）。

（2）主要的护理措施。

（3）护理效果评价。

（4）护理体会或护理经验教训。

（5）结论或结语，200 字左右。

（三）后置部分

参考文献。

三、护理病例分析写作的非标准格式

护理病例分析的写作在护理杂志上也有采用以下通行格式者。通行的比较规范的写作格式也是 3 部 10 项。其前置与后置部分同规范标准的实验报告写作格式，正文部分采用的是非标准格式，常写作以下 4 项，即前言、临床资料、护理、讨论（小结或体会）。

（一）前置部分

1. 文题；

2. 作者；

3. 摘要（概述性摘要，200 字左右）；

4. 关键词；

5. 英文摘要。

（二）正文部分

1. 前言（200 字左右）

2. 临床资料（500 字左右）

一般情况、症状体征、医学检查——实验室检查与影像学检查、治疗原则与转归、或治疗方法与结果、或手术方法与效果、或手术方法简介等。

3. 护理（2000 字左右）

此部分是论文重点，包括治疗护理——医嘱护理、对症护理；观察护理——病情观察、重症监护；生活护理——饮食护理、排泄护理、清洁护理；消毒隔离；心理护理、健康教育等。或术前护理、术中配合、术后护理等。

出院指导或家庭康复指导或出院健康教育——此项内容可写，也可不写。如果写可单列一级标题写，也可不单列一级标题而并入"护理"项中写作。

4. 讨论、或小结、或体会（200 字左右）。

（三）后置部分

参考文献。

学生毕业论文与医卫工作者的晋升论文要求撰写实验报告、调查报告、资料分析（病例分析等）类论文。毕业论文写作中的问题可阅读附录中的实例论文《专科护生毕业论文与答辩质量的状况分析》。

附录　资料分析实例论文 6 篇

1. 85 例严重急性呼吸综合征患者的护理(描述性分析,标准格式,见毕业论文)

2. 急性心肌梗死 84 例急诊护理体会(描述性分析,非标准格式)

3. 外科重症监护病房医院感染的临床分析(描述性分析与比较性分析)

4. 导尿管因素与尿路感染的相关分析(相关性分析)

5. 专科护生毕业论文与答辩质量的状况分析(描述性分析)

6. 专科护生个案护理报告的评审分析(描述性分析)

常德职业技术学院

毕 业 论 文

文　　题　<u>85 例严重急性呼吸综合征患者的护理</u>

姓　　名　<u>　　　莫　　芳　　　</u>

系　　部　<u>　　　护 理 系　　　</u>

班　　级　<u>　　大护 09-1 班　　</u>

学　　号　<u>　　　　18　　　　　</u>

指导教师姓名　<u>　　　戴　　姣　　　</u>

常德职业技术学院毕业论文任务书

学生姓名　<u>莫　芳</u>　　专业班次　<u>护理 09 - 1 班</u>　　学历层次　<u>专科</u>

毕业论文题目：85 例严重急性呼吸综合征患者的护理

课题来源（划√）：自选课题（√）其他（具体说明）

课题类型（划√）：实验研究（　）调查研究（　）资料分析（√）经验总结（　）

论文起止时间：2009 年 7 月 1 日至 2010 年 3 月 10 日

论文内容提要（研究背景与缘由、研究目的与意义、研究内容与方法、研究步骤与进度）

一、研究背景与缘由

非典型肺炎（SARS）是 2002 年 11 月在我国首先发现的一种烈性传染病，传染性极强，病死率较高。人们对此病缺乏认识，在护理方面缺乏理论指导和实践经验，因此很有必要对首批病例进行临床研究。

二、研究目的与意义

了解 SARS 的症状体征即护理问题，总结临床护理经验，为以后对 SARS 的有效护理与救治提供参考。

三、研究内容与方法

采用回顾性病例分析方法，对现存的 SARS 住院病历资料按拟定的分析项目进行资料分析与经验总结。分析内容（项目）包括患者一般情况、流行病学资料、症状体征（护理问题）、护理措施、转归等。

四、研究步骤与进度

1. 第一步　科研选题与科研设计，起止时间 2009 年 7—9 月

（1）选择课题：从实践中或文献中选择研究的课题。

（2）查阅文献：通过查阅国内外有关文献，检查所选课题是否有新颖性（查新）。

(3)科研设计：根据研究课题对研究目的、方法、组织安排等作出计划或方案。

(4)课题论证：请指导教师或有关专家对所选课题进行可行性论证。

2.第二步　科研实施与资料搜集，起止时间2009年10—12月。

(1)借阅病历：根据研究课题，有针对性地到病案室借阅SARS住院病历。

(2)设计表格：根据分析项目，设计资料搜集表。

(3)分项汇总：采用划记法，对每个病历资料逐项进行手工汇总。

3.第三步　统计分析与论文写作，起止时间2010年1—3月。

(1)整理分析：拟定资料整理表和分析表，对搜集的原始资料进行分类整理，计算统计描述指标。

(2)拟定提纲：根据论文写作的规范格式，拟定各部分的大小标题(提纲)。

(3)写作初稿：根据提纲标题，组织文章内容，分段写成初稿。

(4)修改定稿：初稿自行反复修改后，再请指导教师和专家审阅，征求意见，再行修改后定稿。

·护理病例分析·
(标准格式)

85例严重急性呼吸综合征患者的护理

莫 芳

(常德职业技术学院大护09-1班,湖南 常德 415000)

[摘要] 目的:了解严重急性呼吸综合征(SARS)的症状体征即护理问题,总结临床护理经验。方法:采用回顾性病例分析方法,对现存的85例病历资料按拟定的分析项目进行资料分析和经验总结。结果:85例患者,男41例,女44例,平均年龄(38±12岁),(4~87)岁。有明确接触史者占24.7%,家庭聚集率与护理职业聚集率各占17.7%。主要症状体征即护理问题有发热(97.7%)、头痛(63.5%),肌痛(41.2%)、流涕(16.5%)、咽痛(15.3%)、咳嗽(81.2%)、呼吸困难(20.0%)、肺部啰音(76.5%)、腹泻(22.3%)。临床护理采用综合护理原则,主要护理措施有对症护理(高热护理、呼吸道护理、腹泻护理)、观察监护、心理护理、隔离消毒等。结论:SARS突出的护理问题是高热、咳嗽、呼吸困难,因而主要的护理措施是对症护理。由于SARS的传染性极强,病死率很高,通过空气极易传播,因此要严格隔离消毒,防止医院交叉感染。对患者要加强健康教育,包括入院、住院和出院教育。

[关键词] 严重急性呼吸综合征;症状体征;护理

2002年11月16日,在我国广东省佛山市发生了世界上第一例原因不明的烈性传染病,我国命名为传染性非典型肺炎,简称"非典"。2003年3月,WHO命名为严重急性呼吸综合征(SARS)。经大量研究,确认病原体为新型冠状病毒,病毒最初由于人们食用野生动物果子狸等而感染人,然后在人与人之间通过空气互相传播。截至2003年8月,全球累计发病8422例,死亡916例,病死率为10.8%。中国内地累计发病5327例,死亡349例。由于SARS是一种新出现的传染病,人们对其缺乏认识,在治疗与护理时,缺乏理论指导和实践经验。又由于目前对所有病毒感染都没有特效的治疗药物,只能以支持治疗为主,因此,良好的护理显得至关重要。为了探讨对SARS的护理方法,积累护理经验,以供今后护理借鉴与参考,特对收治的SARS病例的护理情况进行一次资料分析与总结,现将结果报告如下。

1 资料与方法

1.1 资料来源

病历资料来源于某医院感染内科 2003 年 2 月 3 日至 4 月 12 日 70 天内收治的全部 85 例 SARS 患者。

1.2 资料分析方法与内容

采用回顾性病例分析方法,设计项目记录表,查阅病历,逐项记录。记录内容(项目)包括患者一般情况、流行病学资料、症状体征(护理问题)、护理措施、转归等。SARS 的疑似诊断及确诊按 2003 年卫生部发布的诊断标准进行[1]。

1.3 统计分析方法

计算 $\bar{x} \pm S$ 和率进行描述性分析。

2 结果

2.1 患者一般情况及流行病学资料

确诊的 85 例 SARS 患者中,男 41 例,女 44 例,年龄平均为(38 ± 12)岁,(4 ~87)岁。在职业分布方面,护理人员发病 15 例,将近占 1/5。有明确接触史者 21 例,占 24.7%。在疾病聚集性方面,家庭聚集性:一家 2 名患者有 3 户,一家 3 名患者有 3 户,共有 15 人患病,其家庭聚集率为 17.7%。职业聚集性:护理人员感染者 15 人,护理职业聚集率为 17.7%。SARS 的潜伏期平均为(7 ±4)天,(2 ~16)天。

2.2 症状体征与护理问题

症状体征是护理诊断时应考虑的一些护理问题,具体情况见表 1。

表1 85例 SARS 的临床症状与体征(可能的护理问题)

身体系统	症状体征	发生例数	发生率(%)
全身表现	发热	83	97.7
	热程 <3d	4	4.8
	4～7 d	38	45.8
	8～12 d	30	36.1
	>12d	11	13.3
	头痛	54	63.5
	肌痛	35	41.2
上呼吸道	流涕	14	16.5
	咽痛	13	15.3
下呼吸道	咳嗽	69	81.2
	其中干咳	51	73.9
	咳痰	18	26.1
	胸痛	19	22.3
	气促、呼吸困难	17	20.0
	肺部湿啰音	65	76.5
消化道	腹泻	19	22.3

2.3 实验室与影像检查

85 例 SARS 患者,白细胞正常者 56 例(65.9%),降低者 14 例(16.5%),升高者 15 例(17.6%)。42 例采用咽拭子或痰或血进行细菌培养,均为阴性。X 线胸片检查,有斑片状阴影者 73 例(85.9%),间质性炎症改变者 12 例(14.1%)。

2.4 护理措施

所有病例均采取综合性护理措施。

2.4.1 对症护理

①高热护理:措施有物理降温(冰敷、酒精擦浴、温水擦浴),遵医嘱使用解热镇痛药和激素进行药物降温。降温期间随时更换汗湿的衣被,防止受凉,鼓励多喝温开水,加强口腔护理等。少数畏寒者给予保暖。②呼吸道护理:对干咳或咳痰者,给予止咳药或化痰药,鼓励患者深呼吸,协助翻身拍背排痰,使用工具帮助吸痰。对呼吸困难者加强呼吸监测,给予鼻导管吸氧或面罩吸氧,重者报告医生考虑无创面罩或有创气管插管呼吸机辅助通气。③腹泻护理:对少数腹泻患

者的大便及其污染物进行消毒，加强肛周皮肤的护理。同时还应做好饮食护理和清洁护理，如口腔、皮肤、头发等的护理。

2.4.2 观察监护

加强对患者的体温、咳嗽、呼吸困难等症状的观察，综合分析病情。床边备好吸痰装置、吸氧装置、气管插管用品、简易人工呼吸器及各种急救药品，做好预见性护理。对重症患者，实行持续心电、呼吸、血氧饱和度监测，对行呼吸机通气的患者，加强人工气道的护理，并做好生活护理。

2.4.3 心理护理

患者最主要的心理问题是恐惧和绝望，人人谈病色变，认为无法治好。根据"倾听、支持、保证"的心理支持三原则，做好 SARS 患者的心理护理。①倾听解释：热情地迎接患者，认真倾听患者的诉求，对患者提出的问题耐心地进行解释，对患者的不良情绪耐心地进行疏导。②支持鼓励：同情体贴患者，关注理解他们的痛苦，安慰鼓励患者增强战胜疾病的信心，给患者以有力的心理支持。③保证指导：根据病情和有效的治疗护理手段，用明确的态度和肯定的语气给患者以适当的保证，告诉他们有足够的把握可以把病治好，消除他们的疑虑和错误认识。同时指导他们正确认识和评价在治疗护理中遇到的各种问题，正确应对和处理各种问题。

2.4.4 隔离消毒

①空气消毒：保持病室通风，定时用 0.3% 的过氧乙酸喷雾消毒。②戴口罩：各种人员进入病室需戴 18 层的棉纱口罩，每 4h 更换一次。③隔离：严格实行呼吸道及接触隔离措施。

2.5 转归

收治的 85 例 SARS 患者，76 例痊愈出院，6 例继续在院康复治疗，3 例死亡，病死率为 3.5%。3 例死亡者均为男性，其中 1 例死亡与基础病活动性肝硬化有关；1 例为高热 13 天不退，进行性加重，最后死于呼吸衰竭；还有 1 例因病情进展迅速，3 天后出现面积大于 80% 的肺炎，最后死于呼衰。

3 讨论

3.1 突出的护理问题

分析总结 SARS 患者的临床表现，可发现有"三重三轻"的特点。①症状重，体征轻。症状以全身症状和呼吸道症状为主，肺外体征很少。②全身症状重，呼吸道症状轻。多数患者以全身症状为主，表现有发热、疼痛。发热有 3 多。一是发热人数多。多以发热起病，几乎100%的患者有发热。二是高热者多。>38℃者占92.3%（76/85），热度波动于37.5~40.3℃之间。三是持续发热者多。热程超过3天者占95.2%（79/85），超过7天者占49.4%（41/85）。③下呼吸道症状重，上呼吸道症状轻。疾病前驱期主要是症状较轻的上呼吸道症状，如流涕、咽痛等，约占15%。3~7天后到了极期，则出现较重的下呼吸道症状，如80%以上的患者出现咳嗽，以干咳为多，可伴有胸痛、胸闷、气促、呼吸困难等，约占20%。上述临床表现的特点与某些文献报道的情况基本相符[2]。临床症状与体征是护理诊断时应考虑的一些护理问题。根据病例分析，可知SARS的突出护理问题有3个，这就是发热、咳嗽、呼吸困难。这三个护理问题应作为护理工作的重点，予以高度重视。

3.2 主要的护理措施

由于SARS是病毒感染，目前尚无特异性的抗病毒药物，故以支持疗法为主，因此良好的护理至关重要，特别是对症护理。病历资料分析结果，SARS的突出护理问题是发热、咳嗽和呼吸困难，因此应重点做好这三方面的对症护理。①发热护理：加强体温监测，作好物理降温和药物降温。②咳嗽护理：协助排痰，机械吸痰。③呼吸困难的护理：加强呼吸与血氧饱和度监测，做好吸氧护理，做好使用呼吸机的护理等。

3.3 严防交叉感染

流行病学分析表明，SARS的传染性极强，病死率很高。患者是传染源，在潜伏期和症状期都有传染性。通过空气飞沫和直接接触体液传播，传播途径极易实现。由于新型冠状病毒从未在人与人之间流行过，人群都没有免疫力，因而普遍易感[3]。资料分析表明，SARS具有明显的聚集性，包括家庭聚集性和职业聚集性，说明极易发生交叉感染。本次资料表明，家庭及职业聚集率均达17.7%，就是有力的例证。为了防止医院交叉感染，应采取严密的防控措施。①严格隔离。包括呼吸道隔离和接触隔离。②严格消毒。重点作好空气消毒，如通风换气、紫外线照射，还要做好医疗用品、污染物品的消毒。③配戴口罩。包括医护人员、患者及陪护探视人员等。④禁止陪护与探视。⑤操作防护。护理操作如采样、吸痰、气管插管等，必须穿隔离衣、戴乳胶手套、戴护目镜等[4]。

3.4 加强健康教育

①入院教育。SARS患者入院时，每人发放一本入院须知，并由责任护士向患者介绍隔离病区的管理规定、消毒隔离制度，讲解SARS的相关知识，要求患者配合落实。②住院教育。在整个住院期间，经常向患者通告病情和治疗护理方

案,给他们解答各种问题。同时对家属进行卫生宣教,防止感染,并告诉密切接触者接受最长潜伏期的检疫。③出院教育。做好出院指导,告知防控呼吸道传染病的 8 条口诀:"居室常通风,无事少聚集。打嚏掩口鼻,吐痰包纸里。脏手勿触口,双手要勤洗。感冒戴口罩,染疫要隔离。"

　　综上所述,SARS 最突出的护理问题是发热、咳嗽、呼吸困难,要有针对性地做好对症护理。同时要严格消毒隔离,加强健康教育,防止交叉感染和疾病传播。

参考文献

[1] 中国疾病预防控制中心.传染性非典型肺炎防治培训教材[M].北京:中国协和医科大学出版社,2003:38.

[2] 刘正印,李太生,王仲,等.106 例重症急性呼吸综合征患者的临床特征与治疗总结[J].中华内科杂志,2003,42(6):373~376.

[3] 徐作军,刘炳岩,高鹏,等.严重急性呼吸综合征[J].中华内科杂志,2003,42(6):432~434.

[4] 李海兰,侯金林,李亚洁,等.收治 SARS 病区院内感染的预防[J].中华护理杂志,2003,38(6):415~416.

常德职业技术学院
毕业论文审阅成绩评定表

指导教师评语

　　该项研究的选题得当，是以前未曾研究过的护理问题，具有一定的首创性与新颖性。该护生能综合运用所学的护理知识分析问题，研究的方法科学，结果客观，数据准确，结论有据。总结的护理经验对今后 SARS 的护理有较大的指导意义。

　　有较好的写作技巧，论文格式规范，结构完整，条理清楚，文笔流畅，具有较好的可读性。

　　该毕业论文是一篇完全合格的学术论文。

建议成绩(分数与等级)　　95(优)

指导教师签名__戴姣__技术职称__主管护师__工作单位__常德市一医院__
　　　　　　　　　　　　　　　2010 年__3__月__8__日

常德职业技术学院
毕业论文与答辩成绩评定表

论文与答辩综合评审意见

　　论文选题新颖，总结的护理经验对以后 SARS 的护理有较大的参考价值。论文写作格式规范，层次清楚，概念准确，语言流畅，是一篇资料分析质量较高的论文。该文美中不足之处是未能研讨护理效果评价方面的问题。

　　该生论文答辩时能较好地简介论文内容，并能基本正确地回答所提的 3 个问题。但对某些追问的问题回答欠佳。

　　综合评定意见：该生毕业论文及答辩可获通过。

　　　　　综合成绩评定（分数与等级）＿＿88＿良＿　　　　答辩组长签名＿罗毕达＿

　　　　　　　　　　　　　　　　　　　　　　　　　　　2010 年＿3＿月＿28＿日

学院审核意见

　　　　　成绩评定（等级）＿＿＿＿＿＿　　　　负　责　人＿＿＿＿＿＿

　　　　　　　　　　　　　　　　　　　　　　　＿＿＿年＿＿＿月＿＿＿日

·护理病例分析·
（非标准格式）

急性心肌梗死84例急诊护理体会

吴晓燕

（南通市老年康复医院急诊科，江苏　南通　226001）

[摘要]　目的：探讨84例急性心肌梗死患者的急救护理对策，提高急性心肌梗死患者的抢救成功率。方法：收集我院2005年5月~2009年5月84例急性心肌梗死患者的抢救病例，通过资料进行分析、总结。结果：通过积极与医生进行配合抢救，针对各种症状，采取有效的护理措施。84例急性心肌梗死患者抢救成功率达91%。结论：及时、有效地采取急救护理措施，防止各种并发症的发生，合理使用药物，可以最大限度地提高急性心肌梗死的抢救成功率。

[关键词]　急性心肌梗死；急救护理；临床护理

中图分类号：R473.5　文献标识码：B

急性心肌梗死（AMI）是在冠状动脉病变的基础上，发生冠状动脉血供急剧减少或中断，使相应的心肌严重而持久地急性缺血所致。原因通常是在冠状动脉粥样病变的基础上继发血栓形成所致。临床上常表现为严重而持久的胸部闷痛（部分病人无疼痛），常并发心衰、休克与心律失常，是心脏猝死的主要原因。急性心肌梗死病人是一种严重危害人类健康、病死率很高的疾病。随着人们生活水平的不断提高和节奏的不断加快，其发病率也在不断升高。因此，一旦确诊应立即采取紧急处理，实施有效的护理[1]，并做好健康教育，对病人的康复及预防并发症的发生均有重要意义[2]。

1　临床资料

2005年5月~2009年5月我院共收治84例急性心肌梗死病人，其中男49例，女35例，年龄35~86岁，平均61岁。均经临床症状、心电图、心肌酶检查确诊，其中急性下壁梗死41例，后侧壁心肌梗死14例，广泛前壁梗死29例。

84例中，66例患者均有不同程度的心前区疼痛、胸闷、濒死感；以心律失常、心源性休克为主要表现者34例；65例患者出现呼吸困难、紫绀、烦躁、出汗等症状；11例患者出现腹痛、恶心、呕吐等消化道症状。

2 护理

2.1 心理护理

患者因起病急、病情重、疼痛剧烈，常有濒死感，而突然到了医院这一陌生环境，医生、护士忙于抢救在室内穿梭不息，且各种仪器的使用及管道的建立，易使其产生焦虑、恐惧、悲观的心理。所以，护士应热情接待、态度和蔼、语言亲切、细致周到，给患者一种信任感。并与患者交流，给予解释，使之对所患疾病有一定的认识，尽量减少不良刺激，限制探视时间和探视次数，避免情绪波动，不要在患者面前议论与病情有关的问题，不要讲刺激性语言，不可将过喜、过悲的事情告诉患者，并为其创造一个整洁、安静、舒适、温馨的病房环境。观察病情认真、细致，技术操作娴熟，做到忙而不乱、有条不紊，使患者保持最佳的心理状态，树立战胜疾病的信心，促进早日康复。

2.2 吸氧

氧疗可以提高血氧饱和度，缓解心绞痛，减少心律失常，减轻心脏负担，保证心脏及重要器官的氧需求，控制心梗范围，因此，及时、通畅、有效的吸氧是至关重要的。急性期氧流量以 4 L/min ~ 6 L/min 为宜，持续 1 d ~ 2 d，病情平稳后可改为 2 L/min ~ 4 L/min。

2.3 迅速建立静脉通道，正确控制液体量和速度

接诊后尽快为患者建立静脉通道，以利于中心静脉压的监测、心肺复苏及溶栓治疗，并维持血压，补充血容量，调节电解质，随时静脉给药治疗。一般 24 h 内输入液体控制在 500 ~ 1500 ml，同时严防空气栓塞，严格掌握输液速度，不超过 20 滴/min。尽量使患者全部使用输液泵输液，为减少穿刺给患者带来的痛苦，对连续输液患者全部使用静脉留置针，一般保留 3 d ~ 7 d，输液管道每天更换。为了防止下肢静脉血栓形成，应尽量避免下肢静脉输液。

2.4 适时镇静止痛，观察药物反应

急性心梗急性期大多数患者胸前区疼痛不能忍耐，而情绪紧张、烦躁不安，影响休息或导致心律失常等并发症的发生，要及时遵医嘱应用止痛剂和扩张冠脉的药物，如我院常用的吗啡注射液 3 mg 静推、平痛新注射液 20 mg 肌肉注射、硝酸甘油 5 mg ~ 10 mg 舌下含服或硝酸甘油注射液持续静脉滴注等。同时注意药物的副作用，如吗啡可抑制呼吸、硝酸甘油导致血压下降等，要根据血压、心率的

变化来调节速度和浓度。

2.5 饮食和大小便护理

心肌梗死病人第 1 周给流质或半流质饮食，1 周后给半流质或软食。食用易消化的食物，少吃多餐，忌暴饮暴食。食物结构中应给低脂肪、适量的蛋白和水、高维生素、高纤维素饮食，尽量少食盐、茶、咖啡，忌烟、酒。另外，患者不习惯床上排便，易发生便秘、腹胀，导致患者排便时憋气、用力而加重心脏负担。因此，排便护理不容忽视，养成床上排便、定时排便的习惯。给患者进食一些水果蔬菜类食物，卧床后，服果导片或泡饮潘泻叶等润肠剂或缓泻剂，保证大便通畅，必要时可用通便药物甚至灌肠，防止大便过程中诱发的心律失常，甚至猝死。

2.6 心电监护

严格心电监护，以便及时发现并处理各类心律失常。密切注意危险心律失常，如颤发性室性早搏、多发性或多源性室性早搏、室性心动过速等。出现上述情况，应立即报告医生，及时处理。若心电监测显示心室颤动时，应尽快采用非同步直流电除颤。保证静脉通畅，同时备好急救药品及仪器。

2.7 血压监测

如果收缩压低于 90 mmHg，应结合神志、意识的变化、皮肤的颜色、末梢循环情况等判断是否休克，如果是休克应给予抗休克处理，积极抢救。

2.8 溶栓护理

早期溶栓治疗能有效地缩小梗死范围，改善左心室功能，显著降低急性心肌梗死病人的近期和远期的病死率，已成为急性心肌梗死治疗中最重要的方法之一。

对于没有溶栓禁忌证的患者，在起病 6 h 内使用溶栓药物尿激酶，溶解冠状动脉内的血栓，让血流再灌注缺血的心肌，增加心肌供氧量。用药过程中要密切观察患者有无皮肤黏膜出血，尤其注意有无颅内出血征兆，如头痛、呕吐、意识障碍、肢体麻木等症状。

2.9 并发症的护理

2.9.1 心律失常

心律失常是心肌梗死常见且危险的并发症，所以一定要认真观察、及时报告。心肌梗死后第 1 个 24 h 主要死亡原因，即为恶性心律失常。对于前间壁、前壁和广泛前壁心肌梗死者，主要观察室性心律失常，比如室性早搏，除了认真观察室性早搏的频率、位置、形态外，要及时告知医生。一旦出现室速、室颤，在立即通知医生的同时应把除颤仪推至病人床旁积极准备除颤。下壁心梗病人，易出现缓慢型心律失常，如窦性心动过缓、房室传导阻滞。

2.9.2 心力衰竭

心肌梗死病人尤其是广泛前壁心肌梗死者，易并发心力衰竭，这时护理上应密切观察呼吸次数的变化、呼吸困难程度的变化与体位的关系，咳嗽、吐痰的频率，痰的颜色，脉搏的变化，肺部有无啰音及啰音间的变化。避免一切可能加重心脏负担的因素，如饱餐、用力排便、情绪烦躁等。液体量的控制，严格按医嘱调节滴速。

2.9.3 心源性休克

常发生在发病 1 周内，在病后 24 h ~ 48 h 内，常因广泛心肌坏死，缺血致排血量降低，心肌收缩和减弱引起的心源性休克，临床护理中应密切监测。

2.10 出院康复指导

康复期患者最大的顾虑是担心心肌梗死复发。我们要加强卫生宣教，让患者及家属了解该病的发病机制、治疗、诱发因素及自我救护等有关知识，改变其不合理的饮食习惯，介绍心肌梗死的预防措施[3]。①注意休息、劳逸结合，根据心功能在医生的指导下进行适当锻炼。②避免各种诱发因素，如紧张、劳累、情绪激动、吸烟、饮酒、进食过饱、排便用力等。③节制饮食，忌暴饮、暴食，多食蔬菜、蛋白质类，少食动物脂肪、胆固醇含量较高的食物。④遵医嘱服药，随身自备硝酸甘油类扩血管药物。⑤定期复查。多向患者讲解心肌梗死的有关知识及注意事项，预防并发症的发生[4]。

3 讨论

急性心肌梗死是由于心肌持久严重缺血、缺氧而引起的部分心肌坏死，绝大多数是冠状动脉粥样硬化的基础上逐渐加剧，冠脉由狭窄到闭塞，合并血栓形成，使管腔发生急性梗死。心肌梗死是内科较常见的急症之一，病情危重、变化快、猝死率高，并发症多，其预后很大程度取决于及时、正确的诊断、治疗和护理[5]。

急性心肌梗死患者病情危重，高质量的护理和心电监护可以避免诱因和及时发现严重的心律失常，要求急诊护士不仅要稳、熟、准，而且要懂得识别各种异常的监护信号，以及致命的心律紊乱。对减少并发症、降低病死率有重要的意义[6]。

通过对本院患者的抢救护理，表明医护人员到达患者的发病现场迅速进行各项体检检查，以初步确定诊断，进行心电监护以检测心电波动情况，采取各种有效的抢救措施，为心肌梗死的病人赢得了时间。同时，途中不间断的监护及治疗，很大程度亦保证了病人的安全，大大降低了并发症的发生，降低了心肌梗死患者的病死率。

参考文献

[1] 段桂琴.急性心肌梗死病人的护理及健康教育[J].护理研究,2004,18(1B):126.

[2] 席淑华.实用急诊护理[M].上海:科学技术出版社,2005:1.

[3] 黄光玉,周淑青,何苗,等.急性心肌梗死患者的急救护理[J].护理研究,2004,18(6):1057.

[4] Levy CR,RadcliffTA,Williams ET,et al. Acute myocardial infarction in nursing home residents: adherence to treatment guidelines reduces mortality,but why is adherence so low[J]. J Am Med Dir Assoc,2009,10 (1): 56 ~ 61.

[5] Zbierajewski-Eischeid SJ, Loeb SJ. Myocardial infarction in women: promoting symptom recognition, early diagnosis, and risk assessment [J]. Dimens Crit Care Nurs, 2009, 28 (1): 1 ~ 6.

[6] 刘爱荣.急性心肌梗死的护理体会[J].中国中医急诊,2005,14(3):281.

（引自《国际护理学杂志》2010 年第 10 期）

·护理病例分析·
（标准格式）

外科重症监护病房医院感染的临床分析

方 西

（朗州市人民医院，湖南　朗州　415000）

[摘　要]　目的：了解外科重症监护病房（SICU）医院感染的发生情况和导致感染的危险因素，为防控医院感染提供参考。方法：采用回顾性病例分析方法，对现存的 1755 例病历资料进行统计分析。结果：SICU 医院感染率为 10.31%，高于全院的医院感染率 3.07%；感染部位主要是呼吸道，其次是泌尿道和消化道等；病原菌以 G^- 杆菌居多，其次是 G^+ 球菌和真菌；感染的危险因素主要是介入性诊疗操作，其次是不合理使用抗生素等。结论：SICU 是医院感染的高发科室，应针对有关危险因素采取有效的防控措施。

[关键词]　外科重症监护病房；医院感染；危险因素

外科重症监护病房（SICU）是危重患者救治和监护的区域。由于患者病情严重，抵抗力下降，治疗措施复杂，护理操作较多，常接受介入性诊疗，是发生医院感染的高危区域。为了了解 SICU 医院感染的发生情况以及导致感染的危险因素，以便采取相应对策，特对 SICU 的病例进行一次医院感染的资料分析，现将结果报告如下。

1　资料与方法

1.1　现存资料来源

现存病历资料来源于 2004 年 1 月～2007 年 12 月 4 年间全院收治的 105046 例住院患者和 SICU 监护的 1755 例危重患者。

1.2　资料分析方法与分析内容

采用回顾性病例分析方法，查阅现存的住院病历，按医院感染病例登记表中的项目逐一进行登记。根据病程记录、各项检查结果、抗生素使用情况、体温单及护理记录等资料，按 2001 年卫生部《医院感染诊断标准（试行）》进行诊断。

1.3　统计分析方法

定性资料，主要进行描述性分析，计算感染率和构成比进行指标描述；部分资料比较差别时进行频率 Z 检验，$P<0.05$ 认为差别有统计学意义。

2　结果

2.1　医院感染的强度

SICU 的医院感染率和例次感染率较高，居全院各科室的第 2 位，与全院相比均有差别（P 均 <0.001，表 1）。

表 1　SICU 医院感染的强度

感染地区	调查病例数	医院感染例数	医院感染率（%）	医院感染例次数	例次感染率（%）
SICU	1755	181	10.31	218	12.42
全　院	105046	3224	3.07	3308	3.15
			$Z=17.58$　$P<0.001$		$Z=22.23$　$P<0.001$

2.2　医院感染的部位

SICU 218 例次的医院感染，以下呼吸道所占的比重最大，其次为泌尿道和消化道（表 2）。

表 2　SICU 医院感染的部位

感染部位	感染例次	构成比（%）
下呼吸道感染	119	54.59
泌尿道感染	34	15.60
消化道感染	21	9.63
皮肤与软组织感染	17	7.80
手术切口感染	11	5.04
上呼吸道感染	9	4.13
血液感染	3	1.38
其他部位感染	4	1.83
合　计	218	100.00

表 3　SICU 医院感染的病原菌

感染病原菌	病原菌株数	构成比（%）
G^- 杆菌	77	45.30
G^+ 球菌	49	28.82
真菌	44	25.88
合　计	170	100.00

2.3 医院感染的病原菌

对发生于 SICU 医院感染的患者进行细菌培养，共分离出 170 株致病菌，以 G‾杆菌所占的比重最大，常见的 G‾杆菌主要有肺炎克雷伯菌、铜绿假单胞菌等。G⁺球菌主要是金黄色葡萄球菌（表3）。

2.4 医院感染的危险因素

在 SICU 感染的 181 例患者中，导致医院感染的危险因素主要是介入性诊疗操作，如使用各种导管、内镜、穿刺等侵入性操作；其次是滥用抗生素，100% 的患者均使用过抗生素，联合使用抗生素者达 90% 以上，使用抗生素 >3 种者达 85.08%，种类可达 10 余种（表4、表5）。

表 4　SICU 医院感染的危险因素

危险因素	统计例数	感染例数	感染率（%）
侵入性操作	175	46	26.28
住院日 ≥30d	84	22	26.19
使用抗生素 ≥3 种	154	32	20.78
年龄≥60 岁	79	15	18.99

表 5　SICU 各种侵入性操作与医院感染率

侵入性操作	施行例数	感染例数	感染率（%）
气管切开	79	41	51.90
气管插管	86	39	45.35
留置导尿管	167	48	28.74
放置引流管	143	33	23.08
纤维支气管镜检查	33	4	12.12
放置胃管	90	10	11.11
血管内留置针	65	6	9.23
合　计	663	181	27.30

3　讨论

3.1 SICU 医院感染的分布特点

本次资料分析表明，SICU 医院感染的强度，其医院感染率及例次感染率分别为 10.31% 和 12.42%，明显高于全院同期的医院感染率及例次感染率 3.07% 和 3.15%（P 均 <0.001），居全院 31 个专科科室的第 2 位，是医院感染的高发科室。感染部位以下呼吸道为首，占感染例次的 54.59%，其次为泌尿道和消化道等。感染的病原菌最常见的是 G‾杆菌，占分离菌株的 45.30%，其次是 G⁺球菌和真菌[1]。这些病菌广泛存在于自然环境中的空气、水、土壤、食物及物品上，很容易引发外源性感染。同时也是人和动物体内和体表常见的正常菌群或条件致病菌，当患者抵抗力下降时，容易引起内源性感染。

3.2 SICU 医院感染的危险因素

导致医院感染的危险因素有内因(患者因素)和外因(医源因素、环境因素、管理因素)。

3.2.1 患者因素

就患者因素(内因)而言,由于 SICU 是外科危重患者抢救和监护最集中的科室,多以创伤为主,由于病情危重,组织完整性受损,生理功能紊乱,机体抵抗力下降,极易发生感染。特别是老年人,他们是医院感染的高危人群。本次分析结果,年龄大于 60 岁者,其医院感染率可达 18.99%。

3.2.2 医源因素

医源因素即诊疗因素,特别是介入性诊疗与药物治疗,是导致 SICU 医院感染最主要的危险因素。住院时间越长,发生医院感染的危险性越大。调查结果表明,住院大于 30 天者,其医院感染率可高达 26.19%。

3.2.2.1 介入性诊疗因素

在导致医院感染的医源因素中,介入性诊疗即侵入性诊疗是最重要的危险因素。侵入性操作如导管、内镜、穿刺等导致的 SICU 医院感染率可高达 26.28%。如在抢救中进行气管切开、气管插管、支气管镜检查等侵入性操作,可造成呼吸道屏障被破坏,使呼吸道失去对空气的湿化与过滤作用,并影响纤毛的运动功能,影响分泌物和痰液的排出,易导致上下呼吸道的感染[2]。本次分析结果,SICU 气管切开的呼吸道感染率高达 51.90%,气管插管也达 45.35%,而支气管镜检查也有 12.12%。留置导尿管也是一项侵入性操作,插管对尿道黏膜可造成损伤,长期留管可增加尿路感染的机会。本次分析结果,SICU 的尿路感染率为 28.74%,与文献所载的 20%~60% 相符[3]。在患者胃肠道放置引流管,或进行鼻饲、洗胃时插入胃管等侵入性操作,可损伤消化道黏膜,引起出血、胃食管反流、鼻饲液受到污染、胃液酸度降低等,是造成消化道感染的危险因素。本次分析结果,SICU 放置引流管导致的感染率达 23.08%,放置胃管的感染率为 11.11%。

3.2.2.2 药物治疗因素

药物治疗是导致医院感染的另一个重要的医源因素,切不可忽视。药物的危险性来自 3 个方面。一是药源感染。如输入、使用含有病原体或被病原体污染的血液、血制品而导致的感染;二是药物损害。如放疗、化疗、应用皮质激素等,可损害机体的免疫功能,使抵抗力下降,从而增加了患者的易感性;三是药物滥用。如长期大量不合理的使用广谱抗生素,或多种抗生素联用,多数病例都是凭经验用药、预防用药,使用头孢三代为多,且频繁换药,种类多达 10 余种。其后果是使细菌的耐药率提高,并引起菌群失调,从而导致二重感染[4]。本次分析结果,使用抗生素超过 3 种者,其 SICU 的医院感染率达 20.78%。

3.2.3 环境因素

环境污染、卫生差、昆虫多，使自然环境中广泛存在的各种微生物、寄生虫等，很容易造成医院感染。人与人之间的接触、交往，也可能造成交叉感染。

3.2.4 管理因素

医院管理不善，如制度不健全、消毒灭菌不严格、无菌操作不当等，均可使医院感染增加。

3.3 减少医院感染的防控措施

3.3.1 减少介入性诊疗

严格掌握介入性诊疗的适应证，尽可能避免或减少侵入性操作，缩短留管时间。加强对各种介入性诊疗的管理和护理，尽量使用一次性诊疗用品。

3.3.2 合理使用抗生素

严格掌握抗生素的适应证，遵循抗生素的使用原则，尽可能地根据药敏实验结果选用抗生素，严禁滥用抗生素或频繁换药，防止药物的不良反应，避免二重感染和耐药的产生。

3.3.3 净化医院环境

完善卫生设施，恰当处理污物，搞好病室的通风和空气消毒等，为患者提供一个安全舒适的医疗环境。

3.3.4 健全规章制度

加强对医院感染的管理，建立健全各项规章制度，如清洁卫生制度、消毒制度、隔离制度、无菌操作规程、感染监测制度等。

综上所述，SICU 是医院感染的高发科室，应针对有关危险因素积极采取有效的防控措施，以降低医院感染率。

参考文献

[1] 傅应云，何正强，吴伟元，等.呼吸重症监护病房肺部感染的病原菌分布及其耐药性[J].中华医院感染学杂志，2005,15(5):590~593.

[2] 彭少华，李从荣，施菁玲，等.产超广谱β-内酰胺酶细菌的检测及耐药性分析[J].中华检验医学杂志，2001,24(6):350~593.

[3] 袁先厚.临床神经系统感染学[M].北京:科学出版社,2001:18.

[4] 陆志华，赵晓莉，徐红，等.抗菌药物引起二重感染51例报道[J].中华医院感染学杂志，2003,13(6):568~569.

·护理病例分析·
（标准格式）

导尿管因素与尿路感染的相关分析

林 茉

（桃花源人民医院，湖南 常德 415000）

[摘 要] 目的：探讨导尿管相关因素与尿路感染的关系，以便有针对性地采取防控措施。方法：采用回顾性病例分析方法，查阅现存的留管前无尿路感染的而后曾留置过导尿管的 87 例病历资料，按拟定的分析项目进行统计分析。结果：留置导尿管 3d、7d、14d 的尿路感染率分别为 20.69%、37.50%、43.75%，导尿管留置时间的长短与尿路感染率经相关分析有统计学意义。而导尿管的口径大小和膀胱冲洗与尿路感染率无关。结论：导尿管留置时间的长短与尿路感染率有关，留管时间越长，尿路感染率越高。为了控制尿路感染，应减少导尿操作，缩短导尿管留置的时间。同时尽可能选用合适的导尿管，膀胱冲洗时做好无菌操作，以降低尿路感染率。

[关键词] 导尿管因素；尿路感染；防控措施

尿路感染是一种常见的医院感染，泌尿道插管并留置导尿管这种侵入性操作是导致尿路感染的常见危险因素之一。为了探讨导尿管有关因素与尿路感染的关系，以便有针对性地采取预防与控制措施，特对医院泌尿外科的住院病例进行了一次资料分析，现将结果报告如下。

1 资料与方法

1.1 现存资料来源

现存资料来源于医院存档的出院病历。采用方便抽样方法选定 87 例病历资料，均为医院泌尿外科 2007 年 1~10 月期间收治的留管前无尿路感染的而后曾留置过导尿管的住院病例。其中男性 61 例，女性 26 例，年龄平均为 55.6 岁（21~82 岁）。留管导尿的疾病分别是前列腺增生症 37 例，肾及输尿管结石 26 例，膀胱结石 7 例，肾肿瘤 5 例，膀胱肿瘤 12 例。

1.2 资料分析方法与分析内容

采用回顾性病例分析方法，查阅现存的病历资料，进行搜集、整理与分析。分析项目主要有 3 项：即留置导管时间、导尿管口径、膀胱冲洗。将搜集的有关数据列表整理后进行统计分析。尿路感染按 2001 年卫生部《医院感染诊断标准（试行）》进行诊断。取中段尿进行细菌培养为阳性者确诊为尿路感染。

1.3 统计分析方法

计算频率进行指标描述；计算联系强度指标 RR 进行相关描述；采用联系性相关 x^2 检验进行相关检验，$P < 0.05$ 认为相关有统计学意义。

2 结果

2.1 留置导尿管时间与尿路感染率

患者留置导尿管前均无尿路感染，留置导尿管后 3 d、7 d、14 d 进行 3 次中段尿细菌培养，其尿菌阳性数经联系性相关 x^2 检验有统计学意义（$P < 0.05$），可认为尿路感染率与留置导尿管的时间有关。RR（相对危险度）的结果表明，随着留置导尿管时间的延长，尿路感染率有增高的趋势（表 1）。

表 1　87 例患者留置导尿管时间与尿路感染的关系

留管时间	尿菌培养例数	尿菌阳性例数	尿路感染率（%）	RR	x^2	p
3d	87	18	20.69	1.0		
7d	56	21	37.50	1.8	6.58	<0.05
14d	16	7	43.75	2.1		

2.2 导尿管口径与尿路感染率

患者留置两种不同口径的硅胶导尿管，其尿路感染率经相关性 x^2 检验无统计学意义（$P > 0.1$，表 2）。

表 2　患者留置导尿管口径的大小与尿路感染的关系

导尿管口径	尿菌培养 例数	尿菌阳性 例数	尿路感染率 （%）	x^2	P
＜20Fr	41	10	24.39	0.03	＞0.1
≥20Fr	46	11	23.91		
合　计	87	21	24.14		

2.3　膀胱冲洗与尿路感染率

患者留置导尿管后部分患者每天用无菌生理盐水冲洗膀胱 2 次。膀胱冲洗者与未冲洗者，其尿路感染率经相关性 x^2 检验无统计学意义（$P＞0.1$，表3）。

表 3　患者留置导尿管后行膀胱冲洗与尿路感染的关系

膀胱冲洗	尿菌培养 例数	尿菌阳性 例数	尿路感染率 （%）	x^2	P
曾进行	54	14	25.93	0.25	＞0.1
未进行	33	7	21.21		
合　计	87	21	24.14		

3　讨论

3.1　留置导尿管引发尿路感染的相关因素

通过回顾性病例分析，本次资料分析了患者在留置导尿管的过程中 3 项因素与尿路感染的关系。其结果表明，留置导尿管时间的长短与尿路感染有关，留管时间越长，则尿路感染率越高（$P＜0.05$），是导致尿路感染的主要危险因素，这与国内某些分析结果一致[1]。而导尿管口径的大小以及是否进行膀胱冲洗两项因素与尿路感染无关（$P＞0.1$）。

3.2　留置导尿管导致细菌入侵的主要途径

留置导尿管后导致细菌入侵的可能途径有 3 种：①插管时尿道口细菌经导尿管带入尿道或膀胱；②留管后细菌经导尿管外壁逆行感染尿道、膀胱或附睾；③留管后细菌沿导尿管内腔上行感染膀胱。随着导尿管留置时间的延长，细菌逆行感染尿路的可能性增加，这与此次临床分析的结果相符。有研究认为：导尿管长期置于尿道内，可破坏尿道的正常生理环境以及膀胱对细菌的抵抗力，影响膀胱的尿液对细菌的冲刷作用，使逆行的细菌容易生长繁殖而引起尿路感染[2]。

3.3 导尿管相关尿路感染的防控措施

3.3.1 减少导尿操作

在导管、内镜、穿刺等介入性诊疗中，导尿管插管是一种侵入性操作，插管时可损伤尿道黏膜，破坏黏膜对细菌的机械屏障作用。在治疗与护理过程中，应严格掌握留置导尿管的适应证，尽量避免或减少导尿，尽可能采用其他方法达到自行排尿的目的。

3.3.2 缩短导尿管留置的时间

留置导尿管的时间越长，尿路感染率越高，因此应尽量缩短留置导尿管的时间。在留管期间，应加强对导尿管的观察与护理以减少感染，并指导患者加强膀胱功能锻炼。应根据排尿的改善情况，尽早拔除导尿管。

3.3.3 选择口径合适的导尿管

导尿管的口径太大或太小都可能引起尿路感染。如果管径太大，插管时容易损伤尿道黏膜引起感染；管径太小，易发生导尿管外尿液渗漏，并易发生导尿管滑动或脱落，增加尿道损伤和细菌逆行感染的机会。因此导尿时应视患者的情况选择口径合适的导尿管。

3.3.4 膀胱冲洗应无菌操作

膀胱冲洗有可能导致尿路感染。有文献报道：由于医护人员的手传播细菌而造成医院感染约占30%[3]。膀胱冲洗时，由于反复开放导尿系统，增加了通过护士的手导致尿道或膀胱交叉感染的机会。因此对需要进行膀胱冲洗者，应严格无菌操作，尽量避免冲洗液经导尿管与尿道之间的腔隙自尿道口溢出。

总之，导尿留管是一种侵入性操作，留置导尿管的时间与尿路感染密切相关。留管时间越长，其尿路感染率越高。因此应针对有关的危险因素，积极采取有效的防控措施，降低尿路感染率。

参考文献

[1] 胡美春.留置导尿管患者尿路感染的原因分析及预防措施[J].中华护理杂志,2003,38(8):645.

[2] 胡俊霞,潘淑琴,王健斌,等.留置尿管致尿路感染的相关因素分析[J].中华医院感染杂志,2006,16(11):1253.

[3] 黄秀红.护士手的细菌污染与清洁消毒[J].现代护理,2004,10(1):69~70.

·回顾性资料分析·

专科护生毕业论文与答辩质量的状况分析

罗隆明

（常德职业技术学院，湖南 常德 415000）

[摘 要] 目的：了解专科护生毕业论文及答辩情况。方法：采用整群随机抽样方法，抽取两个毕业班与一个在读班141名护生的论文及答辩资料进行现况分析。结果：两个毕业班的原创性论文只有4.3%；92.5%的研究内容集中于一些常见病的护理与健康教育；论文的前置、正文、后置诸项内容以及文字方面存在许多问题；在论文答辩中，76.4%的护生三题全答错或只有部分答对；论文答辩成绩优良者只有3.3%。结论：专科护生对毕业论文的写作及答辩多数是采取应付态度，论文质量很低，答辩质量很差。提示科研的教学要加强态度教育，注重知识应用，强化写作训练。

[关键词] 专科护生；毕业论文；答辩质量

中图分类号：G642.477 文献标识码：A

文章编号：H006（2008）03 - 006 - 07

毕业论文答辩是高校实现培养目标的重要教学环节之一，也是专科护生获取毕业证书的必要条件之一。自2006年6月职院护理系首次对专科护生实行毕业答辩以来已历3届。为了了解专科护生毕业论文及答辩的情况，总结经验，找出差距，为管理者和教师有针对性地改进科研教学提供参考依据，特对2008年6月毕业论文答辩的质量进行一次现况分析，现将结果报告如下。

一、资料与方法

（一）现存资料来源

采用整群抽样方法，随机抽取整班现存的常规资料，按分析项目整理原始数据，并进行统计分析。①高职护生毕业论文及答辩资料：从2008年6月6个即将毕业的五年制高职护理班中，整群随机抽取高护03-1班上交的全部53篇毕业论文以及毕业论文答辩的资料，包括答辩记录和答辩成绩评定资料。②大专护生毕业论文及答辩资料：从2008年6月10个即将毕业的三年制大专护理班中，整群随机抽取大护05-4班上交的全部40篇毕业论文以及毕业论文答辩资料。③在读高职护生结业考查的论文试卷：从2008年6月在校就读的15个高职护理班中，整群随机抽取高护05-10班医学科研学结业考查时给出资料模仿写作的

48 篇论文试卷。

（二）论文答辩方法

按 7 步程序进行，即答辩准备、教师开场、学生陈述、教师提问、学生答辩、成绩评定、登记存档。

（三）个别询问调查

毕业论文答辩时，询问每个护生论文写作资料的来源。

（四）质量分析内容

从毕业论文质量、论文答辩质量、论文答辩成绩三个方面拟定分析项目，分类搜集和整理有关数据。

（五）统计分析方法

主要进行描述性分析，计算 $\bar{x}$、P、构成比等进行指标描述。部分数据进行差别检验，如 t 或 x^2 检验。$P < 0.05$ 认为差别有统计学意义。

二、结果

（一）论文的原创性与篇幅

1. 论文的原创性

论文答辩时，询问每个护生论文写作资料的来源，她们都毫无顾忌地实话实说。分析两班护生回答的结果，采用自己进行实验研究、调查研究的原始资料或搜集现存的常规资料写作的原创性论文极少，只有 4.3%（4/93）；而 95.7%（89/93）的护生采用的是他人的文献资料，其中取材于网络资料者占 68.8%（64/93），取材于图书（主要是教科书）者占 59.1%（55/93），取材于期刊杂志者占 28.0%（26/93），有些是取材于两种他人资料的护生。采用他人资料写成的论文是不能充当护生独立完成的科研论文的。两班论文的原创性比较没有差别（$P > 0.1$）（表 1）。

2. 论文的篇幅

根据国家对学位论文提出的标准和要求，本科生的学士论文要求篇幅在 1 万字左右，硕士论文和博士论文要求 3 ~ 5 万字。而对专科生的毕业论文按一般期刊要求，篇幅为 3000 ~ 5000 字。本次专科护生毕业论文的篇幅平均为 5 千字左右，多数符合要求，只有少数论文的字数偏少，不足 3000 字。两班经差别检验，高护生论文的字数多于大护生（$P < 0.001$）（表 1）。

表1 专科护生毕业论文的原创性与篇幅

班 级	论文篇数(n)	论文的原创性(资料来源:篇数)							论文篇幅(字数:千字)			
		自研资料	网络资料	图书资料	期刊资料	网络+图书	网络+期刊	图书+期刊	$\bar{x}$	S	x_{max}	x_{min}
高护03-1班	53	0	8	7	4	22	9	3	6.1	2.2	14.0	1.7
大护05-4班	40	4	5	6	3	15	5	2	4.7	1.0	7.5	2.5
合 计	93	4	13	13	7	37	14	5	5.4	1.6	14.0	1.7

$x^2 = 5.88$ $P > 0.1$ $t = 4.1$ $P < 0.001$

(二)论文的选题类别与体裁类型

1. 论文的选题类别

分析两班护生论文的选题,多集中于一些常见病,如选糖尿病与心脑血管病的论文占37.6%(35/93),选题过于狭窄和集中。从研究内容看,主要是一些常见病的护理和健康教育,占92.5%(86/93),内容过于局限和单一(表2)。

表2 专科护生毕业论文的选题类别

班 级	论文篇数	研 究 病 种						研 究 内 容			
		糖尿病	心脑血管病	消化病	外科病	妇产病	其他病	疾病护理	健康教育	护理+健教	其他
高护03-1班	53	10	8	9	7	8	11	34	12	4	3
大护05-4班	40	6	11	3	9	3	8	20	13	3	4
合 计	93	16	19	12	16	11	19	54	25	7	7

2. 论文的体裁类型

两班论文的体裁类型,属于原著者占51.6%(48/93),属于编著者(主要是综述和讲座)占48.4%(45/93),编著类文章,不能算作狭义的学术论文。各种论文中,科研价值较大的实验报告和调查报告只占7.5%(7/93)(表3)。

表3 专科护生毕业论文的体裁类型

班 级	论文篇数	实验报告	调查报告	资料分析或经验总结		编 著	
				护理病例分析	个案护理报告	综述	讲座
高护03-1班	53	2	0	21	4	2	24
大护05-4班	40	4	1	15	1	1	18
合 计	93	6	1	36	5	3	42

（三）论文前置项目存在的主要问题

按照国际和国家对医学科技论文写作的统一格式和要求，医学学术论文由前置、正文、后置三部分构成。评审三个护理班的论文，发现 5 项前置部分存在如下问题。

1. 文题

①未标或多标文题。有一篇论文未标文题，还有一篇在首行和关键词后各标了一个文题。②文题过长。最长者达 26 字。③文不对题。如文题是肝炎的护理，但文中却是肝癌的护理。又如文题是护理，但文中却主要讲治疗等。④措辞不当。文题中使用了一些无实质内容的虚词，如使用介词"关于"、"有关"等。使用的实词缺乏特异性，使文题不太明确具体。文题宜小不宜大，但有些文题过大过空，大题小作。

2. 作者

主要是作者的工作单位不全，如未标明单位所在的省、市，或作者与单位倒置等（表 4）。

表 4　专科护生论文的文题与作者写作中存在的主要问题

班　级	论文篇数	文　题				作　者		
		未标文题	文题过长（>20字）	文不对题	措辞不当	未署姓名	未列单位	单位不全
毕业高护 03-1 班	53	0	3	8	9	2	2	6
毕业大护 05-4 班	40	0	1	2	5	0	0	3
在读高护 05-10 班	48	1	0	3	7	0	0	24
合计（%）	141	1（0.7）	4（2.8）	13（9.2）	21（14.9）	2（1.4）	2（1.4）	33（23.4）

3. 摘要

①类型不当。许多只适合写概述性摘要者，却生搬硬套地写成了结构式摘要。有个别护生把"摘要"标题写成了"内容提要"。②项目不全。结构式摘要固定的 4 个项目中缺 1~2 项，多数缺"结论"。③结论不精。结论的文字多于结果，有些结论写成了讨论或与结果雷同。④雷同前言。许多论文写的是概述性摘要，但却写成了前言，有的是照抄前言。⑤篇幅过长。部分摘要大大超过 300 字，少数摘要还分段书写。⑥标引文献。摘要中是绝对不能引用参考文献的，却有部分摘要标引了文献角码。

4. 关键词

主要问题是选词不当，缺乏专指性和检索性，许多关键词与主题无关。如把

"小结"、"指导"、"方式"等作为关键词。少数选词过少，只有 1 个；有的过多，达到 8 个。

5.英文摘要

多数未把中文摘要翻译成英文摘要。141 篇论文中只有 2 篇翻译了，但翻译的项目也不完全(表5)。

表5　专科护生论文的摘要、关键词与英文摘要写作中存在的主要问题

班　级	论文篇数	摘要								关键词			英文摘要	
		未写摘要	类型不当	结构摘要			概述摘要雷同前言	篇幅过长	标引文献	数量过少(<2个)	数量过多(>5个)	选词不当	没有翻译	项目不全
				项目不全	结论不精	书写分段								
毕业高护03－1 班	53	1	18	4	9	0	26	3	6	1	2	7	53	0
毕业大护05－4 班	40	0	16	0	5	0	4	1	0	5	3	5	39	1
在读高护05－10 班	48	0	0	3	29	5	0	5	1	2	1	9	47	1
合计(%)	141	1(0.7)	34(24.1)	7(5.0)	43(30.5)	5(3.5)	30(21.3)	9(6.4)	7(5.0)	8(5.7)	6(4.3)	21(14.9)	139(98.6)	2(1.4)

(四)论文正文项目存在的主要问题

正文是论文的主体部分，一般写作项目有 4 个大项。评审三个班的论文，发现问题很多。

1.前言

①未写前言。②未写目的。有 43.3% 的前言没有写明研究目的。③篇幅过长。前言大大超过 300 字，有的长达 1000 多字，占了全文的1/4 以上。在前言中写了许多不当的内容，如介绍疾病或评述疾病的流行状况、进行讨论等。④标引文献。部分论文在前言中标注了引文即参考文献的角码。一般篇幅较短的期刊论文在前言部分不必引用参考文献，只有长篇的学位论文等写研究背景时才适当地引用参考文献(表6)。

2.材料与方法

①方法错缺。需要介绍的方法没有介绍，如未介绍临床研究方法、观察指标检测方法、统计分析方法等。介绍的研究方法有许多错误，介绍科研三要素(研究对象、研究因素、研究指标)和科研三原则(重复、随机、对照)时，有许多很不明确或是不对的。如把调查对象当作实验对象，把观察指标与统计指标混为一谈，介绍一些与研究课题无关的观察指标，随机抽样或随机分组方法以及对照的形式有错等等。②内容不当。在方法中介绍了许多无关内容，如介绍一些无关的

观察指标或统计分析方法，写了许多统计运算的公式和计算的结果，把本应属于"结果"的数据和表格资料写入了方法中，把属于"讨论"的内容也写入了方法之中等等。③标引文献。在材料与方法中一般少引用参考文献，除非某种方法不为人熟知而又不能详细介绍时才标引参考文献。但少数论文在方法中没有必要地标引了参考文献。（表6）。

表6 专科护生论文的前言和材料与方法写作中存在的主要问题

班 级	论文篇数	前 言						材料与方法				
		未写前言	未写目的	设前言标题	分段列条	篇幅过长	标引文献	无方法标题	未分条撰写	方法错缺	内容不当	标引文献
毕业高护03-1班	53	25	27	0	0	5	5	0	0	7	2	3
毕业大护05-4班	40	2	23	0	0	2	3	0	0	3	1	1
在读高护05-10班	48	0	11	1	2	3	2	1	1	43	25	2
合计 (%)	141	27 (19.1)	61 (43.3)	1 (0.7)	2 (1.4)	10 (7.1)	10 (7.1)	1 (0.7)	1 (0.7)	53 (37.6)	28 (19.9)	6 (4.3)

3. 结果

①数据错缺。有些论文的结果部分没有数据或缺少数据，只有空洞的文字叙述。有一篇文章在叙述统计分析的结论后，却将两个数据表全省略了。有的结果是编造或篡改了的数据，或使用他人资料中的数据。有些结果中的数据未进行统计分析，或统计分析有错。如一个样本在文章中有4种不同的数值；本应是 $\bar{x} \pm S$，却写成了 $\pm S$；有些未进行假设检验，或检验结论错误，如 $P < 0.05$ 的结论是差别无统计学意义；有的是有统计结论而无专业结论；有些把假设检验的结论与讨论后的研究结论混为一谈等等。②表不规范。大量的论文资料表不规范或有缺陷。如没有表序或表序错误，或把表序写成图序。无表题或表题列于表的下方，表线不规范，未使用三线表而仍使用传统表，有竖线和斜线，横线有的多余或缺少，无分层线或合计线，有的没有表线，有的表无标目。未使用论文资料表而使用统计分析表，或两种表重复使用。表中或表的底线下方未列出假设检验的结果，如 t 值和 P 值。表题与表身、或表身分离到两页中。有的没有做到"表随文走"等等。③内容不当。有些结果与研究课题无关，列出了一些无关数据。对同一结果重复描述，既进行了文字描述，又进行了图表描述。在结果中写入了大量的统计运算过程，在结果中进行讨论并写了研究结论等。④标引文献。结果中是不能引用参考文献的，但有的却标注了引文角码(表7)。

表 7　专科护生论文的结果写作中存在的主要问题

| 班　级 | 论文篇数 | 无结果标题 | 未分项撰写 | 数据错缺 | | | | 表不规范 | 内容不当 | | | 标引文献 |
				无研究数据	编造数据	未分析数据	统计分析有错		脱离课题	重复描述	进行讨论	
毕业高护 03-1 班	53	0	0	6	0	3	3	2	4	6	0	0
毕业大护 05-4 班	40	0	0	3	0	0	4	1	2	0	0	0
在读高护 05-10 班	48	2	1	5	3	0	15	39	7	13	8	7
合　计（%）	141	2 (1.4)	1 (0.7)	14 (9.9)	3 (2.1)	3 (2.1)	22 (15.6)	42 (29.8)	13 (9.2)	19 (13.5)	8 (5.7)	7 (5.0)

4. 讨论

①标题有错。有的未标注"讨论"的大标题,有不少把"讨论"标成了"结论"或"小结"。②脱离主题。讨论了许多与研究主题无关的内容。③讨论无据。讨论的问题(论点),缺乏真实客观的事实依据;没有联系结果中的数据进行讨论,或者是毫无数据,一味空谈。④逻辑混乱。讨论的内容无条理性,层次不清,杂乱无章。⑤重复结果。没有对结果进行综合分析和归纳,机械地重复结果。有的还把结果中的数据表格列于讨论之中。⑥结论不精。一般的期刊论文,在"讨论"的最后阐述"结论",只有长篇的学位论文才单列标题写结论。但护生的论文在讨论最后写出的结论是很不精炼,未能进行高度的概括和总结,很多重复结果或讨论的内容。部分论文前无结果和讨论,但最后却写了结论,实属不当(表8)。

表 8　专科护生论文的讨论写作中存在的主要问题

班　级	论文篇数	讨论标题有错	未分题讨论	脱离主题	讨论无据	逻辑混乱	重复结果	使用表格	结论不精
毕业高护 03-1 班	53	0	0	5	6	11	3	0	6
毕业大护 05-4 班	40	2	0	3	2	7	0	0	4
在读高护 05-10 班	48	3	1	31	14	19	5	2	13
合　计（%）	141	5 (3.5)	1 (0.7)	39 (27.7)	22 (15.6)	37 (26.2)	8 (5.7)	2 (1.4)	23 (16.3)

（五）论文后置项目存在的主要问题

长篇的学位论文,其后置部分有参考文献、附录、综述、致谢、作者科研成果目录等。一般的期刊论文主要是参考文献。著录参考文献的目录有统一的温哥华格式,但护生著录时有许多不规范的地方。①著录不全。参考文献统一的著录格式有 7 项,不少护生著录时缺项。如有的只有文献题目而无其他项目,有的文题与杂志名称颠倒,有的将同一文献重复著录,还有文献的角码与序号混乱,未按引用的先后顺序标注等。②引文不当。有些参考文献引用了内部刊物或网上文章，还有的是大量引用教科书。③数量不当。原著类论文，其参考文献可有可无，如引用文献一般宜少，不要超过10篇。编著类的综述，必须有参考文献，且数量宜多，一般10篇以上。但护生的原著性论文，个别的参考文献超过了10篇，而几篇综述的参考文献又太少，没有超过7篇。④有注无录。即文章里的文字上标注了参考文献的角码，但在文章的最后却没有著录参考文献的目录。⑤有录无注。即在论文的最后，著录有参考文献的目录，但在论文的"讨论"等处的文字右上角却没有标注参考文献的角码。这类问题出现极多。此外，还有不少论文标注的角码是不规范的，如著录多、角码少，角码顺序倒置，角码位置不当，不在文字的右上角，而是与文字平齐或标注在标点符号上等等。引用参考文献要遵循"三引三不引"的规则。"三引"主要是在"讨论"中可以引用参考文献，在"前言"和"材料与方法"中也可引用，但一般不引或少引。"三不引"即在"摘要"、"结果"和"结论"中是不能引用参考文献的(表9)。

表9 专科护生论文的参考文献著录中存在的主要问题

班级	论文篇数	无参考文献	著录不全	引文不当	数量不当	有注无录	有录无注
毕业高护03-1班	53	1	10	5	3	1	22
毕业大护05-4班	40	0	3	2	2	0	12
在读高护05-10班	48	2	13	9	0	0	32
合计	141	3	26	16	5	1	66
(%)		(2.1)	(18.4)	(11.3)	(3.5)	(0.7)	(46.8)

(六)论文文字符号存在的主要问题

1. 标题序号

现在多数期刊杂志的分级标题都采用国际通行的标准序号，少数期刊仍采用传统序号。本次护生的论文均用标准序号，但在使用中出现的问题很多。①序号混用。标准序号与传统序号混合使用，少数还使用英文字母作序号。②序末加点。标准序号的最后，加了标点符号，如间隔号、顿号、冒号等。③单题标序。有些内容没有并列层次的标题，只有一个问题，不需要使用分级标题的序号，但却标出了唯一的序号。④序号跳挡。如一级标题序号后没有二级序号，却突然使用了三级序号。还有序号秩序颠倒等。⑤左未顶格。标准序号起排时，左侧未能顶格书写，而是像传统序号一样，左起空了两字格。出现此类问题者将近50%。还有不少文章，部分序号顶了格，部分又未顶格。⑥未用圈序。在文章内部非并列的连写序号，未使用带圈的序号，如①……②……③……等(表10)。

表10 专科护生论文的标题序号使用中存在的主要问题

班 级	论文篇数	未标序号	序号混用	英文序号	序末加点	单题标序	序号跳挡	序号颠倒	左未顶格	未用圈序
毕业高护 03-1 班	53	2	8	0	7	3	2	2	48	1
毕业大护 05-4 班	40	0	0	0	4	0	1	0	8	1
在读高护 05-10 班	48	2	3	1	20	16	0	3	13	4
合计（%）	141	4 (2.8)	11 (7.8)	1 (0.7)	31 (22.0)	19 (13.5)	3 (2.1)	5 (3.5)	69 (48.9)	6 (4.3)

2. 字词句篇

论文写作有许多语文方面的基本要求，如字无错漏，词能达意，文句通顺，篇段清晰。护生的论文在这些方面存在的问题极多。①错漏字多。几乎每篇论文都有错别字和漏字。有一篇文章错字连篇，令人惊讶，全篇 3000 字，错别字有 202 个，错字率达 7%。文章漏掉字也很普遍。有两篇论文竟然连文题也有明显的掉字，如《急性脊髓炎的观察及》，掉了"护理"二字，使文题很不完整。还有一篇论文竟然掉了第 2 页。还有一些字重叠。在数字使用时很是马虎，如两组数字连写时未用波纹号分开，原意是 48~72 小时取出纱布，却写成了 4872 小时取出纱布等等。书写计量单位时，未用外文单位符号，而是使用中文名称，如未用 cm，而用厘米等。②用词不当。许多词不达意，致使概念不清。使用专业术语不准确，使用了一些已废弃的医学名词。使用缩略语第一次出现时，未注明全称。使用非公知的外文缩写时，未注明中文意义。使用冠名名词时，在姓名后加"氏"等等。③文句不通。语法修辞、遣词造句方面问题很多。许多句子由于用词不当，或缺少词语，或有上句无下句，而使文句不全，概念不清，句意不明。许多段落标题很不简洁，一个标题长达 30~50 字，读起来很费劲，也使人找不到段落内容的关键和要领。④篇章杂乱。撰写科技论文也像封建社会写八股文一样，有统一规范的格式，即所谓的洋八股，其结构有三部十项。但许多护生对论文的写作格式并不熟悉。没有按相关的格式书写。如有的文章写了"对象"后，没有写"方法"和"结果"，接着就写"讨论"和"结论"。有些是生搬硬套某种写作格式，但并不适合。如护理资料分析或个案护理报告，按实验报告的格式书写就很不合适。在文章的选材谋篇方面，不能很好地选择和组织科研资料，不能很好地整理归类所研究的问题。层次不清，条理不明，重点不突出，详略不得当，使人一看就像大杂烩，东拼西凑，东拉西扯，逻辑混乱，杂乱无章，资料堆积，一堆乱麻。如某护生的论文，可以很明显地看出是将他人的两篇文章拼凑在一起的，因为前后两部分有各自的标题序号，而且前后的内容大多数是相同的。许多论文内容的详略取舍不当，没有围绕主题，突出重点。如某篇论文的"资料与方法"项目写了 6 千字，而最重要的"结果"和"讨论"却只有 100 多字。许多文章在小段落标题之前加了大段的文字叙述，实属喧宾夺主。

3. 标点符号

护生论文中的标点符号使用很随便，有许多使用不当或使用错误。不该使用的地方却用了标点，如文题用了标点，独立成行的大标题用了冒号或其他标点符号，句子中各词语间不该用标点却用了逗号等标点。有些词语或句子间该用标点的地方却没有标点。还有许多标点使用错误，如把间隔号当逗号使用，起止号不用波纹号，括号和引号只有半边或者反向等。

论文的排版也有不少问题。手写的论文起排很不规范，有许多空缺版面。打印的论文各项目的字体大小不符合要求等。

（七）毕业论文答辩中存在的主要问题

1. 答辩准备

①迟交论文。有一个护生在论文答辩前两三天还没有写论文，只得临时抱佛脚抄袭拼凑。还有的论文没有打印好。高护03－1班有6人迟交论文，在答辩进行时才匆忙交来，迟交者占11.3%。②论文附件不全。高护03－1班有2人的论文未附选题报告，即科研课题任务书；有3人无实习医院指导教师的论文评定意见；有4人未附论文答辩成绩评定表。③未按时到场答辩。有3人在答辩结束后才赶到现场答辩，个别护生还缺席论文答辩。

2. 答辩质量

①论文简介不佳。许多护生不会归纳总结，不能用流利的语言简介科研选题、科研设计和论文梗概，只会一味地照念论文。②提问答辩极差。护生对教师所提的3个问题，多数回答不出。三题全错或只有部分答对的护生占76.4%（71/93）。原来准备的3个问题中，一个涉及论文写作知识，一个涉及统计分析知识，一个涉及专业知识。开始被提问的3个学生，均不能回答出前两个问题。鉴于此种情况，不得已临时将3个提问都改为专业问题了。即使如此，仍有许多护生对最基本的专业知识也是答非所问，回答不出，东扯葫芦西扯叶。如问 $\bar{x}$ 是什么意思时，竟然不会读，也不知道是什么。问到护理程序的5个步骤时，居然回答不全，这可是在基础护理学中重点讲授过的内容。问到在基护和内护两门课中都讲过的高血压的诊断标准时，也说不明白。问到论文中的英文缩写时，也不知道是什么意思，连医院里很常见的ICU也不知道代表什么。由此可知部分护生的学识水平是多么低下（表11）。

3. 答辩成绩

护生的毕业论文，实习医院的指导教师都写有评语和评定的分数或等级，但普遍评价过高，很少有指出不足的。学院答辩教师评定的论文成绩等级与医院指导教师评定的等级相差甚远。答辩教师评定为优良成绩者只占3.3%，而医院教师评为优良者却占97.8%（表11）。

表 11　专科护生毕业论文答辩结果与论文评定的等级

班　级	论文篇数	论文答辩结果			医院评定等级				学院评定等级			
		三题全对	部分答对	三题全错	优	良	合格	不合格	优	良	合格	不合格
高护 03 - 1 班	53	9	41	3	19	34	0	0	0	0	6	47
大护 05 - 4 班	40	13	25	2	21	17	2	0	1	2	7	30
合　计	93	22	66	5	40	51	2	0	1	2	13	77
（%）		(23.6)	(71.0)	(5.4)	(43.0)	(54.8)	(2.2)	(0.0)	(1.1)	(2.1)	(14.0)	(82.8)

三、讨论

（一）原创论文极少，教书必先育人

护生毕业论文及答辩质量分析的结果表明，护生的学习态度存在着严重问题，主要表现有三。①原创论文极少。两个毕业班的原创性论文只有 4.3%，95.7% 是采用他人的文献资料，包括网络资料、图书资料和期刊资料。护生们不愿意动脑筋花时间，独立自主地进行科研，不愿意自己下功夫去写作论文，只想抄袭拼凑，应付过关。就像平时互相抄作业好向老师交差一样。这种敷衍了事的态度不利于培养素质好的护理人员。研究生在他们的学位论文中，都签有《原创性声明》，表明论文是自己独立进行科研的成果[1]。而我们的专科护生却做不到这一点。②错字漏字特多。几乎每篇文章都有错字漏字，最多的一篇文章错别字达 200 多个，错字率为 7%。漏字不仅在文章中常见，而且连文题也有明显的漏字，个别论文竟然漏掉了一页文章。此外，在标题序号、数字、计量单位、标点符号等方面也存在许多问题。错漏字等绝不是知识水平和能力问题，而是态度马虎、草率应付最突出的表现。许多护生在文章打印后根本没看过就草草交差了，这种不认真的态度令人震惊。③答辩准备很差。少数护生在长达 1 年的临床实习期间，竟然没有准备论文，到答辩前两三天还没有写论文或没有打印好。如高护 03 - 1 班有 6 个护生在答辩进行时才临时交来论文。有些护生的论文其附件也不齐全，如缺选题报告、指导教师评语、成绩评定表等。少数护生答辩时还迟到甚至缺席。这些问题反映了部分护生对论文答辩所持的一种毫不在乎的态度。

上述种种情况证明了护生的学习态度存在很大问题，应引起教育者认真反思。对于学习或工作，态度是极其重要的，态度决定一切。积极正确的态度，能促使护生勤学苦练，能克服困难和挫折，能保证学习取得好成绩，工作取得大成就。消极错误的态度，必将一事无成。因此在教学中，不仅要教书，而且要育人，并且要做到教书必先育人。德智两育，德育为先。我国教育家陶行知说过："千教万教，教人求真；千学万学，学会做人。"学做一个态度认真、主动积极、勤奋严谨、务实求真的人。勤奋决定成功，苦练决定才能。师傅领进门，修行在个人。

孟子曰："天将降大任于斯人也，必先苦其心志，劳其筋骨，饿其体肤，空乏其身……"2008年98岁的北京大学教育家季羡林教授总结了一个人取得成功的公式：成功＝天资＋勤奋＋机遇。"天资"是先天遗传决定的无法改变的一种智力因素（智商）；"机遇"是不期而遇的无法渴求的一种机会；只有"勤奋"才是自己决定的可以通过狠下工夫使事业成功的一种非智力因素（情商）。一个人学习或事业的成功，勤奋占80%，因此说勤奋决定成功。心理学的研究告诉我们：认识决定态度和行为。因此在教学中要加强认识教育，提高对科研学习的认识，才能端正学习态度，取得良好的学习效果，使毕业论文答辩取得较好的成绩。

（二）科研知识缺乏，授课必重应用

分析护生的毕业论文及答辩情况，发现护生科研知识缺乏。①选题不新。科研创新，特色为先。然而护生92.5%的研究课题集中于一些常见病的护理与健康教育，研究内容单一和局限，都是一些书本上或文献中已有的大家都知道的知识，未能从探索未知领域来选择研究课题。由于创意不新，因而课题缺乏新、稀、奇、特等特点，撰写的论文也内容俗套，大同小异，没有特色。绝大部分论文都是一般化的老生常谈，没有自己的新观点和新见解，也没有自己亲身体验的护理新措施和新经验。由于文章没有新意，没有特色，不能给人以新知识和启迪。②格式不熟。医学科技论文的写作有相对固定的体例形式，即温哥华格式。其论文结构由三部十项——"前正后、五四一"组成，即前置5项——文题、作者、摘要、关键词、英文摘要；正文4项——前言、材料与方法、结果、讨论；后置1项——参考文献[2]。科技论文属于议论文的范畴，而护生不善于写这种文体。他们搞不清议论文的三段式结构与论述三要素，和科技论文正文的三段式结构与主体三大项目的对应关系。科技论文的第一段是前言部分，主要说明研究目的，它相当于议论文的第一段引论，主要提出论述三要素之一的论点，即提出问题（论点或论题）。科技论文的第二段是主体部分，有三大项目，其中两大主体项目即材料与方法、结果，它相当于议论文的第二段本论，是论述三要素之二的论据，即分析问题时的数据（摆出事实依据）。第三大主体项目是讨论，它也相当于议论文的第二段本论，是论述三要素之三的论证。即分析问题时的逻辑推理方法（用论据来证明论点的论证方法）。科技论文的第三段是结论部分，短篇的期刊论文其结论一般写在讨论的最后，重大研究的长篇论文或长篇的学位论文需单列结论标题书写，它相当于议论文的第三段结论，即解决问题（归纳总结、阐明题旨）。护生对"洋八股"式的论文格式还很不熟悉，特别是对每个项目具体写哪些内容，怎么写，还很不清楚。对议论文要求"论点鲜明、论据充分、论证严密"也缺乏认知，因而许多论文的题目与内容不符，错位重复，逻辑混乱，层次不清。在读护生按一般学术论文规范的"三部十项"格式模仿写作的论文，上述问题十分常见。两个毕业班的论文，其体裁类型92.5%为资料分析或经验总结以及讲座、综述等文章，不少论文是"四不像"，既不像资料分析，也不像经验总结，既不像专题讲座，也不像科普短文。这些不同体裁的文章，都有各自的写作格式和要求，不完全适用于一般科技论文"三部十项"的温哥华格式。然而护生对其他体裁的写作格式和要求知之甚少，因而写作时不知道如何组织文章的结构，要么生搬硬套"三部十项"的格式，要么自己随意拼凑项目和内容，出现了一些不伦不类的文章。③缺乏数据。科技论文进行讨论即进行论证时，必须摆事实、讲道理，言必有据，必须用事实和数据来论证论点或观点。因为事实胜于雄辩，而不能空洞无据、一味空谈。然而护生的大多数论文都没有或缺乏数据，多是一些空洞的陈述或议论，就像老师写的授课讲稿。由于护生不懂得数据的重要性，因而不重视数据的搜集、整理和分析，也不懂得如何运用数据去证明自己的论点，因而文章只能平铺直叙一些护理知识，谈不上真正意义的科研论文。④答辩极差。76.4%的护生对提出的3个答辩题只有部分答对或全部答错。他们对一些最基本的科研知识知之甚少，对统计知识几乎一无所知，即使是一些最简单的专业知识也有许多护生回答不出。

护生知识缺乏是如何造成的呢？一方面是学生存在厌学情绪，多数学生对考查课不感兴趣；另一方面在教学中也存在某些缺陷。如在论文写作的教学中，只讲了一般科技论文通用的"三部十项"格式，而对其他原著体裁的写作格式和要求则没有讲授，然而正是这些没有讲授的论文体裁，恰恰又是护生们采用最多的类型，如护理资料分析、护理经验总结、个案护理报告等。反思医学科研的教学，一方面要想方设法提高护生们的学习兴趣，另一方面教学也要崇尚实用，应根据实际应用的需要，在教学中突出重点，理论联系实际，突出应用，加强论文写作的教学。

（三）写作能力很差，训练必须强化

评审护生的论文，发现她们不仅基础知识缺乏，而且写作能力也很差，突出表现在以下三个方面。①资料搜集能力差。"巧媳妇难为无米之炊"，没有必要的资料是写不出论文的。为了搜集原始资料，首先要选好一个新颖独特的科研课题；其次要进行一个周密简明的科研设计；再次是认真严谨地科研实施，及时、准确、完整地搜集原始资料；最后是认真整理和分析资料，并且写作成文。纵观护生的科研，他们没有严肃认真地进行选题、设计和实施，没有自己亲自研究的原始资料，只是搜集和查阅他人的文献资料，抄袭拼凑成文章。在读护生模仿写作的论文，其"材料与方法"项目中，有89.6%的研究方法有错误或缺陷，有52.1%的内容不当，由此可反映护生科研设计能力是很差的。②统计分析能力差。护生都学过卫生统计知识，然而面对论文中的数据资料时，却不能独立地进行统计描述和统计推断。他们连一些最常用的统计符号也不认识，对一些统计指标和假设检验的计算更无从动手。有31.3%的在读护生对已计算好的统计结果不会下统计结论和专业结论，有81.3%的护生不能规范地使用论文资料表，有许多护生不能很好地运用统计结果分析综合来揭示客观事物的本质特征和规律。在论文答辩时，对有关统计分析的问题是一问三不知。③文字表达能力差。撰写科技论文要求新、求真、求规范。确定文题时，要求紧扣课题、揭示主题、内涵具体、简明醒目；拟定提纲时，要求构思布局、确定格式、设计层次、分级标题；写作初稿时，要求突出重点、取舍素材、安排内容、使用图表；修改定稿时，要求反复推敲、认真斟酌。通过审阅护生的论文，发现他们的布局谋篇、遣词造句、语法修辞等方面存在许多问题。他们不会从宏观角度去统领全局，构思选材；不能把握主题，突出重点；不能找出新意，体现特色。他们对各个项目应写哪些内容不太清楚，该写的没写，不该写的又写了，有些是画蛇添足。这些问题反映了护生们缺乏写作技巧，语言文字功夫差。他们的论文中，错别字很多，还存在用词不当，文句不通，标题序号、标点符号使用错误等诸多问题。如在读护生39.6%的论文存在逻辑混乱，对"结果"的描述层次不清，在"讨论"中抓不住要领，下"结论"时提炼不出精华，27.1%的结论不精炼。论文的文字表达差，降低了论文的文学标准，影响了论文的可读性[3]。

护生论文写作能力差的现状提示我们，学院要重视语文教学，特别是作文教学。同时在科研学的教学中，要重点讲授各种论文的写作格式，安排对各类论文例文的讨论和讲评，加强模仿写作的训练和讲评，适当增加写作练习，考查时也应考完整论文的写作。通过反复强化练习写作，以提高护生的写作技能和技巧。

综上所知，多数专科护生对毕业论文及答辩的态度马虎，科研知识贫乏，写作能力很差。表现在论文的选题不新、格式不熟、文笔拙劣，也表现在答辩很差。这提示我们，在科研学的教学中应加强态度教育，突出知识应用，强化写作训练，以提高护生的科研素质。

参考文献

[1] 杨丽.月嫂护理对母婴健康影响的调查研究(D).中南大学护理学院，2008.
[2] 罗隆明，张生皆，编著.医学科研学(M).北京：人民卫生出版社，2007：133～149.
[3] 石金玉等，编著.实用医学论文写作(M).北京：人民军医出版社，1995：8～10.

·回顾性资料分析·

专科护生个案护理报告的评审分析

罗隆明

（常德职业技术学院，湖南 常德 415000）

［摘 要］ 目的：了解专科护生个案护理报告写作的状况与问题。方法：采用方便抽样方法整群抽取即将毕业的 2 个高职护理班的 87 篇个案护理报告进行回顾性资料分析。结果：个案护理报告评审的均分为 74.4 分（60~95 分），初评的优秀率为 9.0%，良好率为 18.1%，合格率为 52.9%，不合格率为 20.0%。个案护理报告的 9 个写作项目中，格式与内容存在问题的百分率由高到低的顺位分别是护理为 69.0%，参考文献为 63.2%，讨论为 54.0%，病例介绍为 37.9%，前言为 33.3%，摘要为 25.3%，关键词为 18.4%，文题为 14.9%，作者为 2.3%。个案护理报告中文辞问题的百分率由高到低的顺位是文字数字为 63.2%，标题序号为 47.1%，标点符号为 24.1%，名词术语为 16.1%，计量单位为 8.1%。结论：专科护生在毕业论文——个案护理报告的写作中存在着态度不端正、内容少特色、格式不规范等诸多问题。在今后的护理科研教学中要加强求真、求新、求规范的教育，以提高科研素质和毕业论文写作质量。

［关键词］ 专科护生；个案护理报告；评审

专科护生撰写毕业论文是高教重要的实践教学环节，也是护生获取毕业证书的必要条件之一。自 2002 年 8 月组建常德职业技术学院以来，对专科护生开展了毕业论文答辩工作，要求护生撰写原著类的实验报告、调查报告、资料分析等体裁的毕业论文。自 2011 年开始，护理系要求护生的毕业论文体裁改为撰写原著类的个案护理报告。为了了解专科护生个案护理报告写作的状况与问题，以指导今后的科研教学与个案写作，特对 2011 年评审的个案护理报告进行了一次抽样分析，现将结果报告如下。

1 资料与方法

1.1 常规资料来源

现存的常规资料——个案护理报告来源于 2011 年即将毕业的护理专科班。采用方便抽样方法从 30 个护理班中整群选取作者亲自评审的 2 个高职护理班的

87 篇个案护理报告进行资料分析。

1.2　资料分析内容

采用回顾性资料分析方法按拟定的 3 个分析项目(即评审成绩、写作格式与内容问题、文辞问题)进行资料的搜集、整理与分析。

1.3　统计分析方法

计算均数与率进行描述性分析。

2　结果

2.1　个案护理报告的评审成绩

按照护理系下发的《关于专科护生毕业论文的有关规定》的要求进行论文评审,写出评审意见并给出评定成绩。评定成绩包括两部分,即分数与等级。90 ~ 100 分者评等为优秀;80 ~ 89 分者为良好;60 ~ 79 分者为合格;<60 分者为不合格。2 个高职护理毕业论文的初评成绩有 20% 为不合格,需要重写或修改,重写后重新评分与评等(表 1)。

表 1　专科护生个案护理报告的评审成绩

评审班级	论文篇数	均分	标准差	最高分	最低分	优(%)	良(%)	合格(%)	不合格(%)
高护 06 - 7 班	46	73.6	9.8	95	60	4(8.7)	7(15.2)	25(54.4)	10(21.7)
高护 06 - 8 班	41	75.3	9.4	95	60	4(9.8)	9(22.0)	21(51.1)	7(17.1)
合 计	87	74.4	9.6	95	60	8(9.0)	16(18.1)	46(52.9)	17(20.0)

评审为不合格的 17 篇论文中,有 30% 存在明显的抄袭现象。如有一篇关于阑尾炎护理的论文,抄袭了同班 3 个以上同学的文章,连错别字都一样。由于抄袭,文章中闹出了许多笑话。如一个 10 岁未结婚的男患儿,文章中写了要"避免性生活"。一个 3 个月的不会说话的患儿,写了要对他进行心理护理。对一个男患者的出血护理,扯到了女性的月经问题。对一个患儿的护理,又扯到了老年护理等等。还有 3 篇文章入院时间前后不一致,如前言中的入院时间是 2010 年 8 月入院,病例介绍中却是 2008 年 8 月入院,时间相差 2 年,而且与临床实习时间不符,实习是 2010 年开始,怎么会有 2008 年的病例。

不合格的文章中,有 70% 格式不规范,内容杂乱无章,文辞错误很多。个案护理报告要求 3000 字以上，个别文章字数太少，不到 2000 字。

2.2　个案护理报告写作格式与内容中存在的主要问题

　　个案护理报告通行的也是比较规范的写作格式包括 3 部 10 项，即前置部分 5 项，包括文题、作者、摘要、关键词、英文摘要；正文部分 4 项，包括前言、病例介绍、护理、讨论；后置部分 1 项，即参考文献。除英文摘要暂不作要求外，其余 9 个写作项目中存在诸多问题，按统计数据问题率的多少排序，其顺位依次是：①护理；②参考文献；③讨论；④病例介绍；⑤前言；⑥摘要；⑦关键词；⑧文题；⑨作者（表 2）。

表 2　个案护理报告写作格式与内容中存在问题论文的统计结果

评审班级	论文篇数	文题（%）	作者（%）	摘要（%）	关键词（%）	前言（%）	病例介绍（%）	护理（%）	讨论（%）	参考文献（%）
高护06－7班	46	9(19.6)	2(4.3)	14(30.4)	9(19.6)	16(34.8)	19(41.3)	34(73.9)	26(56.5)	32(69.6)
高护06－8班	41	4(9.8)	0(0.0)	8(19.5)	7(17.1)	13(31.7)	14(34.1)	26(63.4)	21(51.2)	23(56.1)
合　计	87	13(14.9)	2(2.3)	22(25.3)	16(18.4)	29(33.3)	33(37.9)	60(69.0)	47(54.0)	55(63.2)

2.2.1　文题

　　①文不对题。问题之一是体裁类型错误。将个案护理报告写成了医疗病例报告，如"1 例糖尿病继发阴囊坏疽的治疗"。还有将个案护理报告写成了护理病例分析，如"静脉留针的护理"介绍了 10 例患者的护理，"1 例慢阻肺的护理"介绍了 32 例患者的护理，"1 例气管切开患者的护理"介绍了 156 例患者的护理等。更有甚者将个案护理报告写成了临床试验报告，更是牛头不对马嘴。问题之二是内容错位。文中护理的内容与文题护理的标示不一致。问题之三是重点偏离。文中没有重点介绍如何护理病人，而是重点介绍如何治疗，或脱离介绍的病例单纯介绍护理操作方法等。如"1 例喉梗阻的治疗与护理"、"静脉留针的护理"等。②措词不当。文词内涵不具体，如"急性心肌梗死的应用护理"，"应用"二字使用不当，应改为"急救"护理较好。不少文题用词不准确，缺乏具有揭示主题作用的特异性实词。有的文题中使用了标点符号和一些不公知的缩略语，如 COPD（慢性阻塞性肺疾病）等。③文题过长。个别文题超过 20 字，长达 27 字。

2.2.2　作者

　　有的文章在署名下方未注明作者单位，有的单位标注不完整、不规范，有缺项，未加括号等。

2.2.3　摘要

　　①类型不当。个案护理报告只适合写概述性摘要，但部分文章生搬硬套地写

成了有固定 4 项的结构式摘要。②内容不当。概述性摘要应像写内容提要一样高度概括文章的主题内容。然而不少文章的摘要类似前言，写成了疾病介绍或进行空洞的议论。③篇幅不当。摘要篇幅 100 字左右。有的篇幅过长，达到 500 字；有的则过短，只有 1 句话 12 个字，如"总结 1 例脑出血患者的护理"。④书写分段。摘要不应分段撰写，只用 1 段文字，但有的却分了 2 ~ 3 段。

2.2.4　关键词

①选词不当。许多关键词缺乏专指性，不能反映主题。个别关键词还脱离了文章的中心内容，如 1 篇文章选用了"个案护理"一词，该词在文中并没有出现过。还有选用的关键词并不是名词或名词性短语，而是选用了一个句子，该句子比论文的题目还长，文题只有 14 个字，而关键词却有 15 个字。如"糖尿病继发阴囊非创伤性气性坏疽"作关键词实为不妥。②数量过少。个别文章只有 1 个关键词，许多文章只有 2 个关键词。按要求选 3 个关键词为好。③位置不当。个别文章将关键词标在了前言之后。

2.2.5　前言

①未写前言。此类文章有 7 篇之多。②内容不当。个案护理报告的前言应重点叙述所选病例的特殊性以及个案护理总结的目的与意义，但绝大多数文章都未涉及目的意义等内容，而是大谈疾病概念、流行情况、病因、病理、临床表现、诊断、治疗、预后等临床问题。③篇幅不当。前言要求 200 字左右。有的篇幅过长，长达 500 多字；有的则过短，不到 100 字。④书写分段。短小的前言是不需分段的。

2.2.6　病例介绍

①未写病例。有 3 篇文章无病例介绍。②病例普通。个案护理报告要求选用少见特殊的病例，但许多文章的病例十分普通，缺少新、稀、奇、特等特点，无特殊性可言。③内容不当。病例介绍详略不当，未突出护理重点。许多病例只介绍了医生所写的病史、检查、诊断、治疗等内容，而没有或很少介绍与护士有关的护理内容。还有不少文章在病例介绍中设置了一些不必要的小标题，如治疗与抢救、治疗要点、手术方法等，连篇累牍地介绍了许多医疗方面的内容。也有个别文章将本应写入"护理"项目中的 7 项护理措施写在了"病例介绍"中，实为不当。④篇幅不当。病例介绍要求 500 字左右，只需简介病史、检查诊断、医护过程、转归等情况。但不少文章过于繁琐，像一个完整的病历，字数超过 1000 字。但也有少数文章介绍过简，只有 3 行，不到 100 字。⑤分段太多。病例介绍一般不分段书写，但有的文章却照抄病历，分了 11 段文字进行介绍。

2.2.7　护理

①未写护理。个别文章未列"护理"大标题去重点叙述护理方法，而是在"病例介绍"后接着就进行"讨论"，缺失了最重要的主体内容，此是大误。②标题混

乱。一是层次不清。个案正文的主体部分——护理，一般只列一个一级大标题，但有不少文章并列了许多与"护理"平级的一级大标题，如一般护理、基础护理、病情观察、术前护理、术后护理、预防并发症、心理护理、健康教育、出院指导等。这些本应属于二级标题，却标为了一级标题，使内容层次不清。二是用词不当。许多二级标题用词不当，内涵不清。如护患间的护理、家属护理、入院护理等不宜作二级标题。再如一般护理、基础护理等标题则内涵不清。还有用症状、体征和护理诊断作标题，也不妥当，如用恶心呕吐、腹腔感染、咳嗽与上感有关等作标题。三是不太简洁。许多三级标题序号后未标小标题，使人不易明确主要内容。许多三级小标题标了一句长话，也使人抓不住要领。还有不少文章并列的三级小标题过多，显得繁杂，不能凸显一、二级标题。最好成段书写，将并列的3级标题序号改为连写的带圈序号，即首尾相连的序号，以减少并列的层次，使一、二级标题更加凸显和清晰。四是标题重复。同一标题在几个不同的地方重复使用。③内容不当。一是喧宾夺主。在"护理"项目中叙述了大量与护理无关的内容，不仅主次不分，而且画蛇添足，多此一举。如在护理中综合介绍某病的临床特点、诊疗方法，解释产生某些症状、体征的原因等，而对护理措施与方法未叙述或叙述很少。对并发症的观察和预防过于繁琐，有的文章占了护理部分1/3以上的篇幅。对某些护理措施，讲操作程序多，讲具体的实施少。二是归纳不佳。许多护理内容归纳不合理，不能围绕标题核心组织内容，显得不合逻辑，名不副实。如标题是"改善呼吸"，但其后讲了许多心理护理、饮食护理、皮肤护理等许多风马牛不相及的内容。标题是"饮食护理"，却讲了许多用药护理、疼痛护理、按摩等无关内容。标题为"休息"，却讲的是物理治疗、戒烟限酒等许多不相关的内容。三是逻辑混乱。许多护理内容十分零散，胡编乱造，东拼西凑，缺乏逻辑，眉毛胡子一把抓，层次不清，条理不明。如有的文章，一会儿讲院外抢救，一会儿又讲院内急救；一会儿讲手术护理，一会儿又讲非手术护理；一会儿讲儿童护理，一会儿又讲老年护理；一会儿讲子宫肌瘤的护理，一会儿又讲宫外孕的护理等。还有一些护理内容含糊不清，如一会儿讲并发症的观察与预防，一会儿又讲并发症的护理，看了半天也不知道该患者是否发生了并发症。如果没有发生，只讲观察与预防即可；如果发生了，则应围绕并发症讲具体的护理方法。④脱离病例。此类问题，十分普遍。许多文章写的不是个案护理，而是讲座或教案，因为它没有联系文章中介绍的实际病例的具体护理问题和实际需要来叙述护理措施，而是脱离具体病例面面俱到泛泛而谈护理问题。文章中使用了"如果""若是""可能""应该"等许多不确定的似是而非的词语，罗列了一大堆条文式的护理措施，使人看后也不知道该患者是否真实地发生过某些护理问题，是否需要采用或是否采用了某些护理措施，一头雾水，不能给人以亲自护理的感觉，就像是讲课资料。⑤重点不显。一是未按轻重缓急进行护理排序，未重点突出主要的或特殊的护理问题(护理诊断),未突出重要的或关键的护理措施。二是未彰显特殊病例的护理特点、独特的护理做法或护理创新尝试,仅仅局限于一般常规护理方法的介绍,显得平淡无奇缺乏特色。⑥做法欠详。在护理的总结中,多局限于护理问题、发生原因和护理措施的原则性叙述,没有侧重介绍"怎么做",即如何进行具体操作,也缺少对护理过程的动态叙述,对护理效果也没有或缺乏适当的评价。还有个别文章出现了不该有的省略,如操作见 P1,处理见十九章等。⑦内容重复。许多护理内容前后重复,显得累赘。⑧篇幅过少。"护理"项目是个案写作的重点,要求 2000 字以上。但个别文章内容单一,篇幅过少,只写了寥寥的 200 字。

2.2.8 讨论

①标题不当。"讨论"项目的一级标题,既可冠以"讨论"也可冠以"护理体会"或"小结"。但有部分文章同时冠以 2 个以上的一级标题,不太妥当。②内容不当。该问题特别严重,一是形式不妥。个别文章按结构式摘要的形式写讨论,十分不当。二是偏离主题。讨论应围绕护理这个中心进行,但有的却讨论医生范围内的诊断、治疗问题。三是内容重复。在讨论中重复前面"护理"中的护理措施、护理操作,大写心理护理等。四是杂乱无章。讨论写成了大杂烩,东拉葫芦西拉叶,讨论的重点不突出,特点不明显。五是总结不精。未能简明扼要地总结特殊病例的护理特点、主要的护理问题、重要的护理措施;体会不深刻,未能深入总结护理成功的经验或失败的教训;总结不精炼,未能高度概括个案护理的主要内容。③篇幅不当。讨论一般要求 200 字左右。存在的主要问题是篇幅过长,不简明扼要,有些篇幅占了全文的一半以上,多达 1200 字。

2.2.9 参考文献

①引用不当。有的文章在"病例介绍"中标注角码,引用参考文献,实为不妥。②角码错缺。一是未标角码。半数以上文章在论文中未标注引文角码,但在文后却著录了参考文献的目录,这种著录是没有意义的不被认可的形式主义的摆设。二是位置不当。不少文章标注的角码未标在引文最后一字的右上角,而是角码与文字平齐。还有部分角码标在了一个句子的中间。三是角码倒置。未执行"顺序编码制",未按引文的先后顺序标注角码,导致顺序颠倒。如角码 5 标在了角码 2 之前。四是标少著多。文中只标注了 1 个角码,而文后却著录了 3 篇文献目录。六是角码缺失。文后著录了 4 篇文献目录,但文中却缺失了角码 1 和 2。③著录马虎。一是著录不全。文后著录参考文献要求按温哥华格式完整地著录 7 项内容,但许多著录却有缺项,多者缺 4 项,有些连文题都没有,真是马虎之极。二是标码未著。个别文章标注了引文角码,但文后却没有著录文献目录。三是一码多著。同一引文的角码,在文后却重复著录几次。

2.3 个案护理报告中文辞方面存在的主要问题

个案护理报告普通存在着各种文辞问题,按统计数据的多少排序,其顺位是:①文字数字;②标题序号;③标点符号;④名词术语;⑤计量单位(表3)。

表3 个案护理报告中文辞方面存在的主要问题

评审班级	论文篇数	标题序号(%)	文字数字(%)	名词术语(%)	计量单位(%)	标点符号(%)
高护06-7班	46	22(47.8)	29(63.0)	9(19.6)	5(10.9)	10(21.7)
高护06-8班	41	19(46.3)	26(63.4)	5(12.2)	2(4.9)	11(26.8)
合　计	87	41(47.1)	55(63.2)	14(16.1)	7(8.1)	21(24.1)

2.3.1 标题序号

①序号混用。一篇文章中的并列序号,同时使用标准序号与传统序号,此类问题较多。②使用英文。有些文章使用英文字母作序号。③文内未圈。有较多文章内部的连写序号,未用带圈的阿拉伯数字作序号,即未用①②③等作序号。④单题标序。个别文章同一层次只有1个标题也标了序号。如一级标题"病例介绍"的序号为1,其二级标题1.1"病史介绍",但其后却没有1.2等,此1.1的序号就是多此一举了。⑤左未顶格。论文要求使用标准序号,但许多文章并列的标准序号左起未顶格起排,而是像使用传统序号一样左起空了2格。⑥末字加点。使用标准序号,末位数字不应加标点,但不少文章却加了逗点或顿号。⑦序号跳挡。使用标准序号是不能跳挡的,但少数文章却出现了跳挡情况。如一级标题序号为1,其二级序号应为1.1和1.2等,但文章中却跳过了二级序号,使用了三级序号1.1.1和1.1.2等。⑧同层重复。同一个层次的前面和后面,重复使用了二级序号1、2、3、4等。⑨未标序号。如不少文章的"病例介绍",应标序号1,但却没有标序号。⑩序号错缺。有的文章序号缺失,如前面没有序号1,后面却突然标出了序号2。还有的序号错误,如标了序号3.6.1,接着标的是3.5.2等。

2.3.2 文字数字

①错别字多。几乎每篇文章都有错别字,少者几个、几十个,多者达200多个。少数文章连文题也有错别字,如支气管肺炎,由于错了一个字,变成了支气管脑炎,这是一种不存在的疾病。文章中错别字极为普遍。如心里(理)护理、心记(肌)梗死、心里(力)衰竭、铸(巨)型结石、腹(肺)部呛咳、实(视)物模糊、疲发(乏)无力、消除(毒)隔离、灌(管)腔、瞳扎(孔)、床上联系(练习)大小便、部(不)详、部(不)配合、部(不)到位、注音(意)事项等,不胜枚举。由于错别字多,使文章语意不清,难以看懂。②漏字普遍。如临床表(现)、(水)肿程度、预

防便(秘)、(搞)好患者等。个别文章有些文字未打印出来,仍用黑条代替。③英文不当。没有按规范要求使用英文的大小写。如 ML(ml)、CM(cm)等。④数字错误。一是使用中文数字。计量、计数、时间等都要求使用阿拉伯数字,却有相当多的文章使用中文数字。如一例应写成 1 例。二是数字错误。如血压 120、/8 mmhg,有 3 处错误,数字 8 应为 80,单位中 h 应为 H,分数线前不应使用标点符号顿号。再如血压 101/次 mmhg,也有 3 处错误,缺舒张压数字,单位多了"次",单位需用 H。还有许多时间表述错误。如年份未用全称,2010 年写成了 10 年;年份数字有错,如 20010 年,多了 1 个 0;有的时间有年、有日,但没有月等。三是未用比例基数。如发病率 2/1000,应写成 2‰。四是指数错误。血细胞化验结果,采用乘幂方式用指数记数表示,应写成 $A \times 10^n$,但不少文章写法有错。如 WBC 计数写成 $4.2 \times 10 \sim 9$、$3.8 \sim 109$,应写成 4.2×10^9 和 3.8×10^9。红细胞、血小板计数也有同样错误。⑤面积写法不当。带长度单位的数字相乘时,每个数字都应写出单位,但文中并非如此。如 B 超某肿物的大小,写成 2×3 cm 或 2×3 cm,应写成 2 cm $\times 3$ cm。⑥小数有错。个别文章中的小数点使用了句号。⑦角码错位。如 cm^2 写成了 cm2,维生素 B_1 写成 B1 等。

2.3.3 名词术语

①词不规范。使用已废弃的医学名词,如心肌梗塞、脑梗塞,应改用心肌梗死、脑梗死。合并症应改为并发症。胃 Ca,应写成胃癌等。2 个汉字以上的冠名名词不应加"氏",但文中却用了氏字。②用词不当。许多用词,词不达意,概念不清。如"对要求保留子宫肌瘤的患者进行手术",句中应去掉"肌瘤"二字。"多处糖尿病并发症","多处"二字应位于并发症之前。1 例患者的护理,不应称"本组"患者、"全部"病例。三重感染应为二重感染等。还有皮肤与黏膜的概念混淆。③语句不通。许多句子不完整,在语法修辞方面存在缺陷,文理不通。个别还出现了不该有的词语重复,如报告报告如下等。④缩略语不当。许多中文简称在首次使用时未写明全称,许多外文缩写首次出现时未注明中文名称。

2.3.4 计量单位

①未用单位。如体温、血压等数据。②单位错误。如体温写成了 390C,应写成 39℃。血压单位写成 Hg,漏掉了 mm。还有的写成 mmhg,h 应为 H。未使用单位符号,而使用单位名称和读法,如脉搏 76 次每分,应写成 76 次/min。③未用法定单位。使用市制、英制,如用英美的"盎司"等。

2.3.5 标点符号

①未用标点。许多该用标点符号的地方却没有标点。如段末没有标点,有一篇文章共有 15 段,有 8 段在段末无句号。还有不少多句连写,在句子之间没有标点断句,造成阅读困难,不知其意。有的在作者单位后未用逗号,全部单位未用括号。②乱用标点。许多不该用标点符号的地方却用了标点,如文题中、独立成

行的一级标题和二级标题后、一个句子的中间等处使用了标点符号。③标点错用。标点符号使用混乱，对国家发布的 16 种标点符号不能正确使用，特别是逗号与句号的使用十分随便和混乱。如在一段文章之末需用句号却用了逗号，有的句子需用逗号却用了句号。作者单位后面需用逗号却用了冒号，参考文献的序号一般不用标点却用了冒号。还有两种标点连着使用，如摘要和关键词使用了方括号，而在其后又用了冒号，在一个句子之后连续使用两个标点符号即句号与逗号。有的引号与括号只有半边等。④位置不当。如有的标点符号位于了一行文字之首，连接号"—"和波纹号"～"没有位于两字中间，而是在两字上方等。

3 讨论

3.1 端正态度，务实求真

撰写毕业论文要求护生做到"三求"，即求真、求新、求规范。"求真"即讲求科学性。要求论文真实准确，做到实事求是，准确无误，不弄虚作假，不抄袭剽窃。求真是一个态度问题，要树立认真严谨的科学态度，弘扬求真务实的科研作风。

护生论文写作态度不端正，主要表现有三。①抄袭剽窃。评审专科护生的个案护理报告，在不合格的 17 篇论文中，有 30% 存在明显的抄袭现象，个别文章抄袭了同班 3 个以上同学的文章。由于抄袭，东拼西凑，东拉西扯，使文章质量很差，出现了许多文不对题、牛头不对马嘴、风马牛不相及的问题，发生了许多低级错误，甚至闹出了许多笑话。如对 10 岁男孩的护理要避免性生活，对 3 个月的婴儿进行心理护理，对患者进行出血护理又扯到女性月经问题等。②内容杂乱。由于写作态度马大哈，应付了事，不认真阅读权威杂志的个案报告，不熟悉个案写作的格式与要求，不认真进行模仿写作，致使 70% 的文章存在格式不规范、内容杂乱无章等问题。③文辞错误。由于写作态度草率马虎，敷衍了事，对文章不认真进行修改，致使文辞错误很多。如标题序号混乱，错别字和漏字极多，词不达意，句不通顺，计量单位错误，标点符号错乱等。这些问题不是水平低的问题，只要认真修改检查核对都是可以避免的。但由于护生应付了事，不认真修改，不检查核对，就草草交差，出现许多令人惊讶的错误。

态度决定一切。对护生不在乎不认真的态度应引起教育者的深刻反思。教育为本，德育为先。我们不仅要教书，更要育人。要寓教于学，培养护生求真务实、认真严谨的科学态度[1]。

3.2 提高水平，特色求新

"求新"即讲求创新性。要求论文新颖先进，做到独特新颖，给人启迪，不重复模仿，不落入俗套[2]。求新是一个水平问题，要树立勤学苦练的钻研学风，弘扬开拓创新的探索精神。

护生论文写作水平很低，主要表现在三个方面。①不善归纳。一是标题欠妥。布局谋篇，拟定提纲是写好论文的关键，确定各级大小标题，形成框架结构，就能使文章层次清楚，条理分明。但许多文章的正文部分(即前言、病例介绍、护理、讨论4个写作项目)拟定的标题欠妥，表现为层次不清、用词不当、不太简明等。二是选材不当。不能围绕标题选择合适的素材，眉毛胡子一把抓，罗列许多无关内容。逻辑混乱，条理不清，杂乱无章，喧宾夺主，画蛇添足。三是总结不精。不能简明扼要高度概括总结归纳出个案护理的主要内容。②不明重点。许多文章重点不突出，未能将护理问题按轻重缓急排序，重点叙述主要的或特殊的护理问题以及重要的或关键的护理措施，很多像教科书或讲座资料一样，面面俱到、泛泛而谈一般的护理常规。③缺乏特色。自主创新，特色为先。然而许多论文未能深入剖析个案护理的个性特点，未能彰显特殊病例独特的护理作法或创新尝试，未能深刻总结护理成功的经验或失败的教训，未能体现出个案护理的特色，局限常规，陈词老调，因而不能为以后的护理实践提供有价值的参考，不能给读者留下深刻的印象，不能使读者获得新的知识和启迪。

水平决定质量。为了提高护生论文的写作水平，一方面要提高他们的认识。要认识到创新性是衡量论文价值的根本标准，是论文的灵魂与生命。另一方面要鼓励他们好学善思。勤奋长才干，实践出真知。真正的知识，卓越的才能，永远属于勤奋学习、勇于实践、善于总结经验的人。

3.3 讲究形式，力求规范

"求规范"即讲求规范性。要求论文写作规范，做到格式规范，文辞规范，不随心所欲，不胡编乱造。求规范是一个形式问题，要执行统一规范的写作格式，使用符合规定的文辞标准。

护生论文写作不规范主要表现有三。①体裁不对。少数个案护理报告写成了护理病例分析，还有个别个案护理报告写成了临床试验报告。②格式不准。医学论文如实验报告、调查报告、资料分析等都要求按统一规范的标准格式——温哥华格式进行写作，其论文结构一般分为3部10项，即前正后部，五四一项。前置部分5项——文题、作者、摘要、关键词、英文摘要；正文部分4项——前言、材料与方法、结果、讨论(含结论)；后置部分1项——参考文献。个案护理报告虽不要求完全采用温哥华格式，但通行的比较规范的格式也是3部10项，其前置部分与后置部分完全同温哥华格式，只是正文部分的 4 项采用的是非标准格式，其写作项目的名称或标题分别是前言、病例介绍、护理、讨论（体会或小结）[3]。纵观护生个案护理报告的 10 个写作项目中，存在着项目缺失问题，如缺前言、病例介绍、护理、讨论等。还有许多写作项目的标题不当。更多更严重的问题是内容不当，篇幅不当等。③文辞错乱。论文写作中要求标题序号、文字数字、名词术语、计量单位、标点符号等方面执行国家的规范标准，并做到文笔流畅。然而许多护生的论文存在着序号混乱、错漏字多、词不达意、语句不通、单位错误、标点错乱等问题。

　　形式影响质量。论文的质量主要取决于两个方面，一是研究水平的高低（创新性），二是写作技巧的好差（规范性）。论文评价时有 4 个标准，即真实准确、新颖先进、写作规范、文笔流畅。其中写作规范与文笔流畅可提高论文的质量，提高可读性。因此可读性是论文重要的评价指标之一。为了提高护生论文的写作技巧，一要加强适用教学，二要强化写作训练。要坚持"必需、适用、够用"的教学原则，贯彻"理论联系实际"的教学方针，突出适用性，即突出"技能导向，能力为主；联系实践，注重实用；实例示范，模仿应用；模写练习，学以致用"。在护理科研的教学中，老师要组织范文讨论，写作讲评，护生要多看多写，模仿练习。只有强化写作训练，才能使护生熟练掌握论文的写作格式，提高论文的写作技巧和水平。

　　本资料分析表明，很多护生在个案护理报告的写作中存在着态度不端正、内容少特色、格式不规范等问题。因此在今后的护理科研教学中要加强求真、求新、求规范的教育，提高护生的科研素质和论文写作质量。

参考文献

[1] 罗隆明.专科护生毕业论文与答辩质量的状况分析[J].常德职业技术学院学报,2008,6(3)：11～12.

[2] 罗隆明,张生皆,编著.医学科研学[M].北京：人民卫生出版社,2007：117～118.

[3] 罗隆明,朱明瑶,编著.护理科研[M].北京：科学技术文献出版社,2011：137～144.

第八节　资料分析写作的讨论

资料分析模写练习的提问讨论与模写提示（作业 4 讨论）

　　1.该资料从科研方法角度看属于哪种类型的研究？（实验研究、调查研究、资料分析或经验总结）。从研究目的或从统计分析目的的角度看属于什么性质的研究？（描述性研究、比较性研究、相关性研究）。该资料所表达的研究三要素是什么?（处理因素、调查因素或项目、资料分析因素或项目；受试对象、调查对象、资料分析对象；效应指标、调查指标、资料分析指标。）根据研究类型和研究目的综合考虑，你确定的论文题目是什么？你在文题中体现了研究三要素中的哪些要素？

2. 根据资料提供的信息，在"前言"中如何阐明研究背景和缘由、研究目的和意义、研究内容和方法？

3. 在撰写"材料与方法"时，你将拟定怎样的大标题？如此拟定的依据是什么？根据科研实施的需要，你将拟定哪几个小标题陈述其内容？

4. 撰写"对象"时，你将介绍哪些方面的内容？请根据提供的资料具体说明这些内容。（试验对象类别、病例入选标准与排除标准、试验三大原则——样本数量、随机方法、对照形式、均衡性检验；调查对象类别、对象入选标准、调查时间、抽样方法、样本数量；资料名称、资料来源、资料生成时间、抽样方法、样本数量、病例简介等。）

5. 撰写"方法"时，你将根据不同的研究类型介绍哪些方法？（护理方法、检测方法；调查方法——问卷设计、问卷项目或内容、问卷的具体操作方法；资料分析方法、分析项目、分析操作步骤等。）

6. 撰写"统计分析方法"时，你应首先判定的资料是什么类型的资料？（定量资料、定性资料还是等级资料）。你根据资料的类型将介绍哪些统计分析方法？（主要介绍采用的统计推断方法——差别检验或相关检验；以描述性分析为主的数据资料，则介绍统计描述指标——定量描述指标、定性描述指标或相关描述指标。）

7. 撰写"结果"时，你将拟定哪几个小标题报告结果？（根据资料的类别特征分类拟定小标题，拟定小标题时可参考表题的内涵。）

8. 在结果中对统计数据你将采用什么表格进行图表描述？对提供资料中的数据采用了哪几种描述指标？各指标表达的意义是什么？（定量描述指标、定性描述指标）。对统计推断结果所得的 P 值如何进行解释？即可作出何种统计结论和专业结论？

9. 统计分析、统计结论与讨论分析、讨论结论有什么区别？在"结果"中可写哪方面的内容而不能写哪方面的内容？

10. 撰写"讨论"，你依据什么进行讨论？你将拟定哪几个小标题进行分题讨论？

11. 该文的"结论"应写在何处？是否需要单列标题？是否需要单独成段？可采用什么提示语？你依据什么作出结论？说出你作出的结论。

12. 你准备在论文的何处引用参考文献？说出参考文献"三引三不引"各指的是什么？主要在何处引用参考文献？

13. 撰写论文是先写摘要还是先写正文？你准备写哪种类型的摘要？简述你写的摘要内容。

14. 说出你标引的 3 个关键词，并说出这些词来自何处？

15. 你认为写好论文最重要的步骤是什么？

（确定文题、准备资料、拟定提纲、写作初稿、修改定稿。）

看资料写论文——资料分析模写练习(作业4)

某医院产科护士采用回顾性病例分析方法，对 2007 年 1 月 ~ 2008 年 10 月住院经阴道自然分娩的 1322 例病历资料进行了一次产妇会阴裂伤的相关因素分析，结果如下。根据提供的数据资料，撰写一篇 3000 字左右的资料分析论文。（模写可参考所附论文《导尿管因素与尿路感染的相关分析》）。

产妇一般情况　除剖宫产产妇外，经阴道分娩产妇总数 2307 例。自然分娩 1322 例，占阴道产 57.30%，其中初产妇 565 例，占 42.74%；经产妇 757 例，占 57.26%。产妇平均年龄(29 ± 5)岁(18 ~ 45)岁。会阴裂伤率 69%，其中 I 度裂伤 285 例，裂伤率为 21.56%；II 度裂伤 624 例，裂伤率 47.20%；III 度裂伤 3 例，裂伤率为 0.23%。行会阴侧切术 985 例，占阴道产 42.70%，其中初产妇 902 例，占 91.57%，经产妇 83 例，占 8.43%。

表1　会阴裂伤与胎儿体重的关系

胎儿体重(kg)	自然分娩	会阴裂伤	裂伤率(%)
<2.5	68	24	35.29
≥2.5	1254	888	70.81

$x^2 = 38.04$　$P < 0.001$　$RR = 2.0$

表2　会阴裂伤与胎位的关系

胎位	自然分娩	会阴裂伤	裂伤率(%)
枕前位	1255	896	73.39
异常胎位	67	16	23.88

$x^2 = 67.11$　$P < 0.001$

表3　会阴裂伤与接生工龄的关系

工龄(年)	自然分娩	会阴裂伤	裂伤率(%)
<5	888	640	72.07
≥5	434	272	62.67

$x^2 = 12.04$　$P < 0.001$　$RR = 1.2$

表4　会阴裂伤与产次、年龄、产程、使用宫缩剂的关系

相关因系	产次		产妇年龄(岁)		产程		宫缩剂	
	初产	经产	<35	≥35	急产	平产	使用	未用
自然分娩数	565	757	1139	183	237	1085	108	1214
会阴裂伤数	376	536	782	130	161	752	73	842
裂伤率(%)	66.55	70.81	68.66	71.04	67.93	69.31	67.59	69.36

$x^2 = 2.74$　$P > 0.05$　　$x^2 = 0.42$　$P > 0.1$　　$x^2 = 0.14$　$P > 0.1$　　$x^2 = 0.14$　$P > 0.1$

第九节　原著——个案护理报告的写作格式

一、个案概述

个案护理报告是对 1 个或几个(小样本，1 例或几例，最多不超过 5 例)特殊病例的护理工作进行总结后写出的报告。个案护理报告属于资料分析的范畴，是病例报告的一种类型，也是医学论文的一种形式。个案护理报告是对单个病例的护理进行深入剖析，可以探讨护理实践的个性特点，总结个体化整体护理的经验和问题，并可为研究某种疾病护理的共性规律积累病例资料。像护理病例分析一样，个案护理报告也能让读者获得新的知识和新的启迪，对促进护理科学的发展有一定的实践意义。个案护理报告与护理病例分析的主要区别在于样本的大小不同，护理病例分析的样本一般需在 100 例左右。

二、写作格式

个案护理报告通行的比较规范的写作格式是 3 部 10 项。其前置与后置部分同规范标准的实验报告的写作格式，正文部分采用的是非标准格式，常写 4 项内容，即前言、病例介绍、护理、讨论(小结或体会)。

(一)前置部分

1. 文题；

2. 作者；

3. 摘要(概述性摘要，100 字左右)；

4. 关键词；

5. 英文摘要。

(二)正文部分

1. 前言(200 字左右)

(1)病例的特殊性。叙述所选病例是否为少见特殊的病例，其特殊性在何处。

(2)个案总结的目的与意义。

2. 病例介绍(500 字左右)

如果只有 1 个病例，一般称病例介绍；如果有 2~5 个病例，可称临床资料。侧重介绍与护理有关的内容，不要过多的介绍医生的诊断治疗措施。病例简介包括：患者的一般情况；病史；医护过程及效果；转归等。

3. 护理(2000 字左右)

此部分是个案护理报告写作的重点，应联系介绍的具体病例，根据护理问题的轻重缓急，按护理类别详细介绍护理方法、护理措施及具体做法，特别是根据个体的特殊情况采取的一些创新尝试和独特做法，要详细具体介绍，以体现文章的特色。护理类别大致可归纳为以下几类。

（1）治疗护理：①遵医护理（执行医嘱）：如给药护理、输液护理、给氧护理、导管护理等；②对症护理：如高热护理、疼痛护理、咳嗽护理、腹泻护理等。

（2）观察护理：①体征观察与处理；②重症监护与抢救；③功能监护与指导；④伤口观察与护理；⑤并发症观察与护理；⑥感染的预防与控制等。

（3）生活护理：①饮食护理；②排泄护理；③清洁卫生护理等。

（4）康复护理：物理康复；功能训练；心理康复等。

（5）消毒隔离：①随时消毒，终末消毒；②传染病隔离，保护性隔离。

（6）心理护理：心理支持。①倾听——倾听、解释、疏导、指导；②支持——支持、鼓励、同情、安慰；③保证——保证、负责、可防、可治。

（7）健康教育：①入院教育；②住院教育；③出院教育等。

（8）出院指导（或家庭康复指导，或出院健康教育）：此项内容可写，也可不写。如果写，可单列标题写，也可不单列标题而写在"护理"项目中。

4.讨论（小结或体会，200 字左右）

（1）护理特点：特殊病例护理的个性特点，与常规护理的不同之处。

（2）护理问题：主要的或特殊的护理问题，护理配合治疗的重点等。

（3）护理措施：重要的或关键的护理措施，独特护理的创新尝试、新做法、新见解等。

（4）护理效果：可对比护理结果与预期护理目标进行评价，也可用患者的反映对护理效果进行评价。

（5）护理体会：认真总结护理成功的经验或失败的教训，以给读者启迪或供读者借鉴。

（6）护理小结：对主要的护理问题、护理措施、护理效果等，高度概括的作出总结（小结）。

（三）后置部分　参考文献。

三、写作要求

1.特殊病例

个案护理报告的病例选择，最主要的原则是病例特殊少见，具有新、稀、奇、特等特点。

（1）复杂病例的护理：临床少见，患者病情复杂多变，治疗与护理的难度大，但通过精心的治疗与护理，成为成功治愈的案例。如《1 例手足口病并发多器官功能衰竭患儿的护理》、《1 例髋关节离断术后切口及半骨盆严重感染患者的护理》等。

（2）危重病例的护理：如《1 例心肌梗死患者的急救护理》。

（3）罕见病例的护理：如《1 例真菌性脑膜炎患者的护理》。

（4）常见病不常见表现病例的护理：如《1 例复发 10 次肺炎球菌脑膜炎患者的护理》。

（5）药物少见不良反应病例的护理：如《1 例长效青霉素致迟发型过敏反应性休克患者的护理》。

（6）应用新技术、新疗法、新措施病例的护理：如《1 例幼儿冠脉搭桥术体外循环的护理》。

（7）误诊误治病例的护理：如《3 例肌注青霉素过敏反应误诊后导致休克患者的护理》。

（8）首发病例的护理：首次发现的病例，由于缺乏理论指导和实践经验，没有现成的常规护理措施可循，故探讨其护理方法有着重要的实践意义。如 2002 年 11 月 16 日我国广东省佛山市发生世界首例 SARS（我国简称"非典"）的护理，2003 年发生的首例禽流感患者的护理，2009 年发生的首例甲型 H_1N_1 流感患者的护理，2008 年我国安徽阜阳发生的首例手足口病患者的护理等。

2. 亲护病例

个案护理报告的病例应来自护士自己亲自参与护理的病例。由于亲自护理和亲自记录，对病例十分熟悉，写作才会得心应手。

3. 资料完整

选择的病例不仅要有特色，而且要求护理资料记录完整。从入院评估到每日评估，以及每天的护理措施和护理结果都有完整的记录。因为写作不仅需要使用医生记录的诊疗资料，更需要护士记录的护理资料。

4. 格式规范

采用护理杂志上通行的比较规范的格式进行写作，其格式也是 3 部 10 项，其正文部分一般分为前言、病例介绍、护理、讨论 4 个写作项目。要熟悉个案写作的格式与要求，阅读权威杂志的个案报告，可作为自己模仿写作的范文。

5. 联系病例

联系具体病例，结合个案，介绍护理作法与操作，才能叫做个案护理报告。如果脱离具体病例，面面俱到，泛泛而谈护理做法，只能叫做护理讲座资料。因此应联系介绍的病例进行写作，发生过什么护理问题，采取过什么护理措施，就总结什么护理作法。没有发生的护理问题，没有采用的护理措施，就不要进行介绍。

6. 突出重点

应按照轻重缓急进行护理排序，重点总结主要的或特殊的护理问题（护理诊断）以及重要的或关键的护理措施。对一般的常规护理可简略地予以后叙。

7. 侧重做法

在个案的写作中，不应局限于护理问题、发生原因和护理措施一般的原则性叙述，应侧重介绍"怎么做"，即我是怎样进行具体操作的。对护理过程应进行动态叙述。护理实施应明确"三么"，即①是什么（是什么护理问题或护理诊断，应采取什么护理措施）；②为什么（为什么要采取某种护理措施）；③怎么样（我是怎么进行护理操作的）。其中"怎么操作"是个案写作的重点，特别是一些独特的护理做法或创新尝试，应详细具体地叙述。如咳嗽护理，应进行对症护理。目的是保持呼吸道通畅，防止和减轻呼吸困难。实施的护理操作包括：①遵医嘱给予止咳祛痰药；②体位引流；③器械吸痰；④机械给氧等。

8. 彰显独特

应深入剖析个案护理的个性特点。因为病例特殊，所以需要用一些特殊的护理措施，仅用常规护理往往解决不了问题。对特殊病例的独特护理，是一种创新尝试，介绍独特的或新的护理方法，总结护理成功的经验，可以彰显文章的特色，并能为以后的护理实践提供有价值的参考，可使读者获得新的知识和启迪。

9. 评价效果

对每一项护理措施应进行适当地评价。可将护理结果与预期的护理目标进行比较，以评价护理效果。也可用患者的反映来评价护理效果，为此需加强护患双方的互动交流与沟通。

10. 认真修改

"文不厌改"，"玉石越琢越美，文章越改越精"。好文章是反复修改出来的。为了提高论文的质量，不仅要自行反复修改，也应虚心请教专家指导后认真修改，以求不断完善。

个案护理报告写作中的问题，可阅读本章第七节附录中的实例论文《专科护生个案护理报告的评审分析》。个案护理报告写作格式的3部10项与其他论文的对应关系见下表（表5-18）。

表 5 – 18 3 种原著类论文 3 部 10 项写作格式的对应关系

论文体裁	前置部分					正文部分				后置部分
实验报告	①文题	②作者	③摘要(结构式摘要)	④关键词	⑤英文摘要	①前言	②材料与方法或对象与方法	③结果	④讨论(含结论)	参考文献
调查报告	√	√	√	√	√	√	调查对象与方法	√	√	√
资料分析										
常规资料分析	√	√	√	√	√	√	资料与方法	√	√	√
护理病例分析										
标准格式	√	√	√	√	√	√	资料与方法	√	√	√
非标准格式	√	√	√(概述式摘要)	√	√	√	临床资料	护理	讨论(小结或体会)	√
个案护理报告 非标准格式	√	√	√(概述式摘要)	√	√	√	病例介绍	护理	讨论(小结或体会)	√

附录　个案护理报告例文 4 篇等

1. 看资料写论文——个案护理报告模写练习(作业 5)
2. 看资料写论文——个案护理报告模写练习(考查试题)
3. 毕业论文写作规定
4. 个案护理报告的写作格式与要求
5. 1 例慢性呼吸衰竭患者的护理(见毕业论文)
6. 1 例急性心肌梗死患者的急救护理
7. 1 例手足口病并发多器官功能衰竭患儿的护理
8. 1 例髋关节离断术后切口及半骨盆严重感染患者的护理

看资料写论文——个案护理报告模写练习（作业5）

根据提供的病例资料模仿撰写一篇完整论文。写作要求如下：①论文体裁：个案护理报告。②论文篇幅：3000字以上。③论文格式：按要求书写9个项目，即文题、作者、摘要、关键词、前言、病例简介、护理、护理体会、参考文献。论文标题采用标准序号。④论文誊写：论文初稿经认真修改定稿后，工整誊写。⑤严禁抄袭：独立完成写作，发现抄袭，按不及格论处。

住院病例
（1例慢性阻塞性肺疾病患者的护理）

患者张某，男性，60岁，工人，已婚。因反复咳嗽、咳痰、气促20余年，再发加重伴胸闷2天，于2014年4月5日11:40经门诊检查后以"慢性阻塞性肺疾病（慢阻肺，COPD）急性发作、肺心病、呼吸衰竭"收住常德市第一人民医院呼吸内科。入院时由家人搀扶。入院后医院予告病危，并立即进行兴奋呼吸、输氧、抗感染、祛痰、利尿、营养支持（输液）等急救处理。

患者过去有"慢性支气管炎"、"肺气肿"等病史，曾反复发作，多次住院治疗。

患者吸烟已有30余年，每天2包（40支）。已戒烟10年。

入院体查：患者慢性病容，意识清楚，情绪时有波动，主要表现为紧张和焦虑。T（体温）37.6℃，P（脉搏）124次/分，R（呼吸）25次/分，BP（血压）120/77 mmHg，SPO_2（血氧饱和度）91%。自诉胸闷、气促，活动后明显加重。偶有咳嗽、咳吐少量白色粘痰。起病以来纳差，间断呕吐少量胃内容物。睡眠尚可，大小便正常，体重有下降。不能平卧，被迫采取半卧位休息。桶状胸，口唇、指端发绀。双下肢轻度水肿，双肺叩诊过清音，双肺呼吸音低，未闻及明显干湿啰音。生理反射存在。

实验室检查及辅助检查：总蛋白（TP）45 g/L，白蛋白（ALB）28 g/L。空腹血糖6.5 mmol/L，随机血糖10.4 mmol/L。血气分析：PO_2（氧分压）50 mmHg，PCO_2（二氧化碳分压）60 mmHg。肺部CT显示：两肺感染性病变合并右侧胸腔积液、两下肺肺大泡形成。

入院后治疗：①持续低流量输氧；②兴奋呼吸；③抗炎；④止咳、化痰、平喘；⑤强心利尿；⑥纠正水电解质紊乱及酸碱平衡。

患者住院半月后，病情有所好转，于2014年4月20日16:00出院。

护理提示：①氧疗护理；②呼吸道护理；③生活护理；④环境管理；⑤心理护理；⑥病情观察；⑦健康教育与康复指导等。

看资料写论文——个案护理报告模写练习(考查试题)

根据提供的病例资料模仿撰写一篇完整论文。写作要求如下。①论文体裁:个案护理报告。②论文篇幅:3000 字以上。③论文格式:按下发的论文格式和要求书写 9 个项目,即文题、作者、摘要、关键词、前言、病例简介、护理、护理体会、参考文献。论文标题采用标准序号。④论文誊写:论文初稿经认真修改定稿后,誊写在统一的答卷上。为节省纸张,答卷正反两面均誊写,左侧留出装订线,左侧装订或粘贴。誊写的字迹必须工整,卷面必须整洁。⑤严禁抄袭:独立完成写作,发现抄袭,按不及格论处。

住院病例
(1 例颈椎骨折并高位截瘫患者的护理)

患者王某,女性,32 岁,邮电职工,已婚。2014 年 5 月 3 日 20:10 因发生车祸由救护车送入常德市第一人民医院,于 20:50 用平车推入神经外科 ICU 抢救。入院检查发现,半小时前的车祸使患者头、颈、四肢及全身多处软组织损伤,四肢活动障碍,全身疼痛。患者意识清楚,痛苦面容,情绪不稳、躁动不安,焦虑沮丧,悲观失望。T 38℃,P 84 次/分,R 28 次/分,BP 110/70 mmHg,SPO_2(血氧饱和度)95%。头、颈、四肢明显触痛、压痛、叩击痛。胸骨角平面以下感觉减退,乳头平面以下感觉丧失,四肢反射消失,肌力 0 级。WBC 11.0×10^9/L,N 78%,L 20%。MRI(核磁共振)平扫显示:颈椎骨折、弥漫性轴索损伤、左股骨骨折。患者既往体健,无烟酒嗜好,无重要疾病史,无药物、食物过敏史。

神经外科 ICU 要求家属专人陪护,对颈椎骨折伴高位截瘫患者进行了止血、补液、脱水、抗感染、气管切开等急救处理,并择期手术治疗。急救处理后第 2 天 8:00 查房,呼吸道通畅,双上肢肌力 2 级。双下肢肌力 0 级。精神、食欲、睡眠欠佳,能进少量流质饮食。颈部及左大腿伤口敷料干燥,无渗液。留置导尿管通畅。

患者经神经外科 ICU 抢救后,病情稳定,于 5 月 11 日转入骨一科普通病房。5 月 20 日上午 9:00 在全麻下行"颈 5、6 椎体次全切除、椎管减压植骨融合术,左股骨骨折开放复位内固定术。"手术顺利,于 13:30 返回病房。术后进行抗炎、脱水消肿、促进神经功能恢复、化痰止咳、营养支持、护胃、降温、留置尿管等治疗。5 月 27 日查房,T 39.2℃,5 月 28 日查房发现气道内有较多痰液且粘稠,不能自行咳出,吸痰后痰培养发现铜绿色假单胞菌及多重耐药菌感染,根据药敏试验结果遵医嘱给予敏感抗生素。6 月 2 日查房发现外阴有少量乳白色豆渣样分泌物,管床护士考虑是长期使用抗生素引起菌群失调导致的霉菌性阴道炎。报告医生后遵医嘱给予口服氟康唑,2%～4%新洁尔灭清洗外阴,嘱患者勤换内裤。

经过精心地治疗和护理,病情有所好转,术后 20 天拔除导尿管,住院 45 天上肢肌力达到 3～4 级,2014 年 6 月 17 日配置运动支架后坐轮椅出院。

毕业论文写作规定

毕业论文是高职院校重要的实践教学环节,是学生综合应用知识与技能,分析和解决专业实际问题的关键性训练项目,是培养学生职业素养、专业能力、学习能力、研究能力、创新意识和实践作风的有效手段。学生撰写毕业论文是高职院校培养技能型人才的需要,也是学生获取毕业证书的必要条件之一。为了加强毕业论文的教学管理,根据护理专业和助产专业的教学实际,特对毕业论文的写作提出以下要求。

一、论文体裁

专科护生要求撰写原著类的"个案护理报告"。文献综述类体裁不能作为毕业论文。

二、篇幅格式

1. 论文字数

论文全文要求 3000～5000 字。

2. 写作格式

按 3 个部分 9 个项目写作。①前置部分:文题、作者、摘要、关键词;②正文部分:前言、病例简价、护理、护理体会;③后置部分:参考文献。

三、病例选择

病例选择要求:①特殊病例;②亲护病例;③一人一例,不能几个学生写同一个病例的护理。

四、写作要求

①求新:论文要求新颖先进,有独特见解,具有特色。②求真:论文要求真实准确,要实事求是,不弄虚作假,严禁抄袭剽窃,发现抄袭,按不及格论处。③求规范:做到格式规范,文辞规范,图表规范。

五、打印装订

论文资料打印规范,装订完整。毕业论文及相关资料按装订顺序包括以下

5 项：①封面；②任务书；③科研方案；④论文；⑤成绩评定表。

六、成绩评定

1. 医院评审

实习期间独立完成毕业论文，请实习医院具有中级以上职称的指导老师审阅并写出评语和建议成绩（分数与等级），实习结束前上交班主任。

2. 学院评审

学生上交的毕业论文，按照《毕业论文考核评价标准》，由护理系组织老师进行评审，写出评审意见，给出评定的成绩（分数与等级），然后上交护理系。

评定成绩分为 5 等。≥90 分为优秀，80～89 分为良好，70～79 分为中等，60～69 分为及格，<60 分为不及格。不及格者，可修改或重写 1 次，重写后仍不及格者，不发毕业证书。

附件：1. 毕业论文考核评价标准

2. 毕业论文考核成绩登记表

3. 个案护理报告的写作格式与要求

4. 个案护理报告例文（毕业论文装订资料）

常德职业技术学院　护理系
2014 年 5 月 12 日

个案护理报告的写作格式与要求

一、文题

要求揭示主题，简明醒目，不要太长，一般不超过 20 字。

二、作者

要求署名，并注明工作（学习）单位和邮编。

三、摘要

要求写概述性摘要，高度概括，不要太长，100 字左右。

四、关键词

要求反映主题，名词规范，数量宜少，标引 3 个关键词即可。

五、前言

要求目的明确，简明扼要，不要太长，200 字左右，主要简述所选病例的特殊性，个案护理总结的目的与意义。

六、病例简介

病例选择要求如下：①特殊病例：病例少见特殊，具有新、稀、奇、特等特点。如复杂病例、危重病例、罕见病例等。②亲护病例：是自己在临床实习过程中，与带教老师一起亲自参与护理过的真实病例。③一人一例：不能与他人选用同一个病例。④依据病历：根据住院病历首页和病案单简要摘录以下内容，500字左右。

1. 患者简况

患者姓名、性别、年龄、职业、婚姻等。

2. 入院情况

(1) 入院途径：急诊、门诊、其他医疗机构转入。

(2) 入院时间：年、月、日、时。入院科别、病房、转科科别。

(3) 入院方式：步行、搀扶、轮椅、平车、背送、抬送、其他。

3. 问诊

(1) 主诉：主要症状、体征及存在时间。例：反复咳嗽、咳痰、气促20余年，加重伴胸闷2天。或20余年来咳嗽、咳痰、气促，2天来加重并伴有胸闷。

(2) 现病史：本次发病经过及诊治情况。按发病的时间先后摘录有意义的阳性症状和体征以及简要的治疗情况。

(3) 既往史：患者过去的健康状况。按时间先后摘录患者患过的主要疾病及手术史。

(4) 个人史：简要摘录患者是否有药物特异反应或过敏史、生活方式或生活习惯、烟酒嗜好、婚姻状况、家族遗传病史等。

4. 体检

(1) 生命体征：T、P、R、BP。

(2) 意识状态：清醒、嗜睡、意识模糊、昏睡、浅昏迷、深昏迷。

(3) 情绪状态：患者或家属情绪状态，如情绪稳定、正常、紧张、烦躁、焦虑、恐惧、抑郁、愤怒等。

(4) 四诊体征：摘录体格检查(四诊：视诊、触诊、叩诊、听诊)时发现的与疾病诊断、治疗、护理有关的异常体征(阳性体征)，正常结果不要书写。如视诊发现的皮疹、出血、肿瘤；触诊发现的腹部压痛、肝脾肿大、水肿；叩诊发现的腹部鼓音、移动性浊音；听诊时发现的肺部啰音、心脏杂音等。

5.化验

即实验室检查，如血、尿、粪三大常规检查、各种生化检验以及肝、肾、内分泌、免疫学检查的阳性结果。

6.特殊检查

（1）影像检查：X线、B超、心电图、CT、MRI等检查的阳性结果。

（2）内镜检查：光纤内镜、金属内镜等检查的阳性结果。

（3）病理检查：细胞学检查、组织学检查的阳性结果。

7.诊断

入院诊断（门诊或急诊诊断），或出院诊断，包括主要诊断、其他诊断（并发症、伴发病等）。

8.治疗

（1）诊疗方案：简述医生的诊疗原则与治疗方案。如降温、补液、抗炎、抗休克、输氧、止咳、平喘、利尿、止血、止痛、手术等。

（2）诊疗过程：患者从入院到出院大致的诊疗、护理过程。如具体的抢救过程、用药情况（药名、用法、有无不良反应等）。并发症处理措施及效果。手术情况（手术名称、时间、麻醉方式、手术是否顺利等）。

9.转归

痊愈、好转、未愈、转院、死亡。

10.出院情况

出院时间：年、月、日、时。出院科别、病房，实际住院天数。

七、护理

护理是个案报告写作的重点，2000字左右，写作要求如下：

①联系病例：一定要联系简介病例存在过的护理问题（护理诊断）、采取过的护理措施和操作方法去进行叙述，不是写应该怎样护理，而是写为该患者做过哪些护理。②突出重点：按护理诊断的轻重缓急进行护理排序，对主要的或特殊的护理问题、重要的或关键的护理措施进行重点叙述。③侧重做法：对护理问题（护理诊断）、临床表现（症状体征）、发生原因、护理措施等几个方面应侧重介绍护理措施的具体操作方法和取得的护理效果。④彰显独特：对特殊病例采取过什么特殊的护理措施，有什么创新尝试，对护理工作有什么独特的见解，以彰显该病例护理的特色，为以后的护理实践提供有价值的参考，能使读者获得新的知识和启迪。⑤评价效果：对采取的每一项护理措施进行恰如其分的评价。可将每项护理措施的结果与预期护理目标进行对照评价，也可用患者的反应进行效果评价。

"护理"项目写作的体例格式（框架结构）可参考以下几种形式。

1.按护理内容写作

多数疾病的护理可按护理内容分三大部分进行写作。

(1)一般护理：①治疗护理。如遵医护理——给药护理、输液护理、输氧护理、导管护理等。②对症护理。如高热护理、疼痛护理、咳嗽护理、腹泻护理、冷热疗法等。③生活护理。如卧位安置、皮肤压疮护理、口腔护理、饮食护理、排便护理、排尿护理等。④环境管理。如消毒隔离、清洁卫生、安全安静等。⑤心理护理。如交流沟通、心理支持、疗护指导等。

(2)病情观察：①生命体征观察。②意识观察。③情绪观察。④治疗措施观察。⑤护理措施观察等。

(3)健康教育与康复指导：①健康教育。入院教育、住院教育、出院教育。②康复指导。指导患者、指导家属，搞好心理康复、功能康复、生活康复(生活自理能力训练)、职业康复(职业劳动能力训练)等。

2.按轻重缓急写作

按护理诊断的轻重缓急确定的先后次序进行护理写作。

(1)优先护理：威胁生命并立即采取的护理措施或重要的、关键的护理措施先写，而且应较详细地叙述护理过程。

(2)一般护理：比较次要的护理问题，可稍后解决。

(3)常规护理：一般疾病的护理常规可简略的予以后叙。

例如，对心肌梗死的急救护理，可先写氧疗护理、疼痛护理、溶栓护理，然后再写并发症护理、生活护理、心理护理、康复指导等护理内容。

3.按治疗过程写作

对手术患者的护理可按治疗的时间先后写作护理。

(1)术前护理：如心理护理、病情观察、输氧护理、环境管理等。

(2)术后护理：如前期护理、中期护理、后期护理等。

(3)康复指导：如功能康复、心理康复等。

八、护理体会

护理体会500字左右。写作要求如下：①联系病例：联系简介的病例谈体会。②亲身体验：是自己在亲自护理病例的实践中所获得的认识或领会到的问题。③真实具体：所谈体会要真实可信，具体深刻，不要空发议论。具体可谈以下内容。

1.知识收获

通过对该特殊病例的护理，自己在护理的基本理论、基本知识方面有哪些新的认识、收获和提高。对各种护理措施、护理观察等的重要性有哪些新的理解和认识。

2.技能提高

通过对该特殊病例的护理实践,在护理操作技能的熟练程度上有哪些提高。是否学到了一些新的护理技术。

3.态度升华

在护理过程中,自己的服务态度、工作作风等方面有哪些进步,在热情和善、技术精湛、严谨认真、敬业奉献等方面有哪些体会,在人和心诚、德高业精、救死扶伤、妙手回春等方面有哪些感悟。从临床带教老师身上学习到了什么好的品德和作风。

4.医护配合

在对患者疾病的诊断、治疗、护理中,医护配合、团队合作有什么现实意义,怎样搞好医护合作。

5.护患沟通

在护理过程中,护士与患者及家属的及时有效沟通对疾病的诊断、治疗、护理有什么重要意义。如何防止发生护患矛盾纠纷。

6.反思不足

通过对该病例的护理,对自己参与的护理工作进行自我评价,感到自己在知识、技能、态度等方面的不足之处,明确自己今后的努力方向。

7.经验教训

在该特殊病例的护理过程中可总结出哪些成功的经验或失败的教训,自己可得到哪些启迪或借鉴。是否发生过护理差错或护理事故,是否造成不良后果,自己有怎样的认识。

8.改进建议

在护理过程中,对护理过程、护理技术或护理操作是否感到有需要改进的地方,可提出自己的合理化建议或创新设想。

九、参考文献

引用和著录参考文献要求做到以下几点:①引处恰当:论文可以引用参考文献的地方就引用,不该引用的地方不要随便乱引。②标码则录:在文章中标注角码者才能在文章最后著录参考文献的目录。目录的序号要与文中角码一一对应。③格式规范:按温哥华格式完整地著录7个项目,标点符号也要符合规定的要求。④数量宜少:著录文献一般控制在10条以内。

个案护理报告

题 目	1 例慢性呼吸衰竭患者的护理
姓 名	骆卓文
系 部	护理系
班 级	大护 11 - 01 班
学 号	38
实习医院	常德市第一人民医院
评审教师	胡莉熙

常德职业技术学院毕业论文任务书

（科研选题）

学生简况	姓名	骆卓文	性别	女	年龄	21	学历层次	专科
	系部	护理系	专业	护理	班次	大护 11 −01 班	学 号	38

课题名称 个案护理报告

课题类型　实验研究（　　）　　调查研究（　　）　　资料分析（　　）
病例分析（　　）　　病例报告（ √ ）　　其　　他（　　）

课题来源　自选课题（ √ ）　　指令课题（　　）　　招标课题（　　）
委托课题（　　）　　其　　他（　　）

课题所属
专业领域　护理（ √ ）　　　　助　产（　　）　　其　　他（　　）

课题研究
起止年月　2013 年 7 月 1 日—2014 年 3 月 1 日

立题依据　根据护理专业毕业实习的要求，最后一年在医院进行临床实习时，对自己亲自护理
与预期　过的少见特殊的住院病例，撰写一篇原著类的个案护理报告，故确立此类课题。
目标　预期目标是在 10 个月的专业实习中，按病例选择要求，选择 1 例病例特殊、临床
少见、病情危重且复杂多变、治疗和护理难度较大的住院病例，按规定的写作格式
完成一篇 3000 字左右的个案护理报告的写作，然后上交护理系。

选题查新（查阅文献）

[1] 黄光玉.急性心肌梗死患者的急救护理[J].护理研究，2004，18（6）：1057.
[2] 高莉丽，徐敏，贾丽丽，等.1 例手足口病并发多器官功能衰竭患儿的护理[J].中华护理杂
志，2009，44（8）：512.
[3] 程秀红，陈小云.1 例髋关节离断术后切口及半骨盆严重感染患者的护理[J].中华护理杂
志，2009，44（2）：180.

常德职业技术学院科研课题实施方案
（科研设计）

个案护理报告的写作方案

一、研究目的与意义

个案护理报告是对 1 个特殊病例的护理工作进行总结后写出的报告。它属于资料分析论文中病例报告的一种类型。为了探索疾病在医疗和护理中的个性特征和共性规律，为循证护理提供依据，故选择特殊少见、亲自护理过的危重病例进行护理总结。通过对单个病例的护理进行深入剖析，总结个体化整体护理的个性特点，积累个案护理经验，为今后同类病例的护理提供参考与借鉴，同时也为探讨某种疾病护理的共性规律积累资料依据，对促进循证护理的发展有一定的实践意义。

二、研究内容与方法

个案护理正文部分写作 4 个项目，即前言、病例简介、护理、护理体会，重点写作"护理"部分。根据所选病例的治疗和护理情况，写作的体例格式（框架结构）从以下 3 种形式中选用一种进行写作。①按护理内容写作：可分一般护理、病情观察、健康教育与康复指导三大部分进行写作。②按轻重缓急写作：按护理诊断的轻重缓急可分为优先护理、一般护理、常规护理等顺序写作。③按治疗过程写作：对手术患者可按治疗的时间先后分为术前护理、术后护理、康复指导三大部分进行写作。对多数护理先写护理诊断（护理问题、症状体征、发生原因），再写护理措施、实施（操作）方法、护理效果等。

三、研究步骤与进度

个案护理报告的写作步骤与进度安排

科研步骤	实施内容	起止时间（年月）
科研选题与科研设计	在医院各科室的临床实习中，边实习边选择特殊少见的病例作为写作病例。	2013. 7—2013. 12
科研实施与资料搜集	根据选定的写作病例向医院借阅患者的住院病历。	2013. 7—2013. 12
统计分析与论文写作	拟定提纲，按规定格式写作初稿，反复修改后定稿。	2014. 1—2014. 2

1 例慢性呼吸衰竭患者的护理

骆卓文

（常德职业技术学院大护11-01班，湖南 常德 415000）

[摘　要]　目的：为了探索疾病在医疗和护理中的个性特征和共性规律，为循证护理提供依据，对一例病例特殊、临床少见、病情危重且复杂多变、治疗和护理难度较大的慢性呼吸衰竭患者的护理进行了分析和总结。通过护士与医生密切配合进行抢救，针对患者呼吸困难和发绀等主要护理问题（护理诊断），采取了气道护理（保持呼吸道通畅）和氧疗护理（纠正缺氧）等重要护理措施，通过精心护理，使病情得到了有效控制，使患者转危为安，防止了各种并发症的发生，住院半月好转出院。

[关键词]　慢性呼吸衰竭；呼吸困难；紫绀；护理

呼吸衰竭（简称呼竭）是由多种肺部疾病引起的呼吸功能障碍，并引发多器官生理和代谢功能紊乱的临床综合征，最常见的是慢性呼衰。呼衰时导致严重缺氧，动脉血氧分压（PO_2）<60 mmHg（Ⅰ型呼衰）；或伴有二氧化碳潴留，二氧化碳分压（PCO_2）>50 mmHg（Ⅱ型呼衰）。临床表现的主要特点是呼吸困难、发绀、心率和心律异常、意识障碍等。慢性呼衰最为常见的发病过程可经过以下几个阶段：慢性支气管炎→肺气肿（慢性阻塞性肺疾病，COPD）→肺心病→慢性呼衰[1]。由于引起慢性呼衰的病因众多，发病过程复杂，损害多个器官，临床表现多种多样，各种诱因如并发呼吸道感染，导致慢性呼衰发作和加重，反复发生失代偿性呼衰，给治疗和护理带来很大困难，常导致预后不良。为了探索疾病在医疗和护理中的个性特征和共性规律，为循证护理提供依据，现对一例病例特殊、临床少见、病情危重且复杂多变、治疗和护理难度较大的慢性呼吸衰竭患者的护理过程进行深入剖析，总结其个体化整体护理的个性特点，积累个案护理经验，可为今后同类病例的护理提供参考与借鉴，同时也可为探讨慢性呼衰护理的共性规律积累资料依据，对促进循证护理的发展有一定的实践意义。现将1例慢性呼衰患者的护理情况报告如下。

1　病例简介

1.1　患者入院情况

患者张某，男性，60 岁，已婚。经门诊检查后于 2014 年 4 月 5 日 11：40 收住呼吸内科，入院时由家人搀扶。

1.2　问诊

主诉：反复咳嗽、咳痰、气促 20 余年，加重伴有胸闷 2 天。

现病史：患者两天前因感冒身感不适，胸闷、气促、呼吸困难，活动后明显加重。不能平卧，采取半卧位休息。偶有咳嗽、咳吐少量白色粘痰。自起病以来，食欲减退，纳差，间断呕吐少量胃内容物，体重有所下降。大小便正常，睡眠尚可。

既往史：患者过去有"慢性支气管炎"、"肺气肿"等病史，曾反复发作，多次住院治疗。

个人史：患者吸烟已有 30 余年，每天 2 包（40 支）。现已戒烟 10 年。

1.3　体检

T 37.6℃，P 124 次/分，R 25 次/分，BP 120/77 mmHg。

视诊：患者慢性病容，营养不良，意识清楚，情绪时有波动，主要表现为紧张、焦虑。桶状胸，口唇、指端紫绀。

触诊：双下肢轻度水肿。

叩诊：双肺过清音。生理反射存在。

听诊：双肺呼吸音减低，未闻及明显干湿啰音。

1.4　化验

血清蛋白：TP 45 g/L，ALB 28 g/L。

血糖：空腹血糖 6.5 mmol/L，随机血糖 10.4 mmol/L。

血气分析：SPO_2 91%，PO_2 50 mmHg，PCO_2 60 mmHg。

1.5　影像检查

肺部 CT：两肺感染性病变合并右侧胸腔积液，两下肺肺大泡形成。

1.6　入院诊断

①慢性阻塞性肺疾病（COPD）急性发作；
②慢性肺源性心脏病（肺心病）心功能Ⅲ级；
③慢性呼吸衰竭（Ⅱ型）。

1.7　治疗

诊疗方案：①重症急救；②兴奋呼吸；③输氧；④抗感染；⑤止咳、化痰、平喘；⑥强心利尿；⑦纠正水电解质紊乱和酸碱平衡；⑧营养支持等。

诊疗过程：患者入院后医院予告病危，立即送入急救室进行抢救，实施药物治疗，持续性低流量输氧，进行心电监护。抢救后继续进行观察治疗，呼吸困难等症状逐渐缓解，各项功能指标逐渐恢复正常，身心状态有所改善。

1.8　转归

经过医生和护士的精心治疗和护理，症状得到控制，病情有所好转，于2014年4月20日16：00出院，患者共住院半个月。

2　护理

2.1　一般护理

2.1.1　环境管理

患者慢性病容，营养不良，机体抵抗力差，处于病危状态，为了防止环境感染和交叉感染，需搞好急救室的消毒和隔离。①病室通风。每天病房通风2次，保持病室环境空气清新、清洁、安静。保持病室温度、湿度适宜。室温调节到18℃~22℃，湿度保持在50%~60%，这有利于湿化患者的呼吸道，有助于排出痰液。②器物消毒。每天定时对病室的物体表面、仪器设备及空气进行消毒，每天早晚用紫外线灯消毒空气一次，每次30分钟。减少环境感染。③废物处置。医疗护理的废弃物分类进行处置。④无菌操作。严格进行卫生洗手及无菌技术操作，防止交叉感染。⑤控制探陪。向患者及家属说明控制探视次数和减少陪护人员的目的和重要性，要求探视人员注意清洁卫生，以减少交叉感染。

2.1.2　气道护理

患者清理呼吸道低效，与痰液粘稠、咳嗽无力有关。保持呼吸道通畅是纠正呼吸衰竭的重要措施，我们采取了多种护理措施改善气道通畅。①安置卧位。患者病危，需卧床休息，以减少耗氧量，减轻心肺负担。我们为患者安置合适体位，将床头抬高30度，让病人取半卧位，并用枕头作靠背支撑物，使患者感到舒适。避免紧身衣服和过厚的盖被加重对胸部的压迫，并使双下肢稍稍抬高，以减轻下肢水肿。半卧位体位有利于保持呼吸道通畅，有利于肺部的扩张，有利于减轻呼吸困难。②有效咳嗽。指导患者进行有效咳嗽，协助患者采取正确体位，上身微向前倾，深吸气后，屏气数秒，然后进行连续短促有力的咳嗽。鼓励患者咳嗽排痰，促使分泌物的排出，以改善通气功能。③叩击胸背。每天协助患者叩击胸部或翻身拍背，每次30~60秒钟，排出痰液。叩拍时手指并拢，掌心呈杯状，从下而上、从外到内进行叩拍。④体位引流。指导和协助患者体位引流。使肺的病变部位处于高处，引流的支气管开口朝下，同时辅以拍背，借重力作用使痰流出和咳出。⑤导管吸痰。床旁准备吸痰装置，必要时采用导管吸痰。⑥鼓励饮水。要求患者每日饮水1500 ml左右，多饮水有利于痰液的稀释。⑦抗炎平喘。遵照医嘱按时使用抗生素治疗肺部感染，消除炎症。同时给药止咳、化痰、平喘，缓解支气管痉挛。⑧兴奋呼吸。遵照医嘱使用呼吸兴奋剂，增大通气量，提高氧的摄取，促进二氧化碳排出。还可提高咳嗽反射，有利于排痰。⑨雾化吸入。密切观察痰液的颜色、性状、数量，遵医嘱给予加沐舒坦化痰药雾化吸入，进行气道湿化，3次/天。雾化后及时漱口。

2.1.3　氧疗护理

患者处于低效性呼吸型态，气体交换受损。表现为胸闷、气促、呼吸困难、口唇指端紫绀。与肺组织弹性下降、肺有效呼吸面积减少、残气量增加导致缺氧有关。遵医嘱予以低浓度低流量持续给氧。低浓度：氧浓度<35%；低流量：宜用1~2 L/min。使用中心供氧装置采用鼻导管吸氧。加强输氧护理，定时进行巡视，防止氧管脱落。并向患者和陪人讲解吸氧的目的和重要性，避免患者和陪人自行调节氧气流量。通过输氧，使机体缺氧状况得到了纠正。

2.1.4　生活照护

①饮食指导。营养失调：低于机体需要量。表现为营养不良、体重减轻。与病情危重、食欲减退、营养摄入减少和感染使机体营养需要量增加有关。指导患者进食，摄入充足的热量，每天进食高蛋白质、高维生素、高纤维素、低盐、低脂、低糖易消化的饮食，改善营养，少量多餐，避免辛辣等刺激性食物，以免刺激咽部引起咳嗽，少量多次饮用温开水，保持大便通畅。保持口腔卫生，饭后漱口，早晚刷牙。不能起床刷牙时，每天用生理盐水棉球清洁口腔2次。同时观察患者呕吐物与大便的性质、颜色，警惕消化道出血。②安全维护。患者有受伤的危险，与病情危重、身体虚弱、自理缺陷有关。为了防止发生意外损伤，置床栏，防止坠床、跌倒或碰伤。24 h有人陪护，协助生活照护，减少患者活动，减轻心肺负担。③预防压疮。患者有皮肤完整性受损的危险，与身体虚弱、长期卧床、活动受限、身体水肿等有关。指导患者穿宽松、柔软的衣服；床单、褥子保持平整，

避免大小便污染；置气垫床，建翻身卡，备翻身包于床旁，协助患者定时翻身，拍背，每天2次；每天用温水擦浴1次；密切观察患者骶尾部等受压部位皮肤颜色的变化，是否出现红、肿、热、痛、麻等表现；严格交接班。

2.1.5 心理护理

焦虑，与疾病反复发作、病情危重、预后较差有关。心理护理十分重要，它贯穿于住院患者的全过程，我们从3个方面加强了心理护理工作。①交流沟通。采取多种沟通方式，经常与患者和家属进行交流沟通，了解他们对治疗和护理方面的各种需求，尽可能地给予满足。②心理支持。按照心理支持的三原则——倾听（倾听、解释、疏导、指导）、支持（支持、鼓励、同情、安慰）、保证（保证、负责、可防、可治），向患者及家属解释病情，告之该病的治疗是一个长期的过程，要"既来之，则安之"，不要心急。通过积极的治疗是可以延长寿命、提高生活质量的，要增强战胜疾病的信心，减少紧张和焦虑情绪，防止情绪波动。③疗护指导。告之患者和家属有关的治疗与护理措施，鼓励患者积极主动进行自我护理，指导家属认真地参与对患者护理和照护，提高治疗和护理的效果，促进疾病早日康复。

2.2 病情观察

2.2.1 生命体征观察

持续心电监护，在抢救期间，每小时监测1次并纪录T、P、R、BP等生命体征指标，观察其变化，如体温有无升高。同时注意观察呼吸困难和紫绀有无加重。观察结果随时报告医生。还应观察痰液变化，并采痰样标本送检。

2.2.2 意识情绪观察

密切观察意识、情绪有无变化，瞳孔对光反射情况，及时发现肺性脑病与体克。

2.2.3 血气监测观察

定期复查动脉血气，将血气分析结果报告医生，根据血气分析结果和血氧饱和度等情况，按医嘱调节输氧流量。如果呼吸困难与紫绀没有缓解甚至有所加重，应及时通告医生进行气管插管或气管切开，随时做好上呼吸机的准备。

2.2.4 水电解质及酸碱平衡观察

准备记录24 h尿量和输液量。严格控制输液量和输液速度，达到出入量平衡。监测电解质与酸碱平衡，注意长期使用利尿剂引起低钾血症等电解质紊乱情况。观察患者皮肤发绀及肢体水肿情况，以评估治疗效果。

2.2.5 药物治疗观察

①药物反应观察：每次用药后观察有无出现药物的不良反应，即毒、副作用。如果出现过敏反应等严重情况，应立即报告医生，及时合作处理。注意观察和监

测药物的其他不良反应。该患者使用了利尿剂，应密切监测是否会出现低血钾，应注意预防。利尿剂尽可能白天给药，避免夜间频繁排尿而影响患者睡眠。②疗效观察：用药治疗后症状是否减轻，病情是否缓解。③病情观察：通过各种药物治疗和特殊治疗与护理后，应及时准确地观察病情，病情有什么变化，是好转、未变化、还是加重、恶化，是否出现了新的病情或并发症。如果出现了危重病情，应立即报告医生，为有效抢救赢得时间。

2.3　康复指导

2.3.1　心理康复

在住院治疗期间及出院时向患者及家属反复强调慢阻肺、肺心病是一种慢性病，病程长，病理改变多是不可逆的，缺乏特效的根治方法，因此需要有耐心持之以恒地坚持治疗和护理。要从容面对现实，调整好心态，控制情绪，乐观开朗，不恼不怒，保持心理平衡。要学会放松和减压，控制焦虑与抑郁，增强战胜疾病的信心。

2.3.2　功能康复

开展康复训练，可以改善通气功能，防止急性发作，可以延长寿命和降低病死率。嘱咐患者坚持呼吸功能训练。①腹式呼吸：吸气鼓腹，呼气收腹，每天2~3次，每次10~15分钟，争取逐渐成为自然呼吸习惯。②缩唇呼气：闭嘴吸气，缩唇呼气，呼吸频率<20次/min，吸：呼=1:2，每天可练习数次。③缓慢呼吸。每分钟呼吸频率控制在10次左右。④有氧运动：散步、步行、慢走、上楼梯、骑自行车、体操、太极拳、游泳等有利于促进呼吸功能。

2.3.3　用药指导

出院时告诉患者带回家的药物名称、服用剂量、服药时间、服用方法以及注意事项。指导家庭用氧方法及注意事项等。

2.3.4　预防复发

①防止复发。感染是慢阻肺常见的最重要的诱发因素，常导致疾病复发和加重。告诉患者防止呼吸道感染，防止感冒，一旦发生要及时治疗。②预防并发症：慢阻肺易并发肺心病、呼衰、心衰、肺性脑病等。

2.3.5　生活指导

①合理饮食：饮食清淡，限油少盐。保证充足的热量，增加蛋白质，维生素的摄入，以增强免疫力，减少感染机会。②继续戒烟：烟对呼吸系统的损害最大。③防止便秘：增加粗纤维食物，避免用力大便。④居室清新：搞好居室的环境卫生，经常通风换气，保持居室空气清新。环境安静，放松身心，保证良好的睡眠。⑤生活自理：进行生活自理能力训练，提高自我保健能力，恢复社会活动能力。

3 护理体会

3.1 护理重点

慢性呼衰是一种危急重症，高质量的护理对患者的有效抢救和转危为安至关重要。亲自参与呼衰抢救过程，使我对各种护理措施有了较深刻的了解，在护理操作中许多护理技能得到了较大的提高。我认识到呼衰的主要护理问题（症状和体征）是呼吸困难和发绀，护理的重点是气道护理和氧疗护理，保持呼吸道通畅和纠正缺氧是抢救呼衰患者最重要的措施[2]。要保持呼吸道通畅需要采取多种多样的具体护理措施，患者病情缓解是多种有效抢救措施发挥综合作用的结果，这使我体会到要当好一个护士，需要在护理实践中不断地积累知识和经验，熟练掌握各种护理技术，才能在救死扶伤的护理工作中得心应手，妙手回春，给患者带来疾病康复的福音。

3.2 病情观察

病情观察在整个护理工作中占有重要的地位，特别是对于危急重症患者[3]。呼衰患者病情危重，变化很快，并发症多，其预后和转归很大程度上取决于认真负责、细致耐心的病情观察，取决于及时、准确地发现和诊断各种新发生的病情，取决于及时有效的治疗、护理和抢救。因此在整体护理中，要严谨、认真、尽责、勤快地进行病情观察，为保证患者的安全和挽救患者的生命，为赢得抢救的宝贵时间、为防止并发症的发生，而任劳任怨地做好护理观察工作。我亲自参与了呼衰抢救和治疗全过程的护理，亲自参与了心电监护的操作和记录，感到对生命体征和血气监测的工作十分重要，我们要根据血氧饱和度的变化情况及时地调节输氧流量。我在参与呼衰患者的病情观察过程中，深刻地体会到要搞好护理工作，需要有渊博雄厚的知识，需要有爱岗敬业的精神，需要有敏锐的观察力，及时发现和处理各种各样现存的或潜在的护理问题，为此我需要继续努力学习。

3.3 德高业精

在实习医院我参与了 1 例慢性呼衰患者全过程的护理，看到了医生们争分夺秒、紧张忙碌的抢救工作，看到了护士们技术娴熟、有条不紊地配合医生开展护理工作。我不仅从他们身上学到了很多专业知识，也从他们身上学到了许多优良的品德。他们良好的服务态度和工作作风，他们全心全意、兢兢业业、勤勤恳恳、任劳任怨的敬业精神，给了我很大的感染。医疗护理服务需要有良好的医德医风，这是防止和减少医患、护患矛盾和纠纷的根本途径。人们常说："无德不成医"，同样"无德不成护"。医护工作要坚持"三高"标准：即"医德高尚、技术高超、服务高质"。当学生要品学兼优，当护士要德才兼备。我们要践行良好的医护风范：人和心诚，德高业精。救死扶伤，妙手回春。热情和善，技术精湛。严谨认真，敬业奉献。我们要当好一个救死扶伤的白衣天使：为医有道唯存爱，护理无奇只在亲。人和心诚施妙手，德高业精能回春。碧空悠悠白云飞，观音飘飘来解危。救死扶伤净瓶水，洒向人间三春晖。人们赞美白衣天使，我感到很荣耀，我将更加热爱护理工作，做一个受人爱戴的白衣天使，做一个患者的生命守护神。

参考文献

[1] 祝惠民，主编.内科学[M].第四版.北京：人民卫生出版社，2002：32－36.
[2] 高莉丽，徐敏，贾丽丽，等.1例手足口病并发多器官功能衰竭患儿的护理[J].中华护理杂志，2009，44(8)：512.
[3] 罗隆明，朱明瑶，主编.护理科研[M].第二版.北京：科学技术文献出版社，2013：168.

毕业论文考核评价标准

考评指标及分值		指标内涵	评审得分
一级指标	二级指标		
1.科研选题 （15分）	1.1 所选课题的专业性（5分） 1.2 课题来源的实践性（5分） 1.3 完成课题的工作量（5分）	所选课题符合护理专业（助产专业）临床实习的内容，能训练学生护理或助产技能的核心能力。 课题来源于在医院实习期间自己亲自护理过的住院病例。 课题难易度适中，一人一病例，在10个月的临床实习中完成，完成论文写作的实际工作量不少于2周。	
2.科研设计 （35分）	2.1 技术路线的可行性（15分） 2.2 科研方案的完整性（10分） 2.3 设计依据的可靠性（10分）	所选病例具有特殊性，护理诊断正确，护理措施得当可行，便于护理实施，能确保护理效果。 个案护理报告的科研方案其研究的目的与意义明确，研究的内容与方法具体，研究的步骤与进度合理。 护理病例的资料来源于实习医院的住院病历，疾病的检查、诊断、治疗、护理等纪录可靠，数据准确。	
3.原著论文 （50分）	3.1 论文格式的规范性（15分） 3.2 论文内容的科学性（25分） 3.3 知识技能的创新性（10分）	个案护理报告按规定的规范格式撰写，能层次清楚地表达各个写作项目的内容。 "病例简介"清晰完整；"护理"能联系病例，突出重点的护理问题（护理诊断）和关键的护理措施，侧重介绍护理操作方法和取得的护理效果；"护理体会"深刻具体，真实可信。论文内容客观真实，数据准确可靠，实事求是，不弄虚作假，不抄袭剽窃。 所选病例少见特殊，能进行一些创新尝试，采用一些独特的护理方法和措施。总结护理经验有独特见解，文章具有特色，能为以后的护理实践提供有价值的参考，能使读者获得新的知识和启迪。	
评审总分与等级	划√ 优（≥90分）（　）　良（80−89分）（　） 中（70−79分）（　）差（60−69分）（　）不及格（<60分）（　）		

学院评审教师　　　　　　　　　　　　年　　月　　日

毕业论文考核成绩登记表

专业：　　　　　　　班级：　　　　　　　评审老师：

学号	姓名	分数	等级	学号	姓名	分数	等级
1				26			
2				27			
3				28			
4				29			
5				30			
6				31			
7				32			
8				33			
9				34			
10				35			
11				36			
12				37			
13				38			
14				39			
15				40			
16				41			
17				42			
18				43			
19				44			
20				45			
21				46			
22				47			
23				48			
24				49			
25				50			

常德职业技术学院
个案护理报告成绩评定表

指导老师评语

　　该护生在医院实习期间选择了自己亲自护理过的危重病例写作了个案护理报告。完整地简介了护理病例，科学地总结了各种护理措施，深刻地谈出了自己的护理体会，对今后的护理实践有一定的指导意义。论文符合个案写作格式，层次清楚，语句流畅，是一篇较好的个案护理报告。

建议成绩（分数与等级）　95(优)　　　指导老师签名　石希毅　　技术职称　主管护师

工作单位　　　常德市第一人民医院　　　联系电话　　7789021

　　　　　　　　　　　　　　　　　　　　2014　年　2　月　5　日

护理系专业教师评审意见

　　该个案护理报告的病例属于危重患者，符合选题要求。论文能按规定格式撰写，框架清晰，层次清楚。报告内容客观真实。"病例简介"清晰完整；"护理"能联系病例，能根据护理诊断总结护理措施、操作方法及护理效果；"护理体会"深刻可信。该护理报告对今后的临床护理工作有一定的参考价值。有较好的写作技巧，语句通畅，文笔流畅，是一篇质量较高的个案护理报告。

成绩评定（分数与等级）　　90(优)　　　　　评审负责人　　　胡莉熙

　　　　　　　　　　　　　　　　　　　　　·2011 年 3 月 15 日

常德职业技术学院

个案护理报告

文　　　题	1 例急性心肌梗死患者的急救护理
姓　　　名	郭　安
系　　　部	护　理　系
班　　　级	大护 09 – 2 班
学　　　号	38
指导教师姓名	付斯平

1 例急性心肌梗死患者的急救护理

郭 安

（常德职业技术学院大护 09 - 2 班，湖南 常德 415000）

[摘 要] 总结 1 例急性心肌梗死患者的护理。根据危重患者最突出的护理问题，进行了溶栓护理——对因治疗的护理；氧疗护理和疼痛护理——对症治疗的护理；还进行了潜在并发症护理——护理观察，如心电监护、血压监测、呼吸观察等。通过精心有效地治疗和急救护理，使心梗患者获得成功救治，转危为安，康复出院。总结护理经验，深刻体会到密切的医护配合、认真的护理观察、娴熟的护理技术是抢救成功的重要原因。

[关键词] 急性心肌梗死；急救护理；护理配合

急性心肌梗死（简称心梗，AMI）是心脏冠状动脉供血突然减少或中断，导致持续性心肌缺血缺氧，引起心肌坏死。基本病因是在冠状动脉粥样硬化的基础上继发血栓形成所致。临床表现常有剧烈而持久的胸骨后疼痛，常并发心律失常、心衰、休克，抢救不及时常发生猝死，病死率很高。为了总结心梗的急救经验，现对成功救治的 1 例急性心肌梗死患者的护理体会报告如下。

1 病例介绍

患者，男性，68 岁，因胸闷 4 小时于 2010 年 9 月 20 日 09：10 抬送医院，门诊以"急性心肌梗死"收院治疗。患者主要的症状体征有：胸闷、胸痛、颈部发紧、气促、大汗，伴有恶心、呕吐，含服硝酸甘油疗效差。心电图检查显示：ST 段抬高，Q 波宽深，T 波倒置。实验室检查结果：心肌肌钙蛋白升高，CK - MB 升高。入院后遵医嘱立即给予心电监护、间断吸氧、止痛、溶栓、抗凝等治疗，溶栓治疗成功，7 天后患者病情明显好转，情绪稳定，能下床轻微活动，继续观察治疗 1 周后患者痊愈出院。

2 护理

2.1 氧疗护理

遵医嘱给予鼻导管持续吸氧，2～4 L/min，提高血氧饱和度，保证心脏和重要器官的用氧需求，控制心梗范围，缓解心绞痛，减轻心脏负担，减少心律失常。

2.2 疼痛护理

遵医嘱注射吗啡止痛，使用后注意观察有无呼吸抑制等不良反应。同时给予冠脉扩张药硝酸甘油或硝酸异山梨醇酯（消心痛），立即询问患者疼痛的缓解情况，并监测血压变化，维持收缩压在 100 mmHg 以上，防止血管扩张药导致低血压。

2.3 溶栓护理

溶解冠状动脉内的血栓是抢救心梗患者的关键，早期溶栓治疗能有效地缩小心肌梗死的范围，改善左心室功能，降低心梗病死率。对没有溶栓禁忌证的患者，在发病 6 h 内应遵医嘱使用尿激酶等溶栓药物。为此，护士应积极配合医生作好 3 项护理工作。①溶栓前协同医生询问患者有无溶栓禁忌证，如有无脑血管病史、有无消化性溃疡、有无活动性出血等。②溶栓时迅速建立静脉通道，准确配制溶栓药物，正确控制输注液量和输液速度。③溶栓中密切观察患者有无药物的不良反应，如有无皮肤黏膜出血，有无颅内出血征兆，如头痛、呕吐、意识障碍、肢体麻木等症状。

2.4 潜在并发症护理

①心律失常。这是心肌梗死常见而危险的并发症，护士要认真进行护理观察，作好心电监护，主要观察室性心律失常，如室性早搏、室速、室颤等。一旦发现，及时报告医生，并准备好急救药物和除颤仪以备随时抢救之用。②心力衰竭。心梗患者易并发左心衰竭，护士应严密观察患者的呼吸情况，如有无呼吸困难、咳嗽、咳痰等表现。教育患者避免情绪烦躁、饱餐、用力排便等加重心脏负担的因素，预防心衰。③心源性休克。心梗患者常因广泛心肌坏死，心肌收缩减弱而引起心源性休克。故护士应密切监测血压，并观察皮肤颜色、意识变化等休克表现，以判断是否发生了休克。

2.5 生活护理

①卧床休息。早期绝对卧床休息，以后视情况适当活动。卧床期间预防压疮与便秘。②清淡饮食。入院1周内给予流质或半流质饮食，1周后给予半流质或软食。饮食做到"三低三高"：低盐、低脂、低胆固醇；高蛋白、高维生素、高纤维素。③大便通畅。鼓励患者床上排便，防止便秘。有便秘者给予果导等缓泻剂，甚至灌肠。因为便秘时用力排便会加重心肌梗死，甚至猝死。

2.6 心理护理

心理护理十分重要，应贯穿于患者的整个住院医疗过程。心梗患者由于起病急，胸痛剧烈，常有濒死感，易产生焦虑与恐惧情绪。有鉴于此，护士应积极实施心理支持。根据"倾听、支持、保证"的心理支持三原则，做好心理护理。①倾听解释：热情地接待患者，认真倾听患者的诉求，耐心地解释患者提出的问题，疏导患者的不良情绪。②支持鼓励：关爱体贴患者，关注理解患者的痛苦，鼓励患者树立战胜疾病的信心，给患者以有力的心理支持。③保证指导：根据有效的治疗和护理手段，用明确的态度和肯定的语气给患者以适当的保证与安慰，告诉患者有足够的把握可以把病治好，消除疑虑和错误认识。同时指导他们积极配合医生与护士进行治疗与护理。执行保护性医疗原则，不在患者面前议论病情，不对患者使用刺激性语言，不告诉患者过悲、过喜的事情，以减少对患者不良的心理刺激，避免患者产生过大的情绪波动。同时还应做好家属和陪护的心理护理，争取家人的理解，积极配合治疗与护理。

2.7 出院指导

①合理膳食。饮食清淡，少盐限油；荤素搭配，多吃果蔬；节制饮食，控制体重。②适量运动。注意休息，劳逸结合；适量运动，量力而行。③戒烟限酒。吸烟可诱发冠脉痉挛，损伤血管内皮细胞，因此要戒烟。大量饮酒可诱发冠心病的发生，因此要少喝白酒。④心理平衡。调整心态，控制情绪；乐观开朗，不恼不怒。⑤遵医服药。随身携带硝酸甘油，以备急用。并可口服小剂量阿司匹林，每天0.1 g，以抗血栓形成。注意避免用力排便。

3 护理体会

①护理配合。心肌梗死是内科常见的急症之一，病情危重，变化很快，并发症多，猝死率高，其预后在很大程度上取决于正确的诊断、及时的抢救和良好的护理。因此救治心梗患者，医生、护士密切的配合至关重要[1]。如对因治疗时的

溶栓护理,对症治疗时的氧疗护理和疼痛护理等。②护理观察。病情观察在护理工作中占有重要的地位,特别是对于危急重症患者,由于病情变化很快,需要争分夺秒地进行抢救,故病情观察对挽救患者生命至关重要[2]。能及时观察到病情的新变化,就能及时地采取有针对性的治疗与护理措施,实施有效的治疗与护理,为挽救生命赢得宝贵的时间。如对心梗患者进行心电监护、血压监测、呼吸观察,对及时发现心律失常、休克、心衰等并发症十分重要。因此护士要有敏锐的观察力,认真进行护理观察,及时发现和处理有关的护理问题。③护理技能。护理工作是一项技能性很强的工作,要用护理程序解决患者现存的或潜在的健康问题,护士必须具有娴熟的护理实践技能[3]。特别是急救护理,在抢救中除了使用一些常用的护理技术如打针输液外,还要使用许多特殊医疗器械,如对心梗患者要吸氧、心电监护等。因此护士一定要勤学苦练基本技能,做一个"人和心诚,德高业精"救死扶伤的白衣天使。

参考文献

[1] 邹玉莲,主编.急诊护理[M].长沙:湖南科学技术出版社,2008:4~5.
[2] 贾桂英.老年急性心肌梗死患者护理体会[J].山东医药,2005,45(25):87~88.
[3] 刘爱荣.急性心肌梗死的护理体会[J].中国中医急诊,2005,11(3):88~89.

常德职业技术学院护理专业
个案护理报告成绩评定表

指导老师评语

    该生在临床实习中选择了自己亲自护理的需要急救的危重患者这种特殊病例进行个案护理特点研究,总结了心梗的急救护理经验,对今后的护理实践有一定的指导意义,并能给读者以新的启迪。

    该报告符合个案的写作格式,文笔流畅,具有较高的写作技巧,特别是护理体会谈得较为深刻,是一篇较好的个案护理报告。

建议成绩(分数与等级)　98(优)　　指导老师签名　付斯平　　技术职称　副主任护师

工作单位　　　中南大学附属广德医院　　　联系电话　　7788021

护理系专业教师评审意见

    该个案报告所选病例具有一定的特色,符合特殊病例的要求。该个案护理介绍了一些自己独特的做法,进行了一些护理创新尝试,取得了较好的护理效果。总结的个案护理经验对以后的护理工作有一定的参考价值。

    该个案护理报告格式符合,纲目清晰,层次清楚,语言流畅,是一篇质量较高的论文,对临床护理工作者会有所启迪。

成绩评定(分数与等级)　　95(优)　　评审负责人　　骆平胜

2011 年 4 月 15 日

·个案护理报告·

1例手足口病并发多器官功能衰竭患儿的护理

高莉丽 徐敏 贾丽丽 王红 谢坤

(南京军区南京总医院儿科, 江苏 南京 210002)

[摘 要] 总结1例手足口病并发多脏器功能衰竭患儿的护理。根据患儿护理难点我们采取了冰毯降温、血管保护等针对性护理措施。经精心护理, 患儿转危为安, 康复出院。

[关键词] 手足口病; 多器官功能衰竭; 护理

Nursing Care of a Child with Hand, Foot and Mouth Disease Complicating Multiple Organ Failure

Gao Li-li, Xu Min, Jia Li-li, Wang Hong, Xie Kun

【Abstract】 This paper summarizes the nursing care of a child with hand, food and mouth disease complicating multiple organ failure, such as use of ice – blanket and strategies of vessel protection. As a result, the child recovered well and was discharged after rehabilitation.

【Keywords】 Hand, Foot and Mouth Disease; Multiple Organ Failure; Nursing Care

手足口病(hand, foot and mouth disease, HFMD)是由多种肠道病毒引起的急性传染病, 常见科萨奇病毒 A16 型和肠道病毒 71 型(EV71 型)。多数患儿表现为手、足、口腔等部位的皮疹、疱疹, 大多预后良好。但少数患儿可表现为严重的中枢神经系统损害, 引起神经源性肺水肿、无菌性脑膜炎、急性迟缓性麻痹等, 病情进展迅速, 病死率高。2008 年 4 月, 安徽省阜阳市及其周边地区发生由 EV71 型肠道病毒引起的手足口病, 疫情波及范围广, 重症病例多, 在短时间内死亡人数多。2008 年 5 月 5 日至 6 月 5 日, 我院医疗队赴安徽省亳州人民医院指导救治工作, 帮助控制疫情, 病死率得到控制。5 月 8 ~ 29 日, 成功救治1例手足口病并发多器官衰竭的患儿。现将护理体会报告如下。

1 病例介绍

患儿男，15 个月。因手足口病Ⅱ期（神经系统受累阶段）于 2008 年 5 月 8 日入院。为控制病情，立即使用大剂量丙种球蛋白调节免疫功能和大剂量甲基强的松龙冲击治疗，同时配合降颅内压、抗病毒、退热等综合治疗。5 月 10 日凌晨，患儿病情加重，出现四肢冰冷，血压为 169/93mmHg（1mmHg = 0.133 kPa），意识不清，潮式呼吸，口腔内涌出大量粉红色泡沫样痰液，插胃管引流出大量咖啡色液体。即入重症监护室抢救，给予机械通气、心电监护等。5 月 14 日，患儿意识逐渐清楚，刺激后有咳嗽反射。多次复查血气分析均提示在正常范围，试脱机后，患儿呼吸平稳，血压心率稳定，血氧饱和度均在 95% 以上。给予拔除气管插管，改用鼻导管吸氧。5 月 21 日患儿病情稳定，由重症监护病房转入普通病房。继续观察治疗 1 周后痊愈出院。

2 护理

2.1 严密观察病情变化，准确记录出入量

患儿入院后尽管采取了及时有力的救治措施，但病情仍然发展迅速，入院 2 d 后进展为手足口病Ⅲ期（心肺衰竭期）。针对这种情况，严密观察患儿病情变化，准确记录出入量。①密切监测生命体征。每半小时监测患儿体温、呼吸、心率、血压、血氧饱和度及末梢循环情况，监测血糖，1 次/2 h。患儿病情发展迅速，进展快，进入重症监护病房后，给予一对一的特别护理，密切观察患儿各阶段的病情变化，并随时报告医生。当患儿出现呼吸循环衰竭症状时，我们发现后及时报告医生并配合救治，为成功救治赢得了时间。②准确记录出入量。限制液体入量，达到出入平衡，减轻心肺负荷。用输液泵严格控制输液速度，详细记录患儿输液量、药量、尿及便量等。每小时统计比较 1 次出入量，有变化时及时通知医生，并按医嘱调整输液量和速度。由于严格执行出入平衡的原则，患儿尽管在抢救中用药多，但未造成不良伤害，给后期康复打下了良好的基础。③定期监测血气。及时将血气分析结果报告医生，根据医嘱随时调整呼吸机参数。

2.2 气道管理

患儿入院 2 d 后，出现心、肺、脑、消化系统等多器官功能衰竭。表现为四肢冰冷、血压升高、意识不清、潮式呼吸，口腔内涌出较多粉红色泡沫痰液，插胃管引流出大量咖啡色液体等，生命垂危。给予做好气道管理。①迅速气管插管给予

机械通气。开始 1 周内患儿痰液黏稠时行糜蛋白酶雾化吸入，2 次/d，使痰液稀释，易于吸出，同时保持气道的湿化，避免刺激性干咳。②保持口鼻、咽气道通畅。用棉签蘸温水清除患儿口腔、鼻、咽喉部的分泌物，4 次/d。③按程序吸痰。痰多时，按照吸痰－湿化－吸痰的程序清理呼吸道分泌物[1]，做到每次充分吸痰，每次负压不超过 80 mmHg，吸痰时间不超过 15s，吸痰前后给予 1.2 min 纯氧吸入，并湿化气道 1 次。

2.3　高热护理

患儿入院前已经出现连续 5 d 低热并精神差，入院后 2 d 体温持续升高至39℃左右，使用药物及冰袋物理降温后体温仍然高居不下，2 d 出现意识不清，因此对患儿进行高热护理。①降温及预防高热惊厥，保护大脑，预防脑缺氧。使用冰毯降温，使用冰毯前检查电冰毯性能是否良好，然后将冰毯铺于床单下，使患儿颈部以下的躯体均在冰毯上，不触及颈部，以免副交感神经兴奋引起心动过缓。正确连接电源线、导水管，水箱内放适量的蒸馏水。为了持续监测体温，防止传感器探头脱落，避免交叉感染，用一次性指套包好肛温传感器探头，并在大腿内侧妥善固定好肛温传感器探头。冰毯降温速度不宜过快，以每小时降温 1.0～1.5℃为宜，3.4 h 内达到治疗温度，控制肛温在 36℃左右[2]。②冰毯降温中注意观察患儿心率、血压、尿量及肢体循环情况。发现患儿肢端发绀、寒战时，适当调高毯温，脚底置热水袋。每半小时测量 1 次体温，并与冰毯温度对照，随时观察降温效果并做好记录[3]。③患儿降温后大量出汗，及时更换衣服和床单。以免受凉，增加舒适度。

2.4　输液管理

患儿在抢救过程中每天使用大量抗感染、降血压、补充电解质的药物，此外，还使用了甘露醇和甘油果糖等高渗性药物，增加了静脉穿刺及血管保护的难度。因此，我们认真做好输液管理。①静脉选择：我们选用弹性好、较粗直、便于观察的部位进行静脉穿刺，并采用交替注射法，如左右上肢静脉交替使用，使损伤的静脉得以修复。②血管保护：患儿输入甘露醇、甘油果糖等高渗性药物 4 h 后，用热毛巾热敷局部，毛巾温度大约 40℃左右，以防止烫伤[4]。此外，在患儿体温得到控制，肛温在 36℃左右的情况下，我们还应用了滴注温热溶液的方法[4]。据文献报告[5]，静脉输液温度最低限为 15℃，最高 35℃，当液体维持在最低限时，发生静脉炎的几率较高，患儿的自觉症状也比较重，血管使用次数减少。因此，我们根据治疗用药的理化性质和患儿的感觉调整液体温度为 25.35℃。③药物作用的观察及护理：在使用输液泵推注硝普钠注射剂时，我们遵守使用要求，注意避光，并观察实际药量与目标药量是否相等，当有误差时及时监测血压并报告医生进行调整。大剂量甲基强的松龙可引起感染、高血压、消化道出血等不良反应，为此，我们做好消毒隔离，并密切观察患儿病情变化，及早判断有无用药的不良反应出现，避免患儿发生交叉感染。

2.5 消毒隔离

手足口病是肠道病毒传染病，传染性强。患儿的唾液、痰液、胃液、尿液、粪便等都具有传染性，因此做好消毒隔离非常重要。①紫外线循环机每日早晚消毒空气1次，每次30 min。②患儿的分泌物、呕吐物、排泄物用3%漂白粉澄清液处理2 h，再倒入下水道。③凡接触过患儿的医护人员严格进行卫生洗手，防止交叉感染。④用0.5%~1.0%氯胺溶液对患儿的日常用品、餐具等进行消毒处理；患儿衣服用500 mg/L含氯消毒剂浸泡30 min后清洗；患儿床单送洗衣房单独清洗消毒[6]。

3 讨论

本例患儿入院时已进入手足口病Ⅱ期，2 d后快速进入Ⅲ期，出现多器官功能衰竭的表现，对医护人员挑战大。治疗重点是保护心、肺、脑功能。护理上配合治疗要点，加强机械通气维护管理，密切观察患儿病情变化，保护静脉，合理使用现代护理器具，如冰毯降温、紫外线循环风消毒等。在本例患儿降温过程中降温毯在体温调节中发挥了重要作用：初始对患儿进行物理降温采用了冰袋冰敷额部及大动脉处。由于冰袋与体表接触面积不多，降温速度慢，达不到降温效果。使用降温毯后，不仅方便省力，而且降温效果确切，很快达到了治疗需要的温度。除此之外，患儿发热还具有反复性，降温毯可以很好地调节患儿体温变化，控制肛温在36℃左右，在降低大脑耗氧，防止高热惊厥中发挥了重要的作用。

参考文献

[1] 虞美慧.气管插管患者的气道护理[J].现代中西医杂志,2008,17(2A):292.
[2] 陈韶雯.电冰毯应用于中枢性高热的护理体会[J].护士进修杂志,2007,22(4A):661.
[3] 万艳慧.医用电冰毯治疗中枢性高热的疗效观察及护理[J].实用临床医药杂志:护理版,2007,2:38.
[4] 陆玉金.静脉炎的预防性护理[J].中国实用护理杂志,2004,20(5A):62~63.
[5] 吴妙玲.化疗性静脉炎及渗漏损伤护理研究进展[J].中国实用护理杂志,2000,16(7):4.
[6] 郝慧杰,高秀丽.手足口病患儿的护理[J].实用医药杂志.2008,25(2A):207.

(引自《中华护理杂志》2009年第8期)

·个案护理报告·

1例髋关节离断术后切口及半骨盆严重感染患者的护理

程秀红 陈小云

（南京军区南京总医院骨科中心，江苏 南京 210002）

[摘 要] 总结1例髋关节离断术后切口及半骨盆严重感染伴肠外露患者的护理体会。护理要点包括：加强心理护理，重视生命体征的观察，正确处理感染伤口渗出液，有效进行气道湿化，防止交叉感染，术后循序渐进地进行康复训练，在康复后期注重残存肌力和全身耐力的训练及熟练轮椅生活技巧、家庭康复指导等。

[关键词] 骨盆；关节离断术；伤口感染；护理

Post-operative nursing care of a patient with severe infection at the incision and semi-pelvis following hip disarticula-tion

CHENG Xiu-hong, CHEN Xiao-yun

[Abstract] Nursing experience of a patient suffering from severe infection at the incision and semi-pelvis with intestinal exposure after hip disarticulation was summarized. Nursing points included mental care, pre-operative observation of vital signs, management of affusion of infected wound, humidification of air passage, Prevention of cross-infection, earlier functional rehabili-tation of paraplegic, monitoring at early stage after operation, midterm functional rehabilitation, later stage training of remaining muscle force and endurance all over the body, training of living skill on wheelchair, and guidance of home rehabilitation.

[Key words] Pelvis; Disarticulation; Wound Infection; Nursing Care

半骨盆严重感染患者由于损伤较大，感染不易控制，其病死率为60%～100%[1]。2007年8月，我科成功救治了1例因车祸致左髋关节离断术后切口及半骨盆严重感染伴肠外露的患者。现将护理体会报告如下。

1 病例介绍

患者男，33岁。于2007年7月31日因车祸致创伤性休克；腹部、背部、左下肢严重挤压伤，$T_{12}L_1$椎体滑脱伴完全性截瘫，右多发肋骨骨折。急诊在当地医院行清创术，术中见肠挫伤、肠坏死，腹壁肌肉及腰大肌等挫伤坏死。8月3日行左髋关节离断术，术后残端大量渗液、恶臭伴进行性坏死，8月7日因呼吸困难行气管切开。8月15日20：00因病情不缓解转来我院，初步诊断为"左髋关节离断术后切口及半骨盆严重感染"收入我科监护病房。患者入院时体温37.8℃、脉搏100次/min、呼吸17次/min、血压105/70 mmHg(1 kPa = 7.5 mmHg)；意识清醒、胸廓畸形、留置导尿；左髋关节已离断，离断处骨、肠及腹膜外露，离断创面凹凸不平，面积约20 cm×20 cm，呈焦炭样黑色，其下有大量黄绿色渗液伴恶臭；右下肢感觉活动消失。立即床边X线摄片示膈肌抬高，双肺纹理不清。血液检查：总蛋白48.7 g/L、清蛋白26.2 g/L、谷丙转氨酶79 U/L、白细胞11.1×10^9/L、血红蛋白145 g/L、C反应蛋白 >160 mg/L。

　　患者因病情危重，持续吸氧3 L/min、心电监护、气道湿化、留置胃管、卧气垫床。留取创面分泌物、静脉血做细菌培养及药敏试验；输注头孢呱酮、红细胞、血浆、人体清蛋白、奥美拉唑等。入院第2天(入院第12 h)，患者烦躁不安，体温39.1℃，脉搏141次/min，血氧饱和度93%。血气分析：pH值7.21、$PaCO_2$ 79 mmHg、PaO_2 65mmHg、SaO_2 87%，给予呼吸机辅助呼吸，咪唑安定镇定。改用亚胺培南、万古霉素抗炎。入院第4天血培养结果为耐甲氧西林葡萄球菌(MRS)、真菌；创面分泌物培养为大肠埃希菌、奇异变形杆菌、铜绿假单胞菌。增加抗真菌药氟康唑，输注精氨酸和门冬酸甲镁调节酸碱平衡。入院第9天，患者体温呈进行性升高，达41.3℃。在全麻下行左髋关节离断术后切口及半骨盆感染坏死组织清创，术中见左侧半骨盆、臀大肌、臀中肌、臀小肌、腰大肌及髂腰肌和右臀大肌感染坏死。切除左侧半骨盆、腰背部坏死皮肤。因坏死组织多，皮肤严重缺损，创面无皮肤覆盖，以无菌纱布覆盖治疗巾包裹后返回监护病房，继续心电监护、呼吸机辅助呼吸，输注亚胺培南+万古霉素+氟康唑、奥美拉唑、红细胞、血浆、人体清蛋白等；伤口换药。清创术后第6天(入院第15天)脱呼吸机转入普通病房，入普通病房第2天行气管拔管。随后分2次行左髋部、左腰臀部、背部缺损皮肤植皮术和(入院第98天)1次脊柱复位内固定术。术后康复，坐轮椅出院，共住院152d。

2　护理

2.1　术前护理

2.1.1　心理护理

　　该患者在当地医院治疗病情不见缓解转来我院治疗。刚入我科监护病房时，患者对治疗充满了信心，但当患者得知由于病情危重不能立即进行感染创面手术时，情绪出现波动。于入科12 h时出现呼吸困难，立即给予呼吸机辅助呼吸。使用呼吸机带来的不舒适、感染及坏死组织产生的恶臭、以及创伤后的疼痛和换药时引起的剧痛，使患者一度失去治疗的信心，甚至产生自行拔除呼吸机管道和输液管道等放弃治疗的念头。为此我们采取了下列措施。通过纸笔与患者进行交流，了解其心理需求，告知患者本病发生、发展和转归的过程，特许家属每日可进监护病房探视 30 min；与患者家属沟通，了解患者受伤、外院治疗经过及家庭状况等，赞叹患者当时能从车底自救的毅力，说明"现在这点磨难如挺不住确实让人感到可惜"，用亲情唤起他生活的勇气，对他说"尚未出世的宝宝还等着他的爸爸来抱"等。每次换药、更换床单时，提前半小时给患者使用止痛剂减轻因换药引起的疼痛，护理操作时间询问患者的感觉。每当患者由于使用止痛剂却不能完全缓解疼痛而流露出对治疗失去信心时，我们握住患者的手用非语言交流方式予以鼓励。通过共同的努力，患者重新鼓动起了生活的勇气，不良情绪很快得到控制，病情逐渐稳定，比预期提前 2 d 进行了感染创面清创术。

2.1.2 病情观察和处理

生命体征的观察：持续心电监护，观察生命体征、意识、血氧饱和度，每小时1 次；记录 24 h 出入量并观察尿液颜色、性质。由于创面感染，患者持续高热，我们将室内空调温度设置为 20℃，冰袋持续降温、温水擦浴，2 次/d。体温仍 ≥39.0℃时消炎痛栓纳肛。

症状、体征的观察：及时、正确采集各种标本并与观察到的患者症状、体征进行比较，及时向医生汇报检查结果。通过认真观察，发现该患者血红蛋白虽为145 g/L，但体征表现异常，通过询问得知患者曾在高原生活过 11 年（高原移居者血红蛋白正常值比平原人高 50 g/L[2]），因此我们针对个体差异与医生联系后立即给予输注红细胞，使贫血症状得到控制。

营养状况的观察：评估营养状况（体重、血常规、血生化和免疫功能等），1.2次/d，根据营养评估结果针对性地补给营养。由于伤口不断有大量液体渗出导致蛋白质严重丢失，我们在鼻饲能全力 500 ml/d 的基础上让患者家属根据患者口味给患者食用一些高蛋白流质食物如牛奶、鱼汤，1 次/d，同时静脉输注人体清蛋白、血浆等。

局部观察和护理：观察离断感染伤口、半骨盆及肠外露敷料渗出液的量、色、味和性质。因创面感染严重且面积大，不断有剧烈恶臭的大量黄绿色脓性液体流出，常常敷料、床单、被套在更换 1.2 h 内就被污染。我们用自制的支架将被子撑起防止渗出物污染盖被，用 3 层不同的敷料垫在床单上保持床单干燥和易于更换：下层为一次性中单，防止渗出物污染床单；中层为烧伤敷料，有利于保持干燥；上层为骨科垫，易于更换。在覆盖创面最外层的骨科垫上喷洒 75% 酒精，1 次/h，以减轻伤口发出的恶臭，用温水擦拭伤口以外的皮肤，保持患者清洁舒适；每次更换床单、中单、烧伤敷料时都和医生换药紧密配合，换药后立刻更换床单以缩短操作时间、减轻患者的疼痛。入院后最初几天每天更换床单、中单、烧伤敷料 3～4 次，每次操作常常安排 3～4 名护士和 2 名医生共同完成；更换骨科垫 1 次/1～2 h，渗出液多时及时更换。协助医生换药，根据创面情况用生理盐水或过氧化氢溶液进行涡流式冲洗，冲洗完毕后用庆大霉素＋生理盐水或 0.5% 的聚维酮碘湿纱布敷于创面，再外敷多层骨科垫，然后用腹带宽松固定后再覆盖一层骨科垫。

2.1.3 呼吸机辅助呼吸气道湿化的护理

患者因创伤严重行气管切开呼吸机辅助呼吸。护理时，我们根据患者痰液的性质选择 0.45% 盐水 500 ml＋沐舒坦 15 mg 向气道内滴入，每 1～2 h 1 次，3～5 ml/次，吸痰前后再滴入 3～5 ml。0.45% 盐水为低渗溶液，水分蒸发后，留在呼吸道内的水分渗透压符合生理需求，痰液变稀，保持了呼吸道纤毛运动活跃，不易形成痰痂、痰栓，痰液稀薄，不需重复吸引，从而减少气道黏膜损伤，缩短吸痰时间[3]。另外采用微量加药型喷雾瓶进行氧气雾化吸入代替传统超声雾化吸入进行气道湿化，每 2～3 h 1 次，15～20 min/次，氧气雾化吸入具有雾化药液浓度高、颗粒小、对生命体征干扰小、排痰效果好、不易发生刺激性呛咳反应、操作简便等优点[4]，患者无不适主诉，未发生肺部并发症。

2.1.4 环境管理

由于患者感染严重，机体免疫力差，为了防止感染恶化和交叉感染的发生，我们向患者及家属说明控制探视次数及时间的目的及重要性，要求家属探视时必须同医务人员一样穿专用的衣服和鞋、戴口罩和帽子。采用多功能动态空气消毒机[5]，早、中、晚各 1 次，1 h/次。用 0.5% 的含氯消毒液湿拖房间的地面，3 次/d。医疗垃圾桶专用，所有使用后及更换的污染敷料单独放置、单独焚烧。更换后的床单、被套单独存放，单独送至洗衣房清洗。

2.2 术后护理

2.2.1 前期护理

前期指患者行清创术后在监护病房期间。此期间在术前护理的基础上按骨科手术后常规进行护理。

2.2.2 中期护理

中期指患者从监护病房转入普通病房后及 2 次植皮手术期间。在前期护理的基础上，此期患者的护理重点包括下述内容。①心理护理：随着患者机体状况逐渐好转，患者对截瘫问题越来越关注。患者已失去左下肢，现在右下肢又瘫痪，对这一残酷的现实不能接受，整天忧心忡忡，惧怕自己成为家庭的累赘、社会的负担，拒绝治疗及进食，同时又强烈认为通过脊柱手术可以治愈截瘫。我们根据患者的心理变化过程逐步向患者讲解外伤性截瘫的严重后果及可能的预后与转归，告知脊柱手术的目的是进行骨折脱位复位、复建脊柱稳定性以利于椎管减压和开展早期康复,说明通过正确的康复锻炼可保证日常生活自理和坐位工作(如网上办公等),也有1%左右的完全性截瘫的患者可能恢复功能肌力。通过反复开导,患者逐渐接受完全性截瘫的现实并积极配合治疗和康复训练,出院时生活能自理。②皮肤护理:告知患者植皮术后皮肤护理的要点,尤其是植皮处新鲜皮肤要防止受压、摩擦;我们用透气性好的全棉布料自制软垫覆盖植皮表面和垫于臀部。③康复训练:此期患者脊柱和病情尚不稳定,同时合并有部分切口皮肤缺损,需要卧床和必要的制动。上肢以主动活动为主,锻炼手的握力,可用握力器、拉力器等辅助锻炼;下肢以被动活动为主。膀胱功能训练在住院第6周拔除尿管时进行,我们用手掌轻轻按压患者下腹部,协助患者排尿,1次/4h,以防形成无张力性膀胱。

2.2.3　后期护理

脊柱骨折脱位整复内固定术后阶段。此患者重建了脊柱稳定性,危及生命的复合伤得到了控制,脊髓损伤引起的病理生理改变进入相对稳定的阶段。在巩固和加强早期、中期康复训练效果的基础上,对患者加强残存肌力和全身耐力的训练及使其熟练掌握轮椅生活的技巧[6]。

肌力增强训练:进行主动支撑动作训练[7]。右下肢进行被动运动,腹部肌肉进行卧位→抬头→起坐训练;或腹部平放沙袋,反复收缩放松腹肌[8];促进肌肉力量和神经系统的协调。

床上体位变换训练:①坐起训练:脊椎骨折脱位整复内固定术后1周开始进行床上被动坐起训练,患者卧骨科专用床,摇高床头从15°。开始,每天床头升高5°,至正常坐位90°并维持,2次/d,30 min/次。以后逐渐过渡到扶坐→自坐→床边坐→垂足坐[8]。②翻身坐起训练:先翻转上半身及臀部(以右侧卧为主、保护左侧植皮处新鲜皮肤),然后坐起,以手撑床微提臀部,坐稳后用双手摆正下肢。

生活自理及轮椅生活技巧训练:①教会患者不依靠陪护,独立完成翻身、穿脱衣裤、鞋袜,排便时自己放便器等方法。②练习上下轮椅,开始由护理人员及家属协助,慢慢依靠自己上肢支撑力移动。③轮椅中的减压动作训练:每隔0.5~1.0 h撑起身体、防止受压部位发生压疮。④进行手工操作的练习和轮椅上各种动作练习。

2.3　家庭康复指导

为患者制定合适的功能锻炼计划,告知患者锻炼时的技巧,如:植皮处及骨突处皮肤用全棉软垫保护;训练膀胱功能和残存肌力、床上体位变换、生活自理及轮椅生活技巧训练等应循序渐进,每次以不疲劳为准;在家中进行能够操作的工作或轮椅可以靠近的坐位工作;保持患者与治疗医生和护士的联系,建立医患联系卡。护士在患者出院的第1、2周及以后每隔2~4周,通过电话了解患者的情况。

3 小结

在对患者的护理中我们体会到，心理护理应贯穿护理过程的始终，术前的病情观察和处理对手术的如期进行及减小术后并发症发生起着关键作用，术后的功能锻炼和家庭康复指导为患者重新就业提供了条件。

参考文献

[1] Cesarec M, Majski-cesarec S. I-Iemipelvectomy due to blast injurise: possi-bilities of occupational rehabilitation[J]. Arh Hig Rada Toksikol, 1996,47(3): 289~293.

[2] 董宏彬，洪欣. 血红蛋白与高原低氧适应[J]. 国外医学卫生学分册, 2004,31(4): 220~223.

[3] 丁彩儿，李剑萍，丁国芳，等. 气管切开后不同湿化液对气管影响的实验研究[J]. 中华护理杂志, 2007,42(10): 872~874.

[4] 肖西平，周静，于艳静. 超声雾化吸入与氧气雾化吸入对气道湿化的效果研究[J]. 现代护理, 2006,(12): 2453~2454.

[5] 李素芬. 多功能动态杀菌机与紫外线空气消毒效果比较[J]. 中华医院感染学杂志, 2007, 17(3): 295.

[6] 关骅，唐和虎. 脊髓损伤早期康复[J]. 中国康复理论与实践, 2000,6(4): 179~183.

[7] 周天健，李建军. 脊柱骨髓损伤现代康复与治疗[M]. 北京: 人民卫生出版社, 2006: 616~617.

[8] 张青莲. 脊髓损伤后康复护理进展[J]. 中华护理杂志, 2003,38(9): 721~723.

（引自《中华护理杂志》2009 年第 2 期）

第十节 编著——综述的写作格式

编著是利用现成的文献资料加工整理写成的文章或书籍。可分为两大类，一类是文章，如期刊杂志上发表的篇幅较短的综述、述评、书评、进展、讲座、科技报道、文摘、科普短文等。另一类是书籍，如出版社出版的篇幅较长的各种图书。下面重点介绍综述与科普短文的写作。

一、综述概说

（一）综述的概念

综述又称文献综述或专题综述。综述是利用现成的文献对某一科技专题进行综合叙述。即利用原始文献（一次文献）加工整理而写成的再生文献（三次文献）。

属于编著——广义的论文，是整理知识的研究成果。综述具有综合性(列出问题，综合归纳)、叙述性(综合文献，只述不评)、新颖性(虽非首创，但有新意)、专业性(科技专题，专业性强)、信息性(广博精深，信息量大)等特点。综述(编著性论文)与学术性论文(原著性论文)的主要区别在于写作资料的来源不同。学术论文的写作资料来源于亲自科研所得的原始资料，而综述的写作资料来源于他人发表的文献资料。

（二）写作意义

1.培养科技人才

大学生、研究生都要求撰写综述，因为写综述是科研的基本功之一，它可以培养综合能力，如文献检索能力、分析归纳能力、论文写作能力等。

2.有助科研开展

写综述是科研的先导，它可以为科研选题作前期准备。①科研选题时提供选题线索。阅读综述可以从综述中找出研究的空白点或不足之处，找到需要进一步研究的问题，从而提出研究课题。②论文写作时为前言中的研究背景提供写作资料。因为写作综述或阅读综述可以了解与研究课题有关的历史概况和进展现状。

3.有助知识更新

综述在医学文献中占有重要地位，其价值并不亚于原著。因为综述是整理文献知识，把某一专题相关的大量分散的原始文献高度浓缩，整理总结为系统有条理的新知识，反映某一学科领域某个专题研究的新进展、新成果、新理论、新技术、新发现、新发明，阅读综述可以用较少的时间获得大量新信息，有助于知识的更新，很受读者欢迎。阅读编年史式的综述或其他类型的综述，可为医学史提供写作资料。此外，利用综述后面所列的大量参考文献，采用"引文追溯法"，可以查找到参考文献的原文进行阅读，可以满足读者进一步学习的需要。

（三）写作步骤

1.选择专题

根据更新知识的需要或开展科研的需要，选择在理论上或应用上有新进展的专题写作综述，以满足读者更新知识的需要或自己开展科研的需要。

2.搜集文献

广泛的搜集中外原始文献资料是写好综述的基础，否则就是无米之炊。综述价值的大小与搜集和阅读参考文献的多少密切相关。搜集与阅读文献以近期2～3年内的原始文献为主。查阅文献可采用以下3种方法：①期刊浏览法(浏览现期期刊和过期期刊)；②引文追溯法(利用参考文献查找原文)；③工具查找法(手工检索工具——目录、索引、文摘；计算机检索工具——光盘数据库、网络数据库等)。

3．拟定提纲

围绕写作专题，归类整理文献，列出大小标题，形成大体轮廓。拟好提纲是写好综述的关键。

4．写作成文

根据写作提纲，选取相应素材，写成初稿，然后认真修改后定稿。

二、写作格式

（一）前置部分

①文题；②作者；③摘要（根据期刊要求而定，一般不写）：④关键词（部分期刊不写）：⑤英文摘要（不写）。

（二）正文部分

包括：①前言；②主体；③结语。

1．前言

（1）写作背景（某一专题研究的历史概要与最新进展，争论的焦点及发展趋势等）与缘由。

（2）写作目的与意义（介绍某一专题国内外研究的新进展、新成果）。

（3）写作范围与内容。

前言要求开门见山，简明扼要，只写一个自然段，300字左右。

2．主体

主体部分是综述的核心，没有固定的写作格式，写作方法一般采用"分题论述"的方法。①提出论点：围绕专题（主题），提出问题，列出标题，分题叙述，标题即综述的问题，是论述的论点。②寻找论据：阅读他人文献，分析问题，寻找有关的数据、理论和观点，这些就是论证论点的论据。③综合论证：分析、比较、综合、归纳并进行概要性摘录、引用各种文献资料中的论据，从而论证与阐明有关的问题（论点）。

根据综述的时间角度与内容的不同，综述可分为4种类型。

（1）现状型综述：又称问题型综述或横向型综述。它是对某一专题的研究现状进行概括性叙述，此型综述最多。综述方法是"分题论述"，即针对某一专题分为若干问题，综合归纳文献资料的研究结果或结论性观点。

（2）成就型综述：又称介绍型综述。主要是介绍医学领域中某一研究项目所获得的新理论、新技术、新方法等。

（3）争鸣型综述：是对某一学术问题在科研中的不同观点或争论焦点进行系统总结，以了解学术争鸣的现状。

（4）历史型综述：也称动态性综述或纵向型综述。它是对某一专题按时间顺序由远及近地进行系统总结。

3. 结语(小结)

结语并非正文的必写内容。如果主体部分论述的每个问题都有明确的结论，则结语可以省略。如果主体内容层次多而杂，可写一个简短的结语，写作内容如下：论述的主要问题与结论；个人的观点见解与评论；存在的主要问题与今后研究方向。结语要求概括简练，一般不超过300字为宜。

(三)后置部分

参考文献——综述的参考文献必不可少，因为参考文献是综述写作的基础。而且参考的文献越多，所写的综述质量越高。参考文献尽可能使用一次文献，以最近3~5年的最新文献为主，著录参考文献时应对大量的文献进行归纳、分类、取舍，从中筛选出最重要的文献按规范的格式进行著录，其数量控制在20篇左右。

三、写作要求

(一)选题新颖

综述的选题应具有新颖性，应介绍学术前沿的最新进展、最新成果。因此检索文献要注意时效性，应与时俱进，查阅近期的科研文献。

(二)围绕专题

一篇综述只能有一个专题，而且题目宜小不宜大，因为题目小，资料容易搜集和整理。写作时要紧扣专题，提出问题(论点)，列出标题，分题叙述。要观点鲜明，突出重点，不能分散笔力，面面俱到。

(三)忠于原文

写综述要认真阅读原文，在透彻理解的基础上，用自己的语言来写作。引用和摘录文献时要忠于原文，客观全面地反映原作者的论点和结果，切忌主观臆断，歪曲原作。

(四)只述不评

综述是以综合文献资料为特征的专题论文，以叙述为主，只述不评，不掺杂作者本人的观点。综述一般由医务人员、科研工作者、在读研究生撰写。如果以评论为主，则称为述评，述评一般由学术权威专家撰写，多评述一些热点问题。

(五)简明扼要

综述要高度概括，文字精练。一般将成熟的观点或肯定的见解写在前面，将否定的见解写在后面。综述篇幅要适度，一般字数控制在3000~5000字左右。

附录 综述例文1篇

有关青霉素皮试的几个敏感问题

有关青霉素皮试的几个敏感问题

陈卫春

（宜兴市第二人民医院儿科，江苏　宜兴　214221）

青霉素在临床上使用已有70余年，在药物更替频繁的今天，青霉素的应用仍兴盛不衰。青霉素类属β-内酰胺类抗生素，其抗菌作用强、疗效高、毒性低、剂量选择幅度大，故迄今仍是临床抗感染治疗中治疗敏感细菌所致感染的首选药物。它的价格较为低廉，在全国各医疗单位，特别是广大农村和边远地区尤其受到青睐。但是青霉素在临床应用中过敏反应发生率为0.7%～10%，其中50%的患者过敏在数秒至5 min内出现[1]，主要表现为皮炎、血清病型反应、循环衰竭、喉头水肿和肺水肿、剥脱性皮炎、过敏性休克等，其中过敏性休克比较凶险，抢救不及时会危及病人生命。对青霉素过敏的人，任何给药途径（如注射、口服、外用等）、任何剂量和任何类型的制剂均可发生过敏反应。因此《基础护理学》[2]和《中华人民共和国药典》[3]等均规定：在使用各种剂型的青霉素前都应先做过敏试验。能安全地判断青霉素过敏的试验方法有很多种，但由于条件限制，国内临床常用的方法为皮内试验。兹根据笔者从医近20年的体验、观察，提出让临床医生和护士深感困惑、急盼规范和统一认识的有关青霉素皮试的几个敏感问题，供同道思考。

1　皮试稀释液的选择

配制皮试用的稀释液必须是灭菌生理盐水。《中华人民共和国药典》规定：青霉素注射前必须先用青霉素钠及氯化钠注射液配制的溶液做皮内敏感试验。王玉芝[4]在生理盐水与注射用水配制的皮试液假阳性率比较中，发现前者比后者降低62.6%。因为注射用水为低渗液，渗透压低于组织液，与组织液混在一起时，水分迅速进入细胞使其膨胀，引起局部疼痛，疼痛刺激皮肤，使局部充血、潮红出现假阳性；而生理盐水为等渗液，渗透压与组织液相等，与组织液混在一起时，细胞体积无明显改变，疼痛反应较轻。

黄小梅[5]通过万例临床观察认为，用0.2%利多卡因代替生理盐水配制皮试液，因疼痛明显减轻，假阳性率可从4.5%降至2%。但张广丽[6]认为，为了避免极个别病人对利多卡因发生过敏，最好不用这种稀释液。

2　皮试注射部位和进针方向的选择

有关书籍[7-10]较一致的常规操作方法是：在病人前臂屈侧或前臂屈侧上 1/3 处进行皮内注射，与腕横纹皮肤纹方向呈垂直进针。实践表明，常规注射部位神经末销分布较多，进针与皮纹垂直，会使皮纹产生机械断裂损伤，加上药液逆流阻力，病人有撕裂样疼痛。局部疼痛会影响皮试结果的准确性。康胜男[11]等在 3 年中，对 150 例病人在前臂腕横纹上 3 横指正中处(病人同身指)与腕横纹皮纹平行进针进行皮内注射，结果 88% 的病人微痛或无痛。这是因为腕横纹上 3 横指正中处为尺神经皮支和桡神经皮支末梢分布最稀少的部位，此外皮肤感觉不敏感；与皮纹平行方向进针，针尖是顺皮纹而进，机械损伤小，无断裂现象，并且药液是顺流，阻力小，故病人无痛或只有微痛感觉。这也有效地避免了因局部疼痛造成的假阳性问题。

3　假阳性问题

国产青霉素皮试的阳性率为 1.5% ~ 3.7%。有人[12]曾选出因皮肤潮红定为青霉素皮试阳性，而改用其他抗生素疗效不佳的 100 例儿童患者，再次谨慎做了青霉素皮试液与生理盐水皮试对照，结果仅 1 例呈阳性反应，其余 99 例均给予了青霉素治疗而获得了较好疗效。说明临床上假阳性率是很高的。

3.1　医护人员怕担责任[6,12]：青霉素皮试阳性结果的判定，有关书籍已有明确的记载，但由于医护人员怕担责任而放宽了皮试阳性的标准，谓之宁紧勿松，致使有些病人不能用药。

3.2　医护人员工作不敬业[6]：青霉素皮试后皮丘可疑阳性时，有些医护人员怕麻烦或出于其他原因(如医患纠纷)，即使作为敏感菌的首选药物，也不愿在病人前臂对侧用生理盐水作对照，导致假阳性的发生。

3.3　人体生理周期的影响：人体肾上腺皮质激素的分泌有周期性，晚间皮质激素水平低下，易发生过敏反应[13]。因此，晚间皮试阳性率高于白昼。可造成同一病人白天皮试阴性，可以应用青霉素，而晚间皮试阳性，不能应用该药的现象。因此，有人主张晚间入院病人尽量不做青霉素过敏试验。

3.4　皮试液配制过久[14]：皮试液应现用现配，超过 3h 容易出现阳性结果。因为青霉素 G 溶液的效价在室温下迅速降低。青霉素 G 分子在水溶液中很快经过重排而成为青霉烯酸，后者和人体蛋白结合成青霉噻唑蛋白和青霉烯酸蛋白而成全抗原。这些都是致敏物质，易引起过敏反应。

3.5　皮试液配制不标准[15]：皮试液配制浓度过高加之注射皮丘不标准，注入药液过量易出现假阳性。

3.6　皮试液温度：既往皮试时的常规做法是从4℃冰箱内取出即给病人进行皮试。王雯等的观察表明[16]，这可使青霉素皮试阳性率增加。主要是皮肤冷觉感觉器对寒冷刺激较敏感，冷刺激可使毛细血管收缩，抑制细胞活动，使局部的敏感性降低所致。若将皮试液在室温下放置5 min后再使用，就可避免假阳性的发生。

3.7　病人心理因素：当皮丘可疑，在询问病人全身情况时，要注意病人心理因素的作用会使阳性率大大提高。询问时注意使病人放松，消除紧张情绪，尤其是女病人。询问应用非诱导方式，即不按阳性主诉范围逐一询问，而是强调询问用药前后全身有什么异样感觉[17]。

3.8　与年龄、性别的关系：王玉芝[4]对1100例用青霉素治疗的病人，以注射用水配制皮试液进行皮试，出现假阳性131例，假阳性率儿童（17.1%）高于成人（10.3%），成人女性（12.2%）高于成人男性（9.2%）。可能是儿童和女性的皮肤痛阈值较低所致。杨淑平等[18]也认为注射疼痛易造成假阳性。

3.9　婴幼儿结果判断与成人标准相同：婴幼儿青霉素过敏试验的判断，多年来一直沿用与成人相同的标准，从临床实践看，此标准用于婴幼儿，其阳性率甚高（28%），远超过有关文献报道的3%～6%[19]。更何况婴幼儿IgE水平很低，过敏试验阳性率应低于成人。为此，刘云霞[15]认为，婴幼儿结果判断标准如下。

　　阴性：①皮丘无改变（或变小），周围无红肿（同常规标准）；②注射部位发红，可达1.5 cm以上，皮丘不大；③皮丘变大，但触之不硬，抚摸时皮丘规则为圆形，局部无痒感。

　　阳性：①红晕较大，皮丘>1 cm，且发亮，如同即将形成的大水泡；②红晕不大，皮丘在1 cm左右，色不红，但质地变硬，手指触之不规则呈椭圆形或枣核形；③局部改变不明显，但局部或全身有痒感。

　　婴幼儿皮试的注射部位衣、物摩擦，用手按揉或抓捏；婴幼儿皮肤娇嫩，接触消毒剂如乙醇等，可使局部皮肤发红；针尖过大，或针尖带刺，或反复穿刺如同"拉锯"，容易使局部皮肤发红和肿胀[4.15]。

4　假阴性问题

4.1　使用激素、抗组织胺药物[6.12]：青霉素的使用对象有相当多的是上呼吸道感染者、溃疡病人和哮喘病人。这类病人，往往在疗程开始或治疗过程中，会使用各种含有抗组织胺成分的抗感冒药、抗溃疡药，有些情况下还可能会接受激素治疗。对此，学者挑选64例有青霉素皮试阳性反应史的合作者做试验。分别在其服用抗感冒药物（选用某制药厂的速效伤风胶囊）后2 h，及非用药状态下做青霉素皮试。结果发现，前者的阳性率明显低于后者，其差异有统计学意义。由此作者认为，用药前除了要认真询问病人过敏史，按正确的皮试方法和注射方法用药之外，还应询问病人的用药史。除了上述的抗感冒药和肾上腺皮质激素可造成假阴性的皮试结果外，作者还发现一些治疗溃疡病的药物如西咪替丁、雷尼替丁，以及某些复方剂型的平喘药如复方氯喘（通）等，都对皮试结果有一定的抑制作用。

4.2　进针过深[15]：因为同样的反应硬结，若在皮肤深层就难以发现，成为假阴性。

5　青霉素换批号或换厂家要不要重做皮试

这是长期以来临床十分关注和争议颇多的问题。根据全国中等卫生学校教材《基础护理学》、《全国护士执业考试应试指南》、《实用儿科学》和《实用全科医生手册》[20]等，对接受青霉素治疗的病人，如果在用药过程中更换药物批号时，必须重新做过敏试验方可再用药。

《中华人民共和国药典》[3]、《药理学》[1]明确规定：青霉素类抗生素的主体结构相同，它们之间具有完全的交叉过敏。青霉素类均以青霉素 G 做皮试。这就是说，药品批号与青霉素皮试结果及过敏无关。皮试结果的关键是病人自身的体质和皮试液是否新鲜配制。假若果真与批号有关，那么我们在签署皮试结论时就写明这次用的是何厂、何批号的青霉素，并且可以换用另一批号的青霉素重做皮试，直至出现阴性结果、能注射为止。但实际上这是不可以的和危险的！且目前应用氨苄青霉素也多用青霉素做皮试，那么氨苄青霉素的批号问题是否考虑？

1995 年始，由国家有关部门批准，某药厂采用国家专利技术在国内独家生产的青霉素皮试剂，迄今在临床上已广为使用，实践证明，此皮试剂安全有效，适用于各类青霉素做皮内试验。皮试剂与临床正在使用的青霉素之间，在生产厂家和批号上都很难做到一致，这岂不违反了有关规定？从目前国家对药品生产的质量要求来看，同一药品虽然生产厂家可有不同，但国家对药品生产的质量标准要求是一致的，不符合质量标准的药品应为不合格产品，是不能使用的。只要符合国家标准，就可以放心按规定使用。故此，笔者认为，只要符合药典标准，在连续注射过程中，使用不同厂家生产的或同一厂家生产的不同批号的青霉素不必另做皮试。

6 对接受过青霉素制剂治疗的病人，停药间隔多久需要重做皮试

用过青霉素制剂的病人，停药间隔多久需要重做皮试，是 24 h，还是 72 h？这在一段时间内、在不同医院，有不同做法。我院根据规定，结合自我保护需要实行：24h 未用青霉素者，需重做皮试。2000 年版《实用全科医生手册》[20] 也持这一观点。

《儿科手册》[8] 规定：成人 7 天、小儿 3 天内未用过青霉素者重做皮试；《全国护士执业考试应试指南》[10]、《实用儿科学》[7]、《现代儿科护理手册》[21]、《医疗护理技术操作常规》[9] 等明确规定：停用青霉素 3 日（72h）以上者，必须在皮试阴性后方可应用。

综上所述，笔者认为，用过青霉素制剂，停药间隔时间规定以 3 日（72 h）为宜，因为变态反应（过敏反应）的发生时间一般是在接触抗原 3 ~ 5 日开始。规定时间过短，会徒然增加工作量和增加病人负担。

7 新生儿应用青霉素要不要做皮试

关于新生儿注射青霉素是否需做皮试[12]，长期来争议不断，目前意见尚不统一。免试者的理由是，青霉素过敏反应以继发型最为严重，IgE 是继发型过敏反应的主要抗体，而新生儿体内缺乏 IgE；新生儿接触青霉素的机会不多，体内不会存在相应的抗体及生物活性物质；新生儿皮肤红嫩，酒精可使其局部发红，有的出现小红疹，因而得不到正确的结果；少见新生儿青霉素过敏休克的报道。章施穗[12] 观察了 57676 例新生儿的青霉素皮试，结果呈阴性反应。其中 1060 例呈假阳性反应，应用了青霉素后也没有发生过敏反应，基于上述观察结果，对确实没有接触过（直接、间接）青霉素、父母又均无青霉素过敏史的新生儿，使用青霉素时可以免做皮试。而田凤娥等[22] 从另一角度就青霉素皮肤过敏试验在新生儿时期应用价值进行了探讨。作者对 148 例 4 ~ 28 天住院新生儿采用青霉素皮试液及生理盐水自身配对方式对照观察，结果表明 4 ~ 20 天的新生儿青霉素皮试价值不大，21 ~ 28 天新生儿青霉素皮试已有价值，但判断标准应较惯用标准放宽。由此提出 0 ~ 20 天小日龄新生儿应用青霉素前可以不做皮试。

赞成做皮试者的理由是：虽然多数新生儿未直接使用青霉素，但可通过间接方接触青霉素，应用青霉素的孕妇，约 10% 的新生儿脐血中发现抗青霉素抗体；青霉素类药物可透过胎盘，进入乳汁；新生儿期作为参与青霉素过敏反应的 IgE，血中含量可达 $10\mu g/L$，由于正常新生儿血清中 IgE 水平较低，故引起严重过敏反应的可能

性减少，但有隐匿性遗传背景者，过敏体质可通过遗传传递给胎儿，从而影响新生儿血清中 IgE 水平。除 IgE 外，IgM 参与青霉素引起的 III 型变态反应。在各种免疫球蛋白中，IgM 是最早出现的免疫球蛋白，在胚胎发育晚期的胎儿就有能力产生 IgM[23]。青霉素过敏反应在任何年龄和性别均可发生，多发生于用过青霉素者，但也有生后 24h 初次用青霉素即发生反应者[24]，文献已有多例新生儿青霉素类药物过敏的报道[25.26]，因此主张新生儿在使用青霉素前必须做皮试。

《实用新生儿学》[27]、《实用儿科学》、《医疗护理技术操作常规》、《中华人民共和国药典》、《基础护理学》、《全国护士执业考试应试指南》等书籍，一致规定首次使用或停用青霉素 3 天以上的病人，必须在皮试阴性后方可应用。而没有哪一本书中明文规定：新生儿可以免做皮试。

在医疗安全意识日益增强的今天，单从出于自我保护需要看，我认为，新生儿注射青霉素一定要做皮试，且应谨慎操作。这也是每个医务人员必须恪守的原则。

参考文献

[1] 杨光复，杨华书，主编. 药理学. 第 2 版. 北京：人民卫生出版社，1996：191.

[2] 余爱珍，主编. 全国中等卫生学校教材. 基础护理学. 南京：江苏科学技术出版社，1988：99～101.

[3] 中华人民共和国卫生部药典委员会编. 中华人民共和国药典. 北京：化学工业出版社，1995：348～349.

[4] 王玉芝. 注射用水和生理盐水配制青霉素皮试液皮试假阳性比较. 实用护理杂志，1995，11（3）：3.

[5] 黄小梅. 0.2% 利多卡因溶液配制青霉素皮试液万例临床观察. 实用护理杂志，1998，14（5）：264.

[6] 张广丽. 当前在使用青霉素过程中存在的几个突出问题. 实用护理杂志，1995，11（3）：5.

[7] 诸福棠，吴瑞萍，胡亚美，主编. 实用儿科学. 第 4 版. 北京：人民卫生出版社，1985：328～333.

[8] 郭迪，主编. 儿科手册. 上海：上海科学技术出版社，1984：651.

[9] 仲剑平，主编. 医疗护理技术操作常规. 第 4 版. 北京：人民军医出版社，1998：259.

[10] 国家医学考试中心，主编. 全国护士执业考试应试指南. 北京：中国医药科技出版社，2001：90～92.

[11] 康胜男，王甲，丛淑丽. 关于减轻青霉素过敏试验引起疼痛的探讨. 实用护理杂志，1995，11（3）：3.

[12] 王志祥，李玉璋. 青霉素临床应用中的几个问题. 临床医学，1994，14（4）：229.

[13] 龚佃明，张秀. 影响青霉素过敏试验的几个问题. 山西护理杂志，1994，8（3，4）：57.

[14] 王国道，王廷治，蒲红艳. 青霉素类抗生素临床应用中应注意的几个问题. 实用护理杂志，1995，11（1）：41.

[15] 刘云霞. 婴幼儿青霉素过敏试验判断标准探讨. 实用护理杂志, 1995, 11(3): 4.

[16] 王雯, 李银雪, 张素. 青霉素皮试假阳性结果的探讨. 中华护理杂志, 1996, 31(11): 628.

[17] 陈毛香. 药物过敏试验诱导与非诱导询问结果的对比观察. 护士进修杂志, 1996, 11(10): 17.

[18] 杨淑平, 王志敏, 刘迎利. 青霉素皮试阳性与皮试仪结果对照分析. 实用护理杂志, 1996, 12(3): 101.

[19] 林菊英, 金乔, 主编. 中华护理全书. 南昌: 江西科学技术出版社, 1993: 134.

[20] 张宪安, 主编. 实用全科医生手册. 北京: 人民卫生出版社, 2000: 329～330.

[21] 雷春莲, 主编. 现代儿科护理手册. 北京: 北京医科大学出版社, 2001: 21～22.

[22] 田凤娥, 张伟勤, 张杰英, 等. 新生儿青霉素皮试价值临床研究. 护士进修杂志, 2001, 16(8): 571.

[23] 龙振洲. 医学免疫学. 第2版. 北京: 人民卫生出版社, 1996: 25.

[24] 谢爱莲. 生后24小时新生儿青霉素过敏1例. 中华儿科杂志, 1993, 31(3): 245.

[25] 徐红贞. 新生儿严重抗生素过敏反应5例临床分析. 小儿急救医学, 1999, 6(1): 67～68.

[26] 谈宏林, 钟克俭. 青霉素、头孢菌素类药物皮试相关问题探讨. 小儿急救医学, 2001, 8(1): 37.

[27] 金汉珍, 黄德珉, 官希吉, 主编. 实用新生儿学. 第2版. 北京: 人民卫生出版社, 1999: 855.

(引自《中华护理杂志》2002年第3期)

第十一节　编著——科普短文的写作格式

一、科普概述

(一)科普短文

科普短文曾称科普小品，是指普及科学知识的短小文章。医学科普短文就是向公民普及医学科学知识，进行健康教育的短小文章。健康教育是有计划地传递健康信息，干预危险行为，使受教育者增强自我保健意识、自我保健知识和自我保健能力，自觉地改变不良行为和生活方式，消除影响健康的危险因素，从而达到预防疾病、维护健康、促进健康的目的。健康教育＝保健宣教＋行为干预。行为的改变与知识信息的传播密切相关。改变行为的知信行理论可作如下表示：知(知晓信息，提高认识——行为改变的条件)→信(形成信念，转变态度——行为改变的动力)→行(自觉行动，改变行为——健康教育的目的)。由此可知，传播保健知识是行为改变的基础条件。信息(知识)传播的方式有3种，即语言传播、文字传播、电子传播(网络传播)，而科普短文是文字传播健康信息的一种重要方式，在健康教育中有着十分重要的作用。

（二）写作意义

1.普及健康知识

WHO 告诫世人：许多人不是死于疾病，而是死于无知。比如心脑血管病严重威胁健康，但国民对此类疾病的防治知识严重缺乏。为了提高我国公民的健康素养，2011 年北京卫生局发布了《北京人健康指引 34 条》，2008 年 1 月 4 日卫生部发布了全世界第一份由政府颁布的有关公民健康素养的官方公告《中国公民健康素养——基本知识与技能 66 条》，2012 年 2 月 8 日卫生部发布了《母婴健康素养——基本知识与技能 55 条》，这是每个公民应知应会的基本知识与技能，并由此规范自己的行为。通过魅力无穷的科普快餐——科普短文，向广大群众传播健康信息，普及健康知识，消除愚昧无知，规范自己的行为，将有助于推行健康素养，提高公民的健康素质。

2.促进自我保健

自我保健就是自己维护与促进自己的健康。自我保健有 4 个最好："最好的医生是自己，最好的药物是时间，最好的心情是宁静，最好的运动是步行"。向公民普及医药卫生知识，倡导健康文明的生活方式，将增强公民的自我保健意识、自我保健知识、自我保健能力，促使广大群众积极主动自觉地采取促进健康的行为和生活方式，自觉地改变危害健康的行为和生活方式，从而达到防治疾病促进健康的目的。

3.提高健康水平

健康素养是一种养成教育，通过健康教育与健康促进，使公民知晓健康知识，规范健康行为，积极预防与治疗疾病，维护与促进健康，将有助于全面提高我国公民的健康水平。

（三）健康教育形式

1.纸质媒介（文字传播）

①板报墙报（黑板报、墙报、宣传栏、宣传橱窗）；②传单、小册子；③形象展示（照片、图画、标本、实物、模型等）；④科普报刊（科普报纸、科普期刊、科普书籍等）。

2.视听媒介（音像传播）

广播、电影、电视、录音、录像、幻灯、投影等。

3.网络媒介（网络传播）

手机触摸屏、电脑触摸屏、电脑网络、磁盘、光盘等。

4.培圳媒介（语言传播）

①专题讲座（公众传播）；②健康咨询（个别指导）；③操作演示；④案例讨论等。

（四）写作内容

1. 文体类别

（1）解释类：解释生理现象、心理现象、疾病现象等。如解释医学名词、症状体征、诊断治疗、预防保健等。通过解释，引出疾病的预防、治疗等知识。为了通俗地进行解释，写作时应以回答问题的方式进行表达。

（2）说明类：说明诊断设备、治疗设备、康复设备等，使居民或病友能愉快地接受诊疗措施。

（3）介绍类：介绍预防保健常识、疾病诊疗方法、自我护理方法等，增强居民的自我保健意识、自我保健知识、自我保健能力。

2. 宣教内容

（1）卫生保健知识

①二大防病：传染病的防控知识（三环预防知识——管理传染源、切断传播途径、保护易感人群）；非传染病的防控知识（三级预防知识——病因预防、三早预防、残障预防）。②三大保健：妇女保健；儿童保健；老年保健；③四大卫生：环境卫生、食品卫生、职业卫生、心理卫生。

（2）疾病诊治知识

①疾病诊断：物理诊断——视、触、叩、听等；化学诊断——血、尿、粪、肝功能等；影像诊断——心电图、X线、B超、CT、MRI等。②疾病治疗：药物治疗、放射治疗、手术治疗、物理治疗等。③疾病康复：症状控制、康复治疗、心理康复、功能康复等。

（3）疾病急救知识

①急性事件救护：如猝死、中毒、创伤、溺水、电击等。②自然灾害救护：如地震、台风、洪水、山体滑坡等。③突发公共卫生事件救护：如重大传染病的发生与流行、群体性不明原因疾病的流行、重大职业中毒和食物中毒或药品不良反应事件、恐怖袭击事件等。

（五）写作步骤

1. 选择题目

根据健康教育的需要和群众需求选择科普题目。

2. 搜集素材

根据科普题目搜集与写作内容有关的素材资料。

3. 拟定提纲

确定文体，明确重点，拟定写作提纲。

4. 写作成文

起草、修改、征求意见后再行修改。

二、写作格式

1. 文题

要求简明醒目，新颖生动。拟题可用疑问句、对偶句、拟人法等。

2. 作者

只署姓名，不署单位与邮编。

3. 前言

要求简短，开门见山，引起下文。最好提出问题，造成悬念，吸引读者。

4. 主体

这是科普短文的核心，要求紧接前言，以丰富的材料、巧妙的构思、严密的结构、简洁的语言，充分表达中心内容。

5. 结尾

要求锤炼语言，加强表现力，富有启发性，使人回味无穷，给读者留下深刻的印象。

三、写作要求

1. 科学性

科学性要求实事求是，真实准确。科学性是科普短文的灵魂，是取得健康教育效果的根本保证。因此要用实事求是的科学态度进行科普写作，严肃认真地传播医学知识。宣传的内容要有科学依据，要真实准确地表达科学事实。不能虚构事实，不能宣传歪理邪说、奇谈怪论，反对违背科学的无稽之谈。反对有失偏颇的离奇论调。不科学、不正确的信息，会谬误流传，迷惑群众，误导百姓，贻害健康，甚至草菅人命，不是救人，而是害人。

2. 知识性

知识性要求信息丰富，知识新颖。科普短文要用较少的篇幅让读者获得较多的知识，因此写作时要广采博引，为读者提供丰富多彩的应知应会的知识与技能。科普短文要以"三基"为主，即侧重基本理论、基本知识、基本技能的宣教，并注意针对性。还要注意知识的新颖性，能反映科学的最新进展和最新成就，如介绍一些新理论、新技术、新方法、新突破等，不要介绍陈旧过时的知识，因此要不断地更新知识。

3. 通俗性

通俗性要求深入浅出，通俗易懂。科普短文是面向广大群众普及医药卫生知识，因此要深入浅出，通俗易懂。语言要流畅，做到大众化，口语化。专业术语要化繁为简，深入浅出。使用术语不要作过深的阐述，只作通俗的解释。可使用比喻或类比，便于读者理解和弄懂。用便于群众理解和记忆的语言写作，会更受群众欢迎。做到"高科技傻瓜化，新概念本土化，大专家平民化。"

4. 趣味性

趣味性要求语言生动，引人入胜。科普短文要有可读性，能吸引读者产生阅读的兴趣。为了增强趣味性，必须在文字上狠下工夫。要以问题为引导，写作讲究文采，文体做到形式多样，可采用叙述、解释、说明、介绍、议论、诗歌、顺口溜、三字经等形式，如能做到图文并茂，则更为读者喜闻乐见。

5. 实用性

实用性要求简便易行，行之有效。健康科普宣教的目的就是要群众接纳保健知识，并学以致用。不仅要让人知道是什么、为什么，而且要让人知道怎么用，怎么做。因此科普短文不要空谈理论，脱离实用，要做到"一看就懂，一懂就用，一用就灵。"

6. 短小性

短小性要求文字精练，篇幅短小。科普短文既称短文，其特色自然在于篇幅短小。因此要言简意赅，惜墨如金。信息时代，节奏较快，时间宝贵，读者没有太多时间和耐心去慢条斯理地读那些望而生畏的冗长文章。因此科普文章喜短不喜长，一般 500～1000 字即可。长篇文章则会使读者敬而远之，降低健康教育的作用。

附录

1. 北京人健康指引 34 条
2. 中国公民健康素养——基本知识与技能 66 条
3. 母婴健康素养——基本知识与技能 55 条
4. 科普短文例文 2 篇
(1) 解读健康手机号
(2) 保健歌谣

附 录

北京人健康指引 34 条
北京市卫生局

一、生活方式

1.（经常运动）每周至少 3 次 30 分钟的有氧运动。

2.（不要吸烟）不吸烟，拒绝二手烟。

3.（要少饮酒）少饮酒，不酗酒。

4.（充足睡眠）每天睡眠不少于 7 ~ 8 小时。

5.（每年体检）每年体检 1 次。

6.（刷牙漱口）每天早晚刷牙，饭后漱口。

7.（良好用眼）不在太暗或太亮的光线下看书写字，不躺着或乘车时看书。

8.（勤洗双手）饭前饭后、便前便后洗手。

9.（不乱吐痰）不随地吐痰，咳嗽、打喷嚏时遮掩口鼻。

10.（开窗通风）常开窗通风。

11.（严禁酒驾）不酒驾。

12.（会打急电）会打急救电话。

13.（免疫接种）关注健康信息，接受免疫接种。

二、饮食健康

14.（生熟分开）生熟分开，不吃过期食物。

15.（定时用餐）一日三餐，定时用餐。

16.（多吃蔬果）膳食多样，以谷类为主，多吃蔬果和薯类。

17.（常吃豆肉）常吃奶、豆、鱼、禽、蛋和瘦肉。

18.（限制油盐）每天摄油不超过 30 克，盐不超过 6 克。

19.（足量饮水）每天喝水不少于 1200 毫升。

三、心理健康

20.（了解自我）了解、肯定自我。

21.（适应社会）适应社会环境变化。

22.（情绪稳定）情绪稳定。

23.（乐观向上）开朗乐观，积极向上。

24.（热爱生活）对生活有追求，对工作充满信心。

25.（不怕困难）不回避困难。

26.（参加活动）积极参加社会活动。

27.（宽容待人）关心集体和他人，待人宽容，会感恩。

28.（礼貌文明）礼貌待人，衣着整齐，语言文明。

四、生理健康

29.（生活自理）能处理日常生活和学习。

30.（体重正常）体重指数正常，男性腰围小于 2.7 尺（90 厘米），女性小于 2.4 尺（80 厘米）。

31.（血压正常）安静状态下，平均每分钟呼吸 16～20 次；心率 60～100 次/分钟；血压高压 90～120 毫米汞柱，低压 60～80 毫米汞柱。

32.（糖脂正常）血糖和血脂正常。

33.（眼睛明亮）眼睛明亮，反应敏捷。

34.（牙齿健康）牙齿健康，至少有 20 颗有咀嚼功能的牙齿。

（注：括号四言为简约，后面内容为原文。）

（2011 年发布）

中国公民健康素养——基本知识与技能 66 条

卫生部

一、基本知识和理念

1. 健康不仅是没有疾病或虚弱，而是身体、心理和社会适应的完好状态。

2. 每个人都有维护自身和他人健康的责任，健康的生活方式能够维护和促进自身健康。

3. 健康生活方式主要包括合理膳食、适量运动、戒烟限酒、心理平衡 4 个方面。

4. 劳逸结合，每天保证 7～8 小时睡眠。

5. 吸烟和被动吸烟会导致癌症、心血管疾病、呼吸系统疾病等多种疾病。

6. 戒烟越早越好，什么时候戒烟都为时不晚。

7. 保健食品不能代替药品。

8. 环境与健康息息相关，保护环境促进健康。

9. 献血助人利己，提倡无偿献血。

10. 成人的正常血压为收缩压低于 140 毫米汞柱，舒张压低于 90 毫米汞柱；腋下体温 36℃ ~37℃；平静呼吸 16 ~20 次/分；脉搏 60 ~100 次/分。

11. 避免不必要的注射和输液，注射时必须做到一人一针一管。

12. 从事有毒有害工种的劳动者享有职业保护的权利。

13. 接种疫苗是预防一些传染病最有效、最经济的措施。

14. 肺结核主要通过病人咳嗽、打喷嚏、大声说话等产生的飞沫传播。

15. 出现咳嗽、咳痰 2 周以上，或痰中带血，应及时检查是否得了肺结核。

16. 坚持正规治疗，绝大部分肺结核病人能够治愈。

17. 艾滋病、乙肝和丙肝通过性接触、血液和母婴三种途径传播，日常生活和工作接触不会传播。

18. 蚊子、苍蝇、老鼠、蟑螂等会传播疾病。

19. 异常肿块、腔肠出血、体重减轻是癌症重要的早期报警信号。

20. 遇到呼吸、心跳骤停的伤病员，可通过人工呼吸和胸外心脏按压急救。

21. 应该重视和维护心理健康，遇到心理问题时应主动寻求帮助。

22. 每个人都应当关爱、帮助、不歧视病残人员。

23. 在流感流行季节前接种流感疫苗，可减少患流感的机会或减轻流感的症状。

24. 妥善存放农药和药品等有毒物品，谨防儿童接触。

25. 发生创伤性出血，尤其是大出血时，应立即包扎止血；对骨折的伤员不应轻易搬动。

二、健康生活方式与行为

26. 勤洗手、常洗澡，不共用毛巾和洗漱用具。

27. 每天刷牙，饭后漱口。

28. 咳嗽、打喷嚏时遮掩口鼻，不随地吐痰。

29. 不在公共场所吸烟，尊重不吸烟者免于被动吸烟的权利。

30. 少饮酒，不酗酒。

31. 不滥用镇静催眠和镇痛剂等成瘾性药物。

32. 拒绝毒品。

33. 使用卫生厕所，管理好人畜粪便。

34. 讲究饮水卫生，注意饮水安全。

35. 经常开窗通风。

36. 膳食应以谷类为主，多吃蔬菜、水果和薯类，注意荤素搭配。

37. 经常食用奶类、豆类及其制品。

38. 膳食要清淡少盐。

39. 保持正常体重，避免超重与肥胖。

40. 生病后要及时就诊，配合医生治疗，按照医嘱用药。

41. 不滥用抗生素。

42. 饭菜要做熟；生吃蔬菜、水果要洗净。

43. 生、熟食品要分开存放和加工。

44. 不吃变质、超过保质期的食品。

45. 妇女怀孕后及时去医院体检，孕期体检至少 5 次，住院分娩。

46. 孩子出生后应尽早开始母乳喂养，6 个月合理添加辅食。

47. 儿童青少年应培养良好的用眼习惯，预防近视的发生和发展。

48. 劳动者要了解工作岗位存在的危害因素，遵守操作规程，注意个人防护，养成良好习惯。

49. 孩子出生后要按照计划免疫程序进行预防接种。

50. 正确使用安全套，可以减少感染艾滋病、性病的危险。

51. 发现病死禽畜要报告，不加工、不食用病死禽畜。

52. 家养犬应接种狂犬病疫苗；人被犬、猫抓伤、咬伤后，应立即冲洗伤口，并尽快注射抗血清和狂犬病疫苗。

53. 在血吸虫病疫区，应尽量避免接触疫水；接触疫水后，应及时预防性服药。

54. 食用合格碘盐，预防碘缺乏症。

55. 每年做 1 次健康体检。

56. 系安全带(或戴头盔)、不超速、不酒后驾车能有效减少道路交通伤害。

57. 避免儿童接近危险水域，预防溺水。

58. 安全存放农药，依照说明书使用农药。

59. 冬季取暖注意通风，谨防煤气中毒。

三、基本技能

60. 需要紧急医疗救助时拨打 120 急救电话。

61. 能看懂食品、药品、化妆品、保健品的标签和说明书。

62. 会测量腋下体温。

63. 会测量脉搏。

64. 会识别常见的危险标识，如高压、易燃、易爆、剧毒、放射性、生物安全等，远离危险物。

65. 抢救触电者时，不直接接触触电者身体，会首先切断电源。

66. 发生火灾时，会隔离烟雾、用湿毛巾捂住口鼻、低姿逃生；会拨打火警电话119。

（2008 年发布）

母婴健康素养——基本知识与技能 55 条
卫生部

一、基本知识和理念

1. 促进母亲和婴儿健康，提高出生人口素质，是每一位公民的社会责任。

2. 准备结婚的男女双方应当到医疗保健机构接受婚前保健服务。

3. 怀孕和分娩是人类繁衍的生理过程，应当做到有计划、有准备。准备生育的夫妇，应当到医疗保健机构接受孕前保健服务。

4. 吸烟与被动吸烟会导致流产、死胎、早产、低出生体重。

5. 准备怀孕的妇女和孕妇，应当避免接触生活及职业环境中的有毒有害物质，避免密切接触宠物。

6. 孕前 3 个月至孕早期 3 个月补服叶酸可预防胎儿神经管缺陷。

7. 产前检查内容主要包括测量血压、体重、宫高、胎位、胎心率，血、尿化验和 B 超检查等。

8. 首次产前检查应当做乙肝、梅毒和艾滋病检查。

9. 产前诊断可发现胎儿某些先天性缺陷和遗传性疾病。35 岁以上的孕妇属于高龄孕妇，应当进行产前诊断。

10. 孕妇正常血压为收缩压低于 140 毫米汞柱，舒张压低于 90 毫米汞柱。

11. 孕妇血红蛋白应当不低于 110 克/升。

12. 怀孕期间，如果出现高热、头晕、头痛、呕吐、视物不清、阴道出血、腹痛、胎膜破裂（破水）、胎动异常等情况，应当立即去医疗保健机构就诊。

13. 怀孕 24 周~28 周，建议做妊娠期糖尿病筛查。

14. 足月产是指怀孕 37 周~42 周之间分娩。

15. 自然分娩是对母婴损伤最小、最理想的分娩方式。

16. 临产的征兆为：出现规律、伴有疼痛且逐渐增强的子宫收缩，每次持续 30 秒或以上，间隔 5 分钟~6 分钟。

17. 在孕产期各阶段，孕产妇都可能出现不同程度的心理变化，放松心情有助于预防孕期和产后抑郁。

18. 母乳是婴儿最理想的天然食物，提倡纯母乳喂养 6 个月。1 岁以下婴儿不宜食用鲜奶。

19. 正常足月新生儿的出生体重在 2500 克～4000 克之间，超过 4000 克为巨大儿，不足 2500 克为低出生体重儿。

20. 新生儿出生后应当进行新生儿疾病筛查。

21. 新生儿可出现生理性体重下降，一般不超过出生体重的 10%，出生后 7 天－10 天恢复至出生体重。

22. 新生儿生理性黄疸一般在出生后 2 天～3 天出现，第 7 天～10 天开始逐渐消退。

23. 新生儿脐带脱落的时间一般在出生后 1 周～2 周。

24. 新生儿满月时，体重至少应当比出生时增加 600 克。

25. 应当保证新生儿睡眠充足，一天睡眠时间一般为 16 小时～20 小时。

26. 婴儿从出生开始，应当在医生指导下每天补充维生素 D 400～800 国际单位。正常足月新生儿出生后 6 个月内一般不用补充钙剂。

27. 父母或看护人应当经常与婴儿交流，及时满足婴儿的各种需要。

28. 婴儿乳牙一般在出生后 4 个月～10 个月之间萌出。

29. 婴儿出生后要按照免疫规划程序进行预防接种。

30. 婴幼儿的前囟一般在出生后 12 个月～18 个月闭合。

二、健康生活方式和行为

31. 孕妇应当坚持早晚刷牙、餐后漱口。

32. 孕妇应当禁烟禁酒，最好不穿高跟鞋、不染发、少化妆，服装以舒适为宜。

33. 孕妇每天应当进行 30 分钟以上的适宜运动。

34. 孕妇应当至少接受 5 次产前检查并住院分娩。首次产前检查应当在怀孕 12 周以前。

35. 孕妇应当保证合理膳食，均衡营养，在医生指导下适量补充铁、钙等营养素。

36. 孕中期钙的适宜摄入量为每天 1000 毫克，孕晚期及哺乳期均为每天 1200 毫克。

37. 孕妇应当维持体重的适宜增长。孕前体重正常的孕妇，孕期增重值为 12 千克左右。

38. 产妇在哺乳期应当适量增加鱼、禽、蛋、肉及新鲜蔬菜和水果的摄入。

39. 产妇应当养成良好的个人卫生习惯，提倡开窗通风、刷牙、洗澡等。

40. 应当在新生儿出生后 1 小时内开始喂奶，早接触、早吸吮、早开奶，按需哺乳。

41. 从出生后 6 个月开始，需要逐渐给婴儿补充富含铁的泥糊状食物。

42. 婴儿添加辅食后可继续母乳喂养至 2 岁或 2 岁以上。

43. 产后 42 天左右，母亲和婴儿均应当接受一次健康检查。

44. 婴儿在 3、6、8、12 月龄时，应当接受健康检查。

45. 有不满 1 周岁婴儿的女职工，在每班劳动时间内可以享受两次哺乳（含人工喂养）时间，每次 30 分钟。

三、基本技能

46. 记住末次月经，学会计算预产期。

47. 孕妇一般在怀孕 18 周～20 周开始自觉胎动，在孕晚期应当学会胎动计数的方法。

48. 孕产妇患病应当及时就诊，在医生指导下服用药物。需要紧急医疗救助时，拨打 120 急救电话。

49. 哺乳期妇女应当采取有效的避孕措施。

50. 给婴儿添加的非乳类食物应当多样化，注意少糖、无盐、不加调味品。

51. 婴儿的咀嚼能力应当从出生后 7 个月～8 个月开始锻炼，10 个月～12 个月可以培养婴儿自己用勺进食。

52. 婴儿体温超过 38.5℃，需要在医生指导下采取适当的降温措施。

53. 婴儿发生腹泻，不需要禁食，可以继续母乳喂养，及时补充液体，避免发生脱水。

54. 数呼吸次数可早期识别肺炎。在安静状态下，出生后 2 天～2 个月的婴儿呼吸次数不超过 60 次/分，2 个月～12 个月不超过 50 次/分。

55. 避免婴儿发生摔伤、烧烫伤、窒息、中毒、触电、溺水等意外伤害。

（2012 年发布）

解读健康手机号

近些年来，心脑血管病列为死因的第 1 位，是健康的第一杀手。居民的 4 种不良行为与生活方式（表现为不合理的饮食、缺少运动、吸烟酗酒、心理压力大），导致代谢综合征（表现为一胖三高——肥胖、高血脂、高血压、高血糖），进而导致心脑血管病和糖尿病。三高征是难兄难弟，要同防同治。鉴于中国居民难以记住一些与心脑血管病有关的生理生化正常参考值，北京大学人民医院胡大一教授写了一本健康教育的科普书——《国人健康手机号》，提出了一个健康速记号码，控制在 5 个健康手机号以内，可降低心脑血管病和糖尿病 90% 以上。其健康手机号是：140 – 6 – 543 – 0 – 980，现简要解读如下。

一、控制三高征——高血压、高血糖、高血脂

1.140——正常人血压的收缩压（高压）控制在 140 mmHg 以下，舒张压（低压）控制在 90 mmHg 以下（正常高值 < 140/90 mmHg，正常血压 130/85 mmHg，理想血压 120/80 mmHg）。有糖尿病等代谢疾病者控制在 130/80 以下。

2.6——空腹血糖值（FPG 或 GLU）控制在 6 mmol/L 以下，糖化血红蛋白控制在 6% 以下。

3.543——血脂中的总胆固醇（TC）：①健康人群（没有肥胖或家族史等危险因素者）控制在 5 mmol/L 以下；②高危人群（有冠心病、或有糖尿病）控制在 4 mol/L 以下；③极高危人群（同时有冠心病和糖尿病者）控制在 3 mol/L 以下。血脂中的甘油三酯（三酰甘油，TG）控制在 2 mmol/L 以下。

二、控制高危因素——吸烟、肥胖

1.0——零吸烟。吸烟是引起和加重心脑血管病最重要的危险因素。

2.980——控制腹型肥胖。男女腰围的目标值：男性腰围 < 90 cm（ < 2 尺 7 寸）；女性腰围 < 80 cm（ < 2 尺 4 寸）。腰围可反映内脏脂肪的堆积情况，腰越粗，对心脏的危害越大。腹型肥胖比全身肥胖更可怕，腰围越长，寿命越短。全身肥胖是种病，肚子肥胖真要命。要管住嘴，迈开腿，远烟酒，心态美。

（常德职业技术学院　罗隆明编写）

保 健 歌 谣

1. 健康四基石(WHO)	合理膳食，适量运动，戒烟限酒，心理平衡。
2. 行为四要求	管住嘴，迈开腿，远烟酒，心态美。
3. 保健三字经	动为纲，素为常，劳适量，心欢畅。
4. 养生四字诀	基本吃素，坚持走路，心情舒畅，劳逸适度。
5. 保健四个八(洪昭光)	
	三餐八分饱，一天八杯水，日行八千步，夜眠八小时。
6. 养生四个平(洪昭光)	
	平常饭菜，一荤一素；平安运动，早晚走路；
	平和心态，不恼不怒，平均身材，不胖不瘦。
7. 吃好三餐歌(万承奎)	早餐吃饱，中餐吃好，晚餐吃少。
	皇帝的早餐，平民的中餐，乞丐的晚餐。
8. 每天食量歌	3 两肉，6 两饭，9 两奶豆，12 两蔬果。
每餐食量歌	一两肉，二两饭，三两奶豆，四两蔬果。
9. 膳食指南歌(十大指南，四多四少)(罗隆明)	
	谷类为主，多样食物；荤素搭配，多吃果蔬；
	每天喝奶，多吃豆腐；适量肉蛋，多吃虾鱼。
	饮食清淡，少盐限油；三餐合理，少吃多动；
	足量饮水，少喝白酒；新鲜卫生，少病口入。
10. 保健基石歌(罗隆明)	
	饮食　合理膳食，均衡营养。不偏不贪，七八分饱。
	运动　适量运动，坚持经常。早晚锻炼，劳逸适当。
	行为　戒烟限酒，习惯良好。生活规律，起居有常。
	心理　心理平衡，乐观开朗。淡泊宁静，不怒不恼。
11. 平衡养生歌(罗隆明)	
	健康基石要记牢，平衡养生最重要。
	适度享受莫纵欲，适量吃动身心好。
12. 把握健康歌(罗隆明)	
	适度则有益，过缺则不宜。
	物极必然反，乐极也生悲。
13. 戒欲歌(罗隆明)	适度享受身心好，过分享乐必遭殃。
	平淡生活当知足，奢侈纵欲损健康。
14. 养心歌(罗隆明)	每天保持好心情，世事洞明心平衡。

荣辱不惊能屈伸，知足常乐长精神。

15. 保健四合歌（罗隆明）

吃动结合两平衡，动静结合养身心。

劳逸结合人不累，体脑结合成精灵。

16. 自我保健歌（洪昭光）　天天微笑容颜俏，七八分饱人不老。

相逢莫问留春术，淡泊宁静比药好。

17. 无门关（佚名）　　　春有百花秋有月，夏有凉风冬有雪。

若无闲事挂心头，便是人间好时节。

18. 四不贪歌（吴云清）　酒色财气四道墙，人人都在里边藏。

只要你能跳过去，不是神仙也寿长。

19. 却病歌（石成金）

人或生来血气弱，不会快活疾病作。

疾病发作心要乐，乐观开朗病都却。

心病还需心药医，心不快活空服药。

且来听我快活歌，便是长生不老药。

20. 益寿歌（杨焜）

岁月流逝人必老，空想长寿是徒劳。

清淡饮食勤锻炼，豁达乐观疾病少。

知足常乐青春在，莫为浮名做自扰。

自我保健胜药品，老年幸福乐陶陶。

（常德职业技术学院　罗隆明编辑）

第十二节　论文答辩辞的写作格式

一、答辩概述

（一）科技成果类型

1. 理论成果

①基础理论研究成果；②应用基础理论研究成果。属于非物化成果，成果表现形式是学术论文或专著。

2. 应用成果

①非物化的应用成果：预防保健、诊断治疗、护理等的新方法、新技术等。成果表现形式是技术交流性论文。②物化的应用成果：药品、生物制品、人工器

官、医用材料、医疗仪器、检测试剂、保健用品等。成果表现形式主要是有形的产品，也有无形的科技说明书、专利说明书、产品应用性论文。

3. 软科学成果

①软科学理论研究成果；②软科学应用技术成果。属于非物化成果，成果的表现形式是论文，如卫生或医院管理论文，医学教育论文，医学伦理论文等。

（二）论文答辩种类

1. 答辩的概念

论文答辩是在论文宣读的现场对所提的问题进行答询或辩说。答询就是回答询问的问题，交流方式常采用问答式。辩说就是对提问进行辩解性说明。辩说需为自己的观点进行辩护，交流方式常采用对话式（追问式或辩论式）。论文答辩是学生取得学位和科技成果评审鉴定的必经程序之一。

2. 答辩的种类

（1）毕业论文答辩：也称学位论文答辩，是指专科生、本科生、硕士、博士与博士后研究生在毕业时所进行的论文答辩。答辩的目的是考察学生论文的质量、知识的深广度和能力水平，回答一些考察性提问。是学生获取毕业证和学位证的必要条件之一。

（2）成果鉴定答辩：是指对科技人员科学技术成果的评审或鉴定时进行的答辩。答辩的目的是检验科研成果的真实性，评价科研成果的水平和论文的质量，为科技成果的奖励与推广提供依据。多回答一些考察性提问。

（3）会议论文答辩：是指对学术会议上宣读的论文所进行的答辩，而在小组会上交流的一般性论文不进行答辩。答辩的目的是进行学术咨询与交流探讨，多回答一些了解性提问。

（4）学术报告答辩：是指对学科前沿的新成果举行学术报告会时所进行的答辩。答辩的目的是答疑指导与学术推介，多回答一些请教性提问。

（三）毕业论文答辩程序

1. 答辩准备

（1）学生准备

①毕业论文（专科生3000～5000字，本科生1万字左右，硕士研究生3万字左右，博士研究生5万字左右）；②论文相关表格（封面、毕业论文任务书、毕业论文审阅成绩评定表、毕业论文与答辩成绩评定表）；③论文答辩辞；④按时参加论文答辩。

（2）教师准备

①组织答辩组（2～5人，组长、秘书、资料员等）；②论文评审（正式答辩前组长进行论文评分或评等——优、良、合格、不合格，并在毕业论文答辩成绩评定表中对论文写出评定意见）；③拟定答辩题（每人3个问题，内容是论文所涉及

到的知识与技能）；④准备论文答辩记录本；⑤准备论文答辩教室。

2. 现场答辩

（1）教师开场

由答辩组长向学生介绍答辩组成员，简要说明答辩方法与要求，如答辩程序、答辩问题、答辩方式、答辩时限等。

（2）学生陈述

①答辩前言：自我介绍，向论文的指导教师鸣谢，向答辩组教师表示敬意等。②论文简介：包括研究背景与缘由、研究目的与意义、研究内容与方法、研究获得的主要结果与作出的主要结论等。时间不超过5分钟。

（3）教师提问

教师可采用提问回答或抽题回答方式进行现场答辩，即面对面地提问和答辩。答辩学生多时一般都采用提问回答方式，随问随答。每个学生必须回答3个提问，可进行追问。所提问题是论文中涉及到的知识与技能。

（4）学生答辩

学生根据教师的提问，当场进行答询和辩说。语言交流方式可采用问答式（你问我答）和对话式（追问式，即你问我答并质疑追问）。每题答辩时间控制在5分钟以内，每人答辩时间控制在15分钟左右。

3. 成绩评定

（1）综合评语：由答辩组长在《毕业论文与答辩成绩评定表》中对论文和答辩写出综合评语。

（2）综合评分：由答辩组长进行综合成绩评定。综合评分，论文占70分，答辩占30分。论文评分标准——从论文是否新颖先进、真实准确、写作规范、文笔流畅等4个方面综合评价；答辩评分标准——从答辩时论文简介是否完满、回答问题是否正确等方面进行评价。综合评分与评等，综合分在90分以上者评为优秀；80~89分评为良好；60~79分评为及格；60分以下者评为不及格。不及格者可重写1次，仍不及格者不能获取毕业证书。

（3）资料存档：学生的毕业论文及论文答辩成绩由系部登记整理后存档。

二、答辩辞的写作格式

论文答辩辞是在答辩前对可能提出的问题准备的书面参考答案。写作目的是应付提问，争取顺利地通过论文答辩。写作格式包括3部分：标题、正文、署名。

（一）标题

答辩辞的标题格式是固定的，它由关于＋论文题目＋答辩辞3部分构成。如关于《85例SARS患者的护理》的答辩辞。

（二）正文

1. 前言

不列小标题，是答辩的开场白，主要简述以下内容。①自我介绍；②说明论文题目；③向指导老师鸣谢；④向答辩组老师表示敬意和虚心求教。

2. 论文简介

可列小标题。①研究背景与缘由；②研究目的与意义；③研究内容与方法；④研究获得的主要结果与作出的重要结论等。

3. 备用问答

这是答辩辞的主体，是对答辩时可能提出的问题所作的书面答案。写作时按问题编号，一问一答。

（三）署名

在答辩辞的最后，署以答辩者的姓名，并用括号注明院系和班次，最后注明时间。如：答辩人：莫芳（常德职业技术学院护理系大护 09 - 1 班）2010.3.8

三、答辩辞的写作要求

1. 问答格式

行文格式采用问答式，一问一答，分题撰写，每一条目只写一个较为单一的问题，这便于临场使用。

2. 围绕论文

答辩提问一般都是与论文有关的问题，因此要围绕论文的内容进行提问准备。

3. 宁多勿少

对答辩提问尽可能考虑周全些，为了应付提问，应设想出较多的问题，以使准备更加充分。

4. 简明扼要

因为答辩时间有限，故准备的问题力求层次清楚、简明扼要、提纲挈领，罗列要点。可写成简略的答辩提纲，现场使用时，可根据提纲去临场发挥。切忌事无巨细，啰嗦繁琐。

第六章　成果推广

第一节　成果鉴定

广义的成果鉴定包括对非物化成果的评审和对物化成果的鉴定两种评价方式。

一、科技成果的类型

科技成果是指通过科研活动而取得的有一定理论意义和应用价值的具有创新性或创造性的劳动成果。在科研成果鉴定、奖励、推广和保护中，需对科技成果进行分类。

（一）理论成果

1. 基础理论研究成果

此类成果是阐明事物的现象、特征或规律。

2. 应用基础理论研究成果

此类成果是阐明某项技术的基本原理。

理论成果具有理论价值和普遍的指导意义，但未能转化为现实生产力，属于非物化成果。理论成果的表现形式是论文或专著。

（二）应用成果

1. 非物化的应用成果

不能直接转化为生产力（产品）的应用技术成果，即无形的技术，包括各种操作方法、技术标准、技术数据、技术设计方案等。如预防、保健、诊断、治疗、护理、康复、优生优育等的新方法、新技术等，主要发挥社会效益。非物化的应用成果，其表现形式是技术交流性论文。

2. 物化的应用成果

能直接转化为生产力（产品）的应用技术成果。成果的表现形式主要是有形的产品，如药品、生物制品、人工器官、医用材料、医疗仪器、化学试剂、检测盒、保健用品、生物新品种、微生物新菌种、医用计算机软件等，主要产生经济效益。当然，物化成果也可写成论文，如新药试验的安全性与有效性等论文。

（三）软科学成果

1. 软科学理论研究成果

如管理理论研究成果。

2. 软科学应用技术研究成果

如管理决策方法，情报获取方法等。软科学研究成果的表现形式是论文。如卫生管理、医院管理、医学伦理、医学教育等方面的论文。

二、成果鉴定的意义

（一）控制质量

科研成果鉴定是科研质量控制的重要一环，科研成果如果不进行对比鉴定，如果没有可比性，就失去了成果的意义。成果鉴定就是判断成果的价值，对理论研究成果或应用技术成果进行评审或鉴定，可以促进科研工作。如期刊上发表的论文，质量有高有低，价值有大有小，并不是所有的论文都是正确的，可能会出现各种明显的或隐匿的错误，甚至有抄袭或造假行为。因此，对发表的或未发表的学术论文，组织同行专家进行实事求是的评审，作出客观公正的评价，对促进科研是十分重要的，有利于多出成果，出好成果。同时，通过论文评审，还可为新的科研提供依据。

（二）毕业晋升

学生的毕业论文或毕业设计只有通过教师的评审和论文答辩，合格后才能获得毕业证书和学位证书。工作人员评定职称时，只有通过论文评审，合格后才能取得晋升资格。

（三）准确奖励

对申报奖励的科研成果，包括论文和产品，通过专家的评审鉴定，对科技成果的水平和价值作出正确的评价，为评定奖励的等级提供依据，可提高奖励等级的准确性。

（四）促进应用

科研成果通过专家的评审鉴定，可以保证成果的质量，对科技成果的价值、应用范围提出比较准确的和合理的建议，有助于科研成果的推广与应用，也有助于专利的申请。

三、成果鉴定的方式

成果鉴定的方式包括成果评审、成果鉴定、成果验收、其他成果评价等。

（一）成果评审

1. 适用范围

（1）理论研究成果：包括基础理论研究成果和应用基础理论研究成果，这两类成果都属于非物化成果，成果的表现形式是科技论文或专著。

（2）非物化的应用技术成果：如各种操作方法、技术标准、技术数据、技术设计方案等，成果的表现形式是技术交流性论文。

2. 评审形式

（1）专家评议

可由政府主管部门或单位聘请有权威的专家组成评议班子进行评审。具体的评议方法有以下几种：

①面对面鉴定：聘请同行专家采用面对面的鉴定会形式对科研成果进行审查和评价，并作出相应结论。评审鉴定应坚持实事求是、科学民主、客观公正、注重质量、讲求实效的原则，确保鉴定工作的严肃性和科学性。过去基本上都是采用面对面鉴定的形式进行论文评审，曾起过积极作用，但也显露了许多弊端，需要进行改进。

②双盲法鉴定：研究生毕业论文都采用盲审、盲鉴。所谓"双盲"，就是进行科研成果鉴定时，鉴定者（专家）和被鉴定者（论文作者）互相均不得知。由主管部门或单位聘请有关专家组成评议班子进行评审鉴定。执行回避制度，本单位的人员、课题组成员、作者本人以及其亲友等均不得参与鉴定会和进行评议。被鉴定者的论文一律不署名，不做任何标志，一律打印成文。鉴定者对论文采用不记名方式分类打分，最后计算均分后进行总评议，评审结束后填写《鉴定证书》。

为什么要采用双盲法鉴定？这是鉴于过去面对面的鉴定会存在一些弊端。由于友谊，碍于情面，鉴定时不容易展开争论，存在互相吹捧，言过其实等情况。更有甚者请客送礼，把科研成果鉴定搞成庸俗的交易，这不仅劳民伤财，而且严重败坏了科研风气，使评审失控，不能客观反映科研成果的实际水平，失去了鉴定的意义。因此采用"双盲法"对科研成果进行评分，使其互不知情，可使评审更客观公正。

③先鉴定后评级：对重大的基础研究项目，不要急于评出等级成果。可先进行鉴定，发表论文，待至少两年后，根据同行接受的程度，论文被引用的次数，再决定成果的级别。

（2）引用认可

论文发表后，检索国外的《科学引文索引》、《医学索引》、《生物学文摘》、《化学文摘》和国内的索引性期刊以及文摘性期刊等途径，收集论文被他人引用的情况，进行较为客观的评价。如果被他人引用的次数较多，工具期刊转载摘要的情况较多，可说明论文被同行接受的程度较好，论文的价值较大。

（3）读者来信

论文发表后，读者以书信方式对文章进行评议、讨论、商榷或争鸣，提出自己的意见，也是一种非正式的评价方式。

（二）成果鉴定

可根据 1994 年 10 月 26 日国家科委发布的《科学技术成果鉴定办法》组织鉴定。

1.适用范围

适用于物化的应用技术成果，如各种有形产品。

下列情况不组织鉴定：

①基础理论研究和软科学研究等科技成果；

②已申请专利和已转让的应用技术成果；

③须经法定机构审查确认的应用成果；

④企事业单位自行开发的一般应用技术成果。

2.鉴定形式

（1）会议鉴定：这是最常用的鉴定方式。召开鉴定会，聘请专家在现场对产品进行考察、演示，然后进行评议。

（2）函审鉴定：聘请专家用书面形式审查评议有关的技术资料，然后综合各专家的意见进行评价。

（3）检测鉴定：由专业技术检测机构通过检验、测试性能指标等，对科技成果作出评价。主要适用于计量器具、仪器设备、新材料、新菌株、新病毒、生物新品种等进行鉴定。

（三）成果验收

1.适用范围

①科研成果推广应用；②新技术引进。

2.验收形式

科研管理部门与有关专家结合，按合同约定的验收方式进行考察和评议。

（四）其他成果的评价方式

1.某些物化的应用成果

药品、医疗器械、食品与饮料、化妆品等科技成果，必须按有关法律规定，经法定的专门机构审查确认。

2.标准类成果

由省部以上标准管理机构审查颁布。

3.软科学成果

由省科技厅按软科学管理办法的规定组织评审。

4.科技著作

由奖励申报部门组织专家评议。

四、成果鉴定的材料

进行科研成果的评价需提供以下资料。

（一）评审或鉴定申请书，填写统一的《科学技术成果鉴定申报表》

（二）课题立项资料

1.科研项目（课题）申请书（标书）；

2.课题评审与课题下达书；

3.科研设计方案等。

（三）研究资料

1.研究工作总结报告：总结科研过程和研究结果。这是专家评议的核心材料之一。包括课题立项情况；计划执行情况；研究结果情况；存在的主要问题等。

2.研究技术总结报告：总结科研的理论或技术成果，这是专家评议的核心材料之一。主要体现社会效益的非物化医学科研成果，写作格式基本上同科研论文。主要体现经济效益的物化成果，重点突出原材料配比、工艺流程、性能指标、药理和毒理实验、临床应用效果等。

3.背景材料：国内外同类研究的历史概要。

4.查新报告。

5.实验、测试的原始记录。

6.与成果有关的专利证书、技术合同书、审批文件与证明。

7.所发表的论文及同行引用、评价和应用等资料。

8.完成单位和完成人员的排序名单及科技档案归档证明等。

五、成果鉴定的内容

科研成果可从四个方面进行评价，即：资料质量，成果质量，成果水平，存在问题。重点评价成果的理论价值与实用价值。

（一）资料质量

1.科研设计：评议选题是否正确，目的是否明确，设计是否严谨，手段是否先进等。

2.科研论文：评议资料是否完整，数据是否可靠，统计分析是否正确，结果是否准确，结论是否科学恰当等。

（二）成果质量

1.创新性：即科研成果的新颖性，在一定的时间与空间范围内，成果是首创的或前所未有的。在理论方面，有新理论、新观点、新见解，或在技术方面是新技术、新方法、新产品等。评价论文质量，首先考虑的就是创新性。

2.先进性：在一定的时间与空间范围内，其成果超过已公开成果的最高水平。

3.实用性：成果具有理论意义或实用价值。有一定的成熟度，有助于推广与应用。成果可取得较好的社会效益和经济效益。

4.科学性：科学性是科技论文的生命。设计严谨，方法可靠，结果客观，结论有科学依据，结果有可重复性，能经得起重复检验。

5.可读性：主要评价论文的写作技巧。论文的结构严谨，格式规范；层次清楚，条理分明；概念正确，数据准确；图表清晰，语言流畅。可读性是论文重要的评价指标之一。论文的质量主要取决于两个方面，一是研究水平的高低，二是写作技巧的好坏。古今中外，有不少科学著述，不仅有丰富的科学内涵，而且文笔流畅，富有情趣，深受人们的欢迎，影响深远。全世界每年约有1/3的科研论文，因为语言文字方面的问题而被搁置，不能刊登发表，使科研成果得不到及时的推广和应用。

论文的评审，主要考查4个标准：新颖先进，真实准确，写作规范，文笔流畅。

（三）成果水平

成果水平是对科研成果进行综合性评价后所作出的高度概括的结论，可分为三级九等。

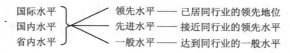

（四）存在问题

任何一项成果鉴定，必须指出存在的问题和改进的意见，否则会退回重新鉴定，予以补正。任何科技成果都是相对真理，有一定的局限性，随着科技的发展，一项先进成果必然会被另一项更先进的成果所代替。知识只有不足，因此不能自满。一个人的知识和能力有限，任何科研都不可能十全十美，在科研中存在不足和问题是不可避免的。只有实事求是地评价科研成果，一分为二地指出问题和不足，才有助于今后提高科研质量。

第二节 成果奖励

一、成果奖励的种类

国际上有影响的科学大奖有诺贝尔奖，设有6个奖项，即物理奖、化学奖、生理学及医学奖、文学奖、和平奖、经济学奖。还有联合国教科文组织科学奖、玻尔国际金质奖章等30多项。国内奖励主要是政府奖，有5大国家奖，即国家最高科学技术奖、国家自然科学奖、国家技术发明奖、国家科技进步奖、国际科技合作奖。单位或团体设立有优秀科技工作者奖、优秀学术论文奖、优秀著作奖等。我国也有非政府性的社会团体奖、基金会奖等，如陈嘉庚奖、吴健雄物理奖等。

1. 国家最高科学技术奖

只设国家级奖,省部级以下不设奖。奖励在当代科技前沿取得重大突破或在科技发展中有卓越建树;在科技创新、科技成果转化和高技术产业化中创造出巨大经济效益或社会效益的研究者。每年评审 1 次,不分等级,授予人数不超过 2 人,奖金 500 万元,由国家主席签署奖励并颁发证书和奖金。我国从 2001 年开始颁奖。

2. 国家自然科学奖

只设国家奖,省部级以下不设奖。奖励在自然科学的基础研究和应用基础研究中取得重大成果者。如阐明自然现象、特征和规律,做出重大科学发现的公民。分 4 个奖励等级,每年评审 1 次。特别重大意义的研究成果,可授予特等奖。

3. 国家技术发明奖

只设国家奖,省部级以下不设奖。奖励应用技术研究中所取得重大成果者。如在产品、工艺、材料及其系统做出重大技术发明的公民。发明奖须同时具备 3 个条件:首创性(前人所没有的),先进性,实用性。发明奖侧重于首创性和先进性。设 4 个奖励等级,每年评审 1 次。特别重大的发明,可授予特等奖。

4. 国家科技进步奖

除设国家奖外,省部、地市、县区及一些大单位都设有此奖。国家科技进步奖主要奖励应用技术领域的成果,如在推广应用先进科技成果,完成重大科技工程、计划和项目,改进科技管理等项工作中有突出贡献的公民或组织。科技进步奖侧重于应用效益和推广情况,分 3 个奖励等级,每年评审 1 次。对社会主义现代化建设有特殊贡献的科技进步项目,可授予特等奖。

省部级以下的科技进步奖分三类:甲类即科学理论成果奖,乙类为应用技术成果奖,丙类为推广成果奖。

5. 国际科技合作奖

只设国家奖,主要奖励对中国科技事业做出重要贡献的外国公民或组织。

6. 社会科学成果奖

上述 5 项奖励为自然科学成果奖,社会科学成果奖目前国家还未设立,正在酝酿之中。省部、地市、厅局奖大多已设立。但卫生系统一般不单独设立社会科学成果奖。医药卫生工作者如果有医学哲学、医学社会学、医学伦理学、医学心理学与行为科学方面的科研成果,可申报省市和有关厅局设立的社会科学成果奖。

二、成果奖励的申报

1. 奖励申报书

亦称科学技术奖励推荐书,按规范的统一的格式填写,这是申报奖励的主要材料。

2. 附件材料

主要是项目的评价证明、应用证明等。

(1)鉴定证书及其他评价证明,如评审证明、验收评议证明书、新药审定证书等。

(2)研究或技术总结报告、实验报告、用户验证等有关技术资料。

(3)能反映成果水平的公开发表的论文及证明。

(4)成果推广应用的证明,包括同行的引证、引用、评论、应用等方面的证明。

三、成果奖励申报注意事项

1. 一项科技成果,一般只能获得一次同一级别的奖励,原则上不主张重复申报,重复受奖。如果已获得上一级或同级的科技奖励,就不要再申报同级或下一级的奖励了。

2. 已获得下一级的奖励,仍可再次申报上一级的奖励。如获得了省级奖励,可再申报国家奖励。

第三节 成果推广

一、成果推广的意义

科技成果的推广与应用是科研的出发点和最终目的,是科研程序的最后一个环节,而且是最重要的一个环节。只有通过推广应用才能使科技成果转化为生产力,创造社会效益和经济效益,推动社会的进步和经济的发展,否则将失去科研的实际意义。

二、成果推广的条件

1. 先进性:科技成果在同类技术中处于先进水平。

2. 成熟度:技术上具有可靠性和可重复性。

3. 实用性:成果能体现需要性、可行性与合理性,即成果的应用能满足医药卫生工作的实际需要,简便易行,价格合理,成本低,效益高。

4. 效益性:成果应用后能取得较好的社会效益和经济效益。

三、成果推广的方式

1. 科学理论成果

包括基础理论成果和应用基础理论成果,其推广应用的方式主要有:发表论文,出版专著,参加学术会议交流,举行学术讲座等。

2.应用技术成果

（1）非物化型应用技术成果：包括预防、保健、诊断、治疗、护理、康复、优生优育等的新方法、新技术成果，其推广应用方式有：发表论文，参加学术会议交流，举办学习班，专题进修，宣传展览，技术咨询，技术服务等。

（2）物化型应用技术成果：包括新的药品、生物制品、人工器官、医用材料、医疗器械、化学试剂、检测盒、保健用品、生物新品种、微生物新菌种、医用计算机软件等。其推广应用方式有：技术交易，技术转让，联合开发等。

3.软科学成果

包括软科学理论成果和软科学应用技术成果。如为提高管理水平和决策水平而研究的先进的计算方法、各种标准、技术情报等。其推广应用方式有：发表论文，学术会议交流，咨询服务等。

第四节　成果保护

一、知识产权的构成

知识产权是指权利人对其在科学技术、文化艺术等领域创造的智力劳动成果依法所享有的专有权利。即依法被保护的智力劳动成果。知识产权具有专有性（排他性）、时间性和地域性三种特征。知识产权包括著作权和工业产权两大类，其构成见表6-1。医学知识产权的保护形式主要有两种，即著作权保护和专利保护。

表6-1　知识产权的构成

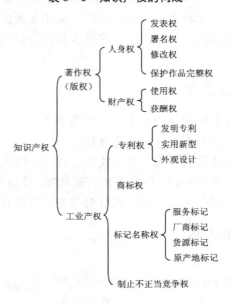

二、著作权法保护

（一）著作权法保护的范围

1. 科学理论成果

基础理论研究的科学发现，应用基础理论研究阐明的基本原理等。成果的主要表现形式是文字作品——科研论文、著作。

2. 非物化型的应用技术成果

疾病的预防、保健、诊断、治疗、护理、康复、优生优育等新方法、新技术。举例如下：

（1）直接接触人体的影像诊断方法；

（2）外科手术方法；

（3）受孕避孕方法，如人工授精、试管婴儿等；

（4）以医疗为目的的医学美容方法，如祛斑、摘疣等；

（5）活体取物方法，如拔牙、活检、胃液胆汁引流等；

（6）器官移植方法；

（7）计算机专家系统诊断方法；

（8）针灸理疗方法；

（9）各种治疗、康复方法等。

非物化应用成果的主要表现形式是文字作品——论文。医学上的新方法、新技术，绝大多数都是公益性的非物化技术成果，这些公益性的发明创造，不能授予专利权，只能通过著作权法保护。原因是防止诊断治疗方法等的技术垄断，对人民身心健康不利。同时，诊断治疗方法等无法在生产上进行制造或使用，不具备工业实用性。

3. 软科学成果

包括软科学理论成果和软科学应用技术成果。如先进的计算方法、各种标准、技术情报等。成果的主要表现形式是文字作品——论文。

4. 医用计算机软件

计算机程序，包括源程序、目标程序、操作程序、应用程序等。文档，如程序设计说明书等。成果的主要表现形式是文字作品——论文。

（二）著作权法保护的内容

1. 人身权

包括发表权、署名权、修改权、保护作品完整权。

2. 财产权

包括使用权、获得报酬权。

（三）著作权法保护的期限

1. 永久性保护

包括署名权、修改权、保护作品完整权。

2. 有限期保护

包括发表权、使用权、获得报酬权。保护期限：作者终生及死后50年。

（四）著作权的合理使用

著作权的合理使用是指在尊重作者合法权益的前提下，在一定范围内使用其作品，可以不经著作权人许可，不向其支付报酬。合理使用必须遵守下列原则：①合理使用的作品必须是已经发表的；②使用时需注明出处，指明作者姓名、作品名称；③不得侵犯著作权人依法享有的其他权利。

著作权法规定可以合理使用他人作品的情况如下：

1. 为个人学习、研究、欣赏而使用他人已发表的作品。使用他人作品的方式：复制、翻译、摘抄、临摹等。以赢利为目的的使用不是法律规定的合理使用。

2. 为介绍、评论、说明某一作品而适当地引用他人已发表的作品。如撰写科研论文时，适当地引用他人论文中的观点、数据，用以说明某一问题等。

3. 为报道时事新闻而由传播媒介（报纸、期刊、广播、电视、新闻纪录片等）引用已发表的作品。

4. 传播媒介刊登、播放已发表的社论、评论员文章以及公开集会上的讲话。

5. 为学校课堂教学或科学研究而翻译或少量复制已发表的作品。课堂教学不包括函授教学、职业技术培训等。不能以补充教材的名义向学生进行营利性销售。

6. 国家机关为执行公务而使用已发表的作品。

7. 图书馆、档案馆、纪念馆、博物馆、美术馆等陈列或保存版本的需要而复制本馆收藏的作品。

8. 免费表演已发表的作品。

9. 将已发表的汉族文字作品翻译成少数民族文字在国内出版发行。

10. 将已发表的作品改成盲文出版。

（五）著作权的许可使用

1. 需订立合同的有偿使用

如出版图书、改编他人作品、使用委托作品等，需订立有偿使用合同，并付稿酬。付酬方式多为基本稿酬加印数稿酬。

2. 不需订立合同的有偿使用

依照著作权法规定，属于法定许可的不需订立合同，但应向著作权人付酬。如合同期内的重印、再版，报纸杂志转载、摘编，使用他人作品进行营业性演出，制作录音制品，广播电视节目播放等。

（六）著作权的侵权纠纷与处理

1. 著作侵权行为

（1）应承担民事责任的侵权行为　如未经作者许可，发表其作品；歪曲、篡改他人作品；使用他人作品不按规定支付报酬等。

（2）应处行政处罚的侵权行为　如剽窃、抄袭他人作品；未经著作权人许可，以营利为目的，复制其作品；未经许可，录制或复制音像制品等。

2. 侵权应承担的法律责任

（1）民事责任

承担责任的方式有：①停止侵害；②消除影响；③公开赔礼道歉；④赔偿损失。

（2）行政处罚

处罚方式有：①警告；②责令停止制作、发行侵权复制品；③没收非法所得；④没收侵权复制品及制作设备；⑤罚款；⑥赔偿损失。

3. 著作侵权纠纷的处理

（1）调解：请求行政机关进行民事调解，达成谅解协议。

（2）诉讼：向法院提起民事诉讼，由法院依法处理。

三、专利法保护

（一）专利法保护的范围

专利是指发明创造受法律保护而独自享有的利益。专利必须是发明，即具有新颖性、先进性、实用性的发明。专利法保护的对象有三：发明，实用新型，外观设计。此三项统称发明创造。专利法保护知识产权的范围主要是物化型的应用技术成果。此外某些属于例外情况的诊断治疗方法也可申请专利保护。

1. 物化型的应用技术成果

（1）新药品、新生物制品、新保健品（包括保健食品、保健用品）；

（2）新医疗器械，各种诊断仪器设备，如血液分析器、B超、CT、核磁共振仪（MRI），各种手术设备和器材等；

（3）检验试剂，如乙肝五项检测盒等。

上述发明创造的知识产权保护可申请发明专利，但不受予实用新型专利权。物化型成果除专利法保护外，还可通过商标法保护、行政保护、双轨制保护（专利证书加新药证书）以及技术秘密保护。

2. 例外的非物化技术成果

（1）一切在体外进行的化验与检测方法：已脱离人体或动物体的样品，如血液、大小便、分泌物、毛发、脑脊液、胃液、胆汁、取出的活检组织等的化验与检测方法可申请专利，但不包括采样方法。

（2）非诊断和治疗目的而进行的生理参数测定方法：确定各种医学正常参考值，如测定身高、体重、血压、肝功能等而确定各种正常参考值。

（3）从人体或动物体上所获取的信息的数据处理方法。

（4）非医疗目的的生活美容方法：如烫发、染发、增白等。

（5）消毒、杀虫、灭鼠方法。

（6）尸体解剖、测试及处理方法等。

专利法规定，下列5项不授予专利权：①科学发现；②智力活动的规律和方法，即指导人们思维、推理、分析和判断的规则和方法；③疾病的诊断和治疗方法；④动物和植物品种；⑤用原子核变换方法获得的物质。

（二）专利法保护的内容

1. 人身权

主要是署名权。

2. 财产权

（1）独占权：发明、实用新型、外观设计三项发明创造，专利权人有权使用自己的专利，有权销售自己的专利产品，有权禁止他人未经许可实施其专利。

（2）许可使用权：与专利权人订立合同，许可他人实施其专利，并收取使用费。

（3）转让权：与转让人订立合同，可以转让专利权。

（4）标记权：有权在专利产品或产品包装上标明专利标记和专利号。

（5）获取报酬权：职务发明创造，当专利申请被授予后，专利权持有单位应按规定给予发明人或设计人一定的奖励；当专利实施后应给予一定的报酬。

（三）专利法保护的期限

1. 永久性保护

署名权。

2. 有限期保护

（1）专利的保护期限

我国规定：发明专利保护期为20年，实用新型专利和外观设计专利保护期为10年。

（2）《新药证书》的保护期限

第一类新药（新创制的原料药品及其制剂）保护期为8年。

第二类新药（仿制药品即国外已批准生产，但未列入该国药典的原料及制剂）保护期为6年。

第三类新药（西药或中西药复方制剂）保护期为4年。

第四类新药（合成已知有效单体的药物）保护期为3年。

第五类新药（只增加适应证的药品）无保护期。

（四）专利的申请与审查

1. 专利申请

申请发明专利与实用新型专利，须提交的文件有：专利《申请书》、说明书《摘要》、《说明书》、《权利要求书》，必要时还要提交《说明书附图》及附件。

2. 专利申请的审查与批准

专利申请的受理、审查与批准，由中国专利局独立进行，对三种专利的申请有两种审查制。

（1）发明专利：采用早期公开、延迟审查制。

（2）实用新型和外观设计专利：采用初步审查（形式审查）登记制加撤销制。

（五）专利的侵权纠纷与处理

1. 专利侵权行为

（1）专利实施的侵权：未经专利人许可，以生产经营为目的，制造、使用或销售专利产品，或者使用其专利方法等均属侵权。

（2）对标记的侵权：未经专利人许可，在自己的产品上标记专利权人的专利号属于侵权。

2. 侵权应承担的法律责任

（1）民事责任

（2）刑事责任：假冒他人专利，假冒商标等可追究刑事责任。

3. 专利侵权的处理

（1）专利机关处理：①停止侵权；②赔偿损失；③恢复专利权人的信誉等。

（2）诉讼：专利权人向法院起诉，提起民事诉讼或刑事诉讼，由法院依法处理。

附录

一、护理科研"三基"填空测试题

二、看资料写论文——考查试题

三、考查模写论文的讨论与提示

四、关于专科护生毕业论文的有关规定

五、《护理科研》授课计划（参考）

六、英文字母

七、希腊字母

八、实习练习参考资料

附 录

一、护理科研"三基"填空测试题

一、科研的六步程序是 _____，_____，_____，_____，_____。

　　科研选题的三项要求是_____，_____，_____。

　　根据科研方法的不同，科研课题的五种类型是_____，_____，_____，_____，_____。

二、按加工资料的不同，医学文献的四种类型是_____，_____，_____，_____。

　　按信息载体的不同，医学文献的四种类型是_____，_____，_____，_____。

　　文献检索的三种基本方法是_____，_____，_____。

三、实验的三种类型是_____，_____，_____。

　　实验的三个要素是_____，_____，_____。

　　实验的三大原则是_____，_____，_____。

　　单因素实验设计的三种类型是_____，_____，_____。

　　统计工作的三个步骤是_____，_____，_____。

　　科研的三种误差是_____，_____，_____。

四、根据调查时间方向的不同，采用的三种调查是_____，_____，_____。

　　根据调查目的的不同，调查可进行的三种研究是_____，_____，_____。

　　调查研究中随机抽样的四种基本方法是_____，_____，_____，_____。

　　根据不同的需要，搜集资料的三种不同形式的调查表是_____，_____，_____。

五、根据变量的不同，科研资料的两种类型是_____，_____。

　　根据统计分析任务的不同，可进行的两类统计是_____，_____。

　　根据研究目的的不同，可进行的三种统计分析是_____，_____，_____。

　　根据资料类型的不同，可进行的两类统计分析是_____，_____。

六、根据资料来源的不同，广义的两类论文是_____，_____。

　　根据研究方法的不同，四类原著是指_____，_____，

_____，_____。

七、论文写作时，可使用的两种标题序号是_____，_____。

　　三线表结构的四要素是_____，_____，_____，_____。

　　三线表的三条基本线条是_____，_____，_____。

　　三线表的两条附加线条是_____，_____。

八、规范标准的学术论文写作格式的三部分是_____，

_____，_____。

　　论文正文的三大主体部分是_____，_____，_____。

九、论文的结构式摘要其四部分内容是_____，_____，

_____，_____。

　　关键词的两种选词途径是_____，_____。

十、毕业论文答辩其答辩二字的两种内涵是_____，_____。

　　答辩时限的两项规定是_____，_____。

　　论文答辩辞写作格式的三部分是_____，_____，_____。

二、看资料写论文——考查试题

某医院综合 ICU 的护士，采用前瞻性与回顾性病例分析方法，对 2009 年 1～12 月所有住进 ICU 的病例进行医院感染监测的分析，结果如下。根据提供的数据资料，撰写一篇资料分析论文。

要求：3000 字以上，不得抄袭，定稿后于 17 周用统一的答卷纸工整誊正。

ICU 医院感染率：监测病例 329 例，发生医院感染 47 例（77 例次），ICU 医院感染率为 14.29%（例次感染率为 23.40%）。

表1　ICU 医院感染的部位

感染部位	感染例次	构成比（%）
呼吸道	55	71.43
泌尿道	10	12.98
皮肤及手术伤口	5	6.49
血管血液	2	2.60
腹腔内组织	2	2.60
其他部位	3	3.90
合　计	77	100.00

表2　ICU 医院感染的病原菌

感染病原菌	检出株数	构成比（%）
G⁻杆菌	59	71.95
G⁺球菌	13	15.85
真菌	10	12.20
合计	82	100.00

表3　ICU 各种侵入性操作的感染情况

侵入性操作类别	感染例数	构成比（%）
呼吸机插管或套管	29	61.70
泌尿道插管与留管	14	29.79
血管内留针	2	4.26
其他操作	2	4.25
合计	47	100.00

三、考查模写论文的讨论与提示

1. 从研究方法分析，你认为该数据资料属于什么研究性质的资料？（试验资料、调查资料、现存的常规资料）。根据判定的资料性质，你认为该研究属于哪种类型的研究？（实验研究、调查研究、资料分析、经验总结）。

2. 从研究目的分析，你认为该研究属于何种目的的研究？（描述性研究、比较性研究、相关性研究）。该资料分析的三个要素是什么？（分析因素、分析对象、分析项目或分析指标）。请你根据研究类型和研究目的确定该论文的题目，并尽可能在文题中体现这三个要素。

3. 撰写"前言"时你如何阐明研究背景与缘由、研究目的与意义、研究内容与方法？

4. 在"材料与方法"部分，你将拟定什么样的大标题？拟题的依据是什么？该方法部分准备分几项陈述其内容？说出你拟定的小标题。

5. 在资料来源的介绍中，你认为应说明哪些问题？

6. 在资料分析方法的陈述中，你认为需要说明哪些问题？

7. 在统计分析方法中，你将选用哪些统计方法？选择方法的依据是什么？

8. 在"结果"部分，你准备分几项报告结果？说出你拟定的小标题。

9. 该结果中对统计数据你将采用什么表格进行图表描述？统计描述采用了哪几种描述指标？各指标表达的意义是什么？

10. 该结果中的统计推断采用的是什么假设检验？你如何根据表中的 P 值大

小对统计推断的结果进行解释？即如何作出统计结论和专业结论？

11. 统计分析、统计结论与讨论分析、讨论结论有什么区别？在"结果"中可写哪方面的内容而不能写哪方面的内容？

12. 在"讨论"部分，你依据什么进行讨论？你准备讨论几个问题？说出你撰写的讨论小标题。

13. 该文的"结论"应该写在何处？是否需要单列标题？是否需要单独成段？可采用什么提示语？你依据什么作出结论？说出你作出的结论。

14. 你准备在论文的何处引用参考文献？说出参考文献"三引三不引"各指的是什么？主要在何处引用参考文献？

15. 撰写论文时你是先写摘要还是先写正文？你准备写哪种类型的摘要？简述你写的摘要内容。

16、说出你标引的 3 个关键词，并说出这些词来自何处。

17. 你认为写好论文最重要的步骤是什么？（确定文题、准备资料、拟定提纲、写作初稿、修改定稿）。

参考论文：外科重症监护病房医院感染的临床分析

四、关于专科护生毕业论文的有关规定

专科护生撰写毕业论文是高等教育教学过程中重要的实践教学环节，也是专科护生获取毕业证书的必要条件之一。为了加强毕业论文工作，根据我系教学的实际情况，特制定本规定。

一、体裁类别

毕业论文要求撰写原著类的个案护理报告。

二、篇幅格式

论文全文要求 3000～5000 字，使用标准标题序号。个案护理报告的格式需符合通行的比较规范的"3 部 10 项"的写作格式，不符合规范要求者按不及格论处。

1. 前置部分：5 项。①文题；②作者；③摘要（100 字左右）；④关键词；⑤英文摘要（可暂不作要求）。

2. 正文部分：4 项。①前言（200 字左右）；②病例介绍（500 字左右）；③护理（2000 字左右）；④讨论（体会或小结 200 字左右）。

3. 后置部分：1 项。参考文献。

三、亲护病例

个案护理报告要求撰写 1 例亲自参与护理的特殊病例,不要使用他人护理的病历资料。

四、经验体会

认真总结自己护理成功的经验或失败的教训,以给读者留下深刻的启迪。

五、严禁抄袭

独立完成个案护理报告的写作,不得弄虚作假,不得抄袭剽窃,不得套用期刊杂志上的论文或从网上下载他人的文章。同学之间不得撰写同一病例的论文。发现抄袭者按不及格论处。

六、论文审阅

护生进入医院开始临床实习后即应着手个案护理报告的选题、资料搜集和论文写作。论文完稿后需请具有中级以上职称的带教老师提出修改意见,定稿后请指导教师审阅并写评语和建议成绩(分数与等级成绩)。实习结束后按时上交班主任。

七、成绩评定

上交的论文由护理系组织专业教师进行评审,并写出评审意见和给出评定的分数与等级成绩(优、良、及格、不及格)。论文评分标准应综合评价如下 4 个方面:真实准确,新颖先进,写作规范,文笔流畅。

八、论文重写

论文评审不及格者,允许在规定期限内重写或修改。重写后成绩仍不及格者,不发毕业证书,只发肄业证书。

九、打印规范

论文采用 A4 纸(大 16 开纸,29.7 cm×21 cm)打印,页脚居右打印页码,左侧装订,正文 1.5 倍行距。字体、字号要求如下。

1. 论文前置部分

(1)文题

3 号黑体字。

(2)作者

姓名及单位：5 号楷体字。

（3）摘要

标题：5 号黑体字；内容：小 5 号楷体字。

（4）关键词

标题：5 号黑体字；内容：小 5 号楷体字。

（5）英文摘要

参考上述中文 4 项，内容用 5 号英文正体字。

2.论文正文部分

（1）一级标题（大标题）

4 号黑体字。

（2）二级标题（小标题）

5 号黑体字。

（3）正文内容

5 号宋体字。

3.论文后置部分

参考文献：标题为 5 号黑体字，内容为小 5 号楷体字。

十、装订顺序

1.封面：按护理系设计的统一封面样式打印。

2.毕业论文：个案护理报告。

3.成绩评定表：按护理系设计的统一表格样式打印。

附件：1.个案护理报告的写作格式与要求

　　　2.毕业论文——个案护理报告例文

常德职业技术学院护理系

2010 年 11 月 25 日

五、《护理科研》授课计划（参考）

周次	章次	节次	教学内容	理论学时	实践学时
1	1		科研选题	2	
2	2	1	实验设计	2	
3		2	试验方案拟定的讨论（作业 1 讨论）		2
4		3	调查设计	2	
5	5	1～2	论文写作概述　论文写作规范	2	
6		3	原著——实验报告的写作格式	2	
7		4	临床试验报告例文写作格式与内容的提问讨论与讲评		2
8		4	试验报告模写练习的提问讨论与模写提示（作业 2 讨论）		2
9		5～6	原著——调查报告的写作格式 调查报告写作的讨论（作业 3 讨论）		2
10		7～8	原著——资料分析的写作格式 资料分析写作的讨论（作业 4 讨论）		2
11		9～12	原著——个案护理报告的写作格式 编著——综述、科普短文的写作格式 论文答辩辞的写作格式	2	
12	4	1～2	科研资料与统计分析方法　定量资料的指标描述	2	
13		2～3	定性资料的指标描述　假设检验的步骤	2	
14		3	定量资料的差别检验	2	
15		3	定性资料的差别检验	2	
16		4	科研资料的相关性分析	2	
17		5	统计分析的讨论		2
18			随堂考查（考查论文誊正）	2	
			合　计	24	12

六、英文字母

白正体		黑正体		白斜体		黑斜体		草体	
大写	小写	大写	小写	大写	小写	大写	小写	大写	小写
A	a	**A**	**a**	*A*	*a*	***A***	***a***	*A*	*a*
B	b	**B**	**b**	*B*	*b*	***B***	***b***	*B*	*b*
C	c	**C**	**c**	*C*	*c*	***C***	***c***	*C*	*c*
D	d	**D**	**d**	*D*	*d*	***D***	***d***	*D*	*d*
E	e	**E**	**e**	*E*	*e*	***E***	***e***	*E*	*e*
F	f	**F**	**f**	*F*	*f*	***F***	***f***	*F*	*f*
G	g	**G**	**g**	*G*	*g*	***G***	***g***	*G*	*g*
H	h	**H**	**h**	*H*	*h*	***H***	***h***	*H*	*h*
I	i	**I**	**i**	*I*	*i*	***I***	***i***	*I*	*i*
J	j	**J**	**j**	*J*	*j*	***J***	***j***	*J*	*j*
K	k	**K**	**k**	*K*	*k*	***K***	***k***	*K*	*k*
L	l	**L**	**l**	*L*	*l*	***L***	***l***	*L*	*l*
M	m	**M**	**m**	*M*	*m*	***M***	***m***	*M*	*m*
N	n	**N**	**n**	*N*	*n*	***N***	***n***	*N*	*n*
O	o	**O**	**o**	*O*	*o*	***O***	***o***	*O*	*o*
P	p	**P**	**p**	*P*	*p*	***P***	***p***	*P*	*p*
Q	q	**Q**	**q**	*Q*	*Q*	***Q***	***q***	*Q*	*q*
R	r	**R**	**r**	*R*	*r*	***R***	***r***	*R*	*r*
S	s	**S**	**s**	*S*	*s*	***S***	***s***	*S*	*s*
T	t	**T**	**t**	*T*	*t*	***T***	***t***	*T*	*t*
U	u	**U**	**u**	*U*	*u*	***U***	***u***	*U*	*u*
V	v	**V**	**v**	*V*	*v*	***V***	***v***	*V*	*v*
W	w	**W**	**w**	*W*	*w*	***W***	***w***	*W*	*w*
X	x	**X**	**x**	*X*	*x*	***X***	***x***	*X*	*x*
Y	z	**Y**	**z**	*Y*	*z*	***Y***	***z***	*Y*	*z*
Z	z	**Z**	**z**	*Z*	*z*	***Z***	***z***	*Z*	*z*

正体又称罗马体，斜体又称意大利体，草体又称手写体。

七、希腊字母

正体		正体		斜体		斜体		英文读音	中文读音
白正体		黑正体		白斜体		黑斜体			
A	α	**A**	**α**	*A*	*α*	***A***	***α***	alpha	阿尔法
B	β	**B**	**β**	*B*	*β*	***B***	***β***	beta	贝 塔
Γ	γ	**Γ**	**γ**	*Γ*	*γ*	***Γ***	***γ***	gamma	伽 马
Δ	δ	**Δ**	**δ**	*Δ*	*δ*	***Δ***	***δ***	delta	德耳塔
E	ε	**E**	**ε**	*E*	*ε*	***E***	***ε***	epsilon	艾普西隆
Z	ζ	**Z**	**ζ**	*Z*	*ζ*	***Z***	***ζ***	zeta	截 塔
H	η	**H**	**η**	*H*	*η*	***H***	***η***	eta	艾 塔
Θ	θ	**Θ**	**θ**	*Θ*	*θ*	***Θ***	***θ***	theta	西 塔
I	ι	**I**	**ι**	*I*	*ι*	***I***	***ι***	iota	约 塔
K	κ	**K**	**κ**	*K*	*κ*	***K***	***κ***	kappa	卡 帕
Λ	λ	**Λ**	**λ**	*Λ*	*λ*	***Λ***	***λ***	lambad	兰布达
M	μ	**M**	**μ**	*M*	*μ*	***M***	***μ***	mu	米 尤
N	ν	**N**	**ν**	*N*	*ν*	***N***	***ν***	nu	纽
Ξ	ξ	**Ξ**	**ξ**	*Ξ*	*ξ*	***Ξ***	***ξ***	xi	克 西
O	o	**O**	**o**	*O*	*o*	***O***	***o***	omicron	奥密克戎
Π	π	**Π**	**π**	*Π*	*π*	***Π***	***π***	pi	派
P	ρ	**P**	**ρ**	*P*	*ρ*	***P***	***ρ***	rho	洛
Σ	σ	**Σ**	**σ**	*Σ*	*σ*	***Σ***	***σ***	sigma	西格马
T	τ	**T**	**τ**	*T*	*τ*	***T***	***τ***	tau	陶
Υ	υ	**Υ**	**υ**	*Υ*	*υ*	***Υ***	***υ***	upsilon	宇普西隆
Φ	φ,∅	**Φ**	**φ,∅**	*Φ*	*φ,∅*	***Φ***	***φ,∅***	phi	斐
X	χ	**X**	**χ**	*X*	*χ*	***X***	***χ***	chi	喜
Ψ	ψ	**Ψ**	**ψ**	*Ψ*	*ψ*	***Ψ***	***ψ***	psi	普 西
Ω	ω	**Ω**	**ω**	*Ω*	*ω*	***Ω***	***ω***	omega	奥米伽

八、实习练习参考资料

目　录

一、实习解答

1. 临床试验设计方案实例的提问讨论与讲评（解答）……………… 286

2. 试验设计模拟练习的提问讨论与模写提示（作业 1 述论的解答）…… 288

3. 临床试验报告例文写作格式与内容的提问讨论与讲评（解答）……… 291

4. 试验报告模写练习的提问讨论与模写提示（作业 2 讨论的解答）…… 295

5. 调查报告模写练习的提问讨论与模写提示（作业 3 讨论的解答）…… 298

6. 资料分析模写练习的提问讨论与模写提示（作业 4 讨论的解答）…… 301

7. 临床试验报告例文统计分析的演算讨论与讲评（解答）…………… 304

8. 考查模写论文的讨论与提示（解答）………………………………… 306

二、练习解答

1. 心理护理对手术患者治疗影响的临床试验方案…………………… 309

2. 心理护理干预对胃癌术后患者身心康复的影响…………………… 311

3. 骨科术后患者失眠情况的调查……………………………………… 317

4. 阴道自然分娩产妇发生会阴裂伤的相关因素分析………………… 322

5. 重症监护病房医院感染的状况分析………………………………… 328

6. 护理科研"三基"填空测试题（解答）………………………………… 332

临床试验设计方案实例的提问讨论与讲评(解答)

1. 实验研究可分为哪几种？该方案属于哪种试验研究？

①动物实验；②临床试验；③社区实验。该方案属于临床试验。

2. 实验三要素是什么？指出该方案标题中的三个要素。

①处理因素：猪蹄汤；②受试对象：产妇；③效应指标：泌乳量。

3. 该方案所阐述的研究背景与缘由、研究目的与意义、研究内容与方法是什么？哪句话表明了该选题有新颖性？此项内容写在哪个大标题之下？

①研究背景：我国民间有产妇服用猪蹄汤催乳的方法；②研究缘由：没有进行过临床试验；③研究目的：为了验证这一民间方法是否有催乳效果；④研究意义：如有催乳效果，则可推广使用；⑤研究内容：猪蹄汤催乳；⑥研究方法：临床试验。⑦选题新颖性的表述：没有进行过临床试验。⑧内容所在标题："试验目的"。

4. 该方案中确定的受试对象有哪两类？所需样本计划多长时间到位？

①受试对象：剖宫产产妇；新生儿。②样本计划到位时间：半年时间(1999.5 ~ 10)。

5. 实验三原则是什么？三大原则是在哪个项目中(哪个标题下)叙述的？

①实验三大原则：对照、重复、随机。②内容所在标题："试验对象"。

6. 实验设计中的重复一般是指哪种含义的重复？估计样本大小最重要的要求是什么？有哪几种估计样本大小的方法？该方案中确定的样本数量是多少？

①实验设计中重复的内涵：指样本数量。②估计样本大小的要求：样本适量。③样本估计方法：经验法；查表法；计算法。④该方案确定的样本数量：100名左右的产妇及随产的新生儿。采用经验法估计样本大小，一般临床试验每组需50 ~ 200例，该100例产妇分为2组，每组50例，能满足最小的样本数量要求。

7. 随机最重要的要求是什么？随机分组有哪些方法？该方案采用的是什么随机分组方法？为什么要采用此种方法？

①随机要求：机会均等。②随机分组方法：抽签法；掷币法；奇偶法；交替法；随机数字法。③方案采用的随机分组方法：交替随机分组法。④采用原因：受试对象(产妇)不能一次到位，计划要用半年时间。

8. 对照最重要的两项要求是什么？有哪些对照形式？该方案采用的是什么对照形式？为什么要采用此种对照？

(1)对照要求：①均衡对照；②随机对照。(2)对照形式：①空白对照；②安慰剂对照；③实验对照；④标准对照；⑤相互对照；⑥自身对照等。(3)方案采用的对照：相互对照。(4)采用原因：两个平行因素的对比试验，比较两种处理效应的强弱,宜用相互对照。

9.该方案中所阐明的处理因素(干预因素)是什么?是如何处理的(如何操作的)?处理多长时间(几天)?此项内容写在哪个标题之下?

①处理因素:猪蹄汤。②处理步骤:制备,服用,测量。③处理时间:连服3天。④内容所在标题:"试验方法"。

10.方案中的效应指标有哪些?这些指标是如何测量或观察的?

①产妇泌乳量——每24 h测量1次,连测3天;②新生儿体重——每天早上测量1次,连测8天;③产妇肠功能恢复情况——每12 h询问一次肛门排气与排便的情况,连续观察5天。

11.效应指标与统计指标有什么区别?在进行统计描述时采用了哪两类描述指标?选用描述指标的依据是什么?

(1)效应指标:进行试验时观察试验效果的指标,如定量指标——泌乳量和肛门排气、排便时间;定性指标——不同泌乳量的人数、新生儿体重变化的人数。(2)统计指标:进行统计分析时描述数据特征的指标,如均数、标准差、率等。(3)该试验数据的统计描述指标:①定量描述指标——均数、标准差;②定性描述指标——率。(4)描述指标的选择依据:数据资料的类型。①定量资料——定量指标;如均数、标准差等;②定性资料——定性指标,如率、构成比等。

12.对试验数据进行统计推断的目的是什么?采用了哪几种差别检验方法?选择检验方法的主要依据是什么?指标描述与差别检验写在什么标题之下?

①统计推断的目的:用样本信息去推断总体特征。从研究目的看,是比较差别。②差别检验:t检验;x^2检验和频率Z检验。③差别检验的选择依据:主要根据数据资料的类别。定量资料——t检验;定性资料——x^2检验、Z检验。④内容所在标题:"统计分析方法"。

13.该方案的组织计划写了哪几项内容?

①组织领导;②经费物质;③时间进度。

14.课题主持人的署名与方案制定时间应写在何种位置?

署名与时间位于方案最后的右下方。

试验设计模拟练习的提问讨论与模写提示
（作业1讨论的解答）

1. 说出该课题的来源与研究类型。

①课题来源：自选课题。②课题类型：应用研究、临床试验研究、比较性研究。

2. 说出试验三要素，说出你拟定的试验设计方案的题目以及题目中的三个要素。

（1）题目：心理护理对手术患者治疗影响的临床试验方案。（2）题目中的三要素：①处理因素（干预因素）——心理护理；②受试对象（干预对象）——手术患者；③效应指标——治疗影响。

3. 该方案你准备拟写几大部分？说出你拟定的大标题？

①试验目的；②对象与方法；③试验安排（组织计划）。

4. 在方案的第一部分"试验目的"中，你怎样阐述研究背景与缘由、研究目的与意义、研究内容与方法？哪些文句能表明选题的新颖性？

①研究背景：手术可引起强烈的心理应激反应，可能会对手术的进行和效果产生较大的影响。②研究缘由：临床上对手术患者进行心理护理干预研究不多。③研究目的：探讨心理护理对手术患者治疗的影响。④研究意义：为以后有针对性地进行心理护理提供循证依据。⑤研究内容：对腹部手术患者进行心理干预。⑥研究方法：临床试验。⑦选题新颖性的表述：临床上对手术患者进行心理护理干预研究不多。

5. 在方案的第二部分，你认为采用哪个大标题较好？为什么？

①宜用大标题：对象与方法或试验对象与方法。②采用原因：因为是临床试验，故不宜采用材料与方法（动物实验可用）、调查对象与方法（调查研究用）、资料与方法（资料分析用）。

6. 在"试验对象与方法"中你认为应写哪几个方面的内容？说出你拟定的小标题。

①干预对象（或试验对象）；②护理方法（生理护理、心理护理）；③问卷调查；④统计分析。

7. 在"试验对象"中具体的受试对象是什么？计划用多长时间凑齐样本数量？

①受试对象：腹部外科手术患者。②样本计划到位时间：半年时间（2008.7~12）。

8. 说出试验三大原则。三大原则一般可在哪个项目中叙述？

①实验三大原则：对照、重复、随机。②内容所在标题："干预对象"或"试验

对象"。

9. 在试验设计中"重复"一般是指什么的重复？估计样本大小最重要的一条要求是什么？有哪几种估计样本大小的方法？你将采用哪种方法估计样本数量？该方案你计划采用多大的样本？

①重复的内涵：样本数量。②重复的要求：样本适量。③样本估计方法：经验法；查表法；计算法。④方法与样本：该方案采用经验法估计样本大小，样本200 例左右，每组 100 例左右(一般临床试验每组 50～200 例)。

10. 该方案中你准备采用哪种试验设计方法？"随机"最主要的一条要求是什么？随机分组有哪些方法？你准备采用哪种随机分组方法？为什么？两组间是否打算进行均衡性检验？

①试验设计方法：分组设计(分两组)。②随机要求：机会均等。③随机分组方法：抽签法；掷币法；奇偶法；交替法；随机数字法。④方案宜采用的随机分组方法：交替随机分组法。⑤采用的原因：受试对象(腹部手术患者)不能一次到位，计划要用半年时间。⑥均衡性检验：试验影响因素包括性别、年龄、病情等，需进行均衡性检验。

11. "对照"最主要的两条要求是什么？常用的对照形式有哪些？你准备采用哪种对照形式？为什么？

(1)对照要求：①均衡对照；②随机对照。(2)对照形式：①空白对照；②安慰剂对照；③实验对照；④标准对照；⑤相互对照；⑥自身对照等。(3)方案宜采用的对照：相互对照。(4)采用原因：两个平行因素(生理护理与心理护理)的对比试验，比较两种处理(干预)效应的强弱，宜用相互对照。

12. 在"试验方法"中应阐明的处理因素(干预因素)是什么？你将如何进行处理(如何操作)？准备处理(干预)多长时间？

(1)处理(干预)因素：心理护理(心理干预)。(2)心理护理(干预)方法：①解释疏导；②现身说法；③亲友安抚；④应对指导；⑤文字宣教等。(3)心理干预时间：从入院开始，直到手术后 7 天为止。

13. 该试验你准备采用哪些效应指标？这些效应指标你准备采用什么方法进行测量或观察？

①手术依从性(遵医率)——记录术前患者手术同意书的签字情况；②术后止痛药的使用率——记录术后患者使用止痛药的人数；③手术切口七天愈合率——记录术后患者切口愈合和拆线情况；④患者对护理工作的满意率——术后 7 天进行问卷调查。

14. 两种常用的数据变量是什么？两者有什么区别？在试验中你对各种效应指标计划采用何种变量记录试验结果？

(1)数据变量类型：①定量变量——工具测量，有计量单位；②定性变量——分类清数，无计量单位。(2)试验结果的记录：4 种效应指标均采用定性变量记录。

15. 效应指标与描述指标有什么区别？在"统计分析方法"中对试验结果你将选用何种描述指标进行描述？选择描述指标的依据是什么？

①效应指标：进行试验时观察试验效果的指标，如依从性、满意度等。②统计指标：进行统计分析时描述数据特征的指标，如均数、率等。③该试验数据的统计描述指标：定性描述指标——率。④描述指标的选择依据：数据资料的类型。因为该数据资料均属于定性资料，故用率。

16. 该试验数据将主要进行什么目的的统计分析？决定统计分析类型的依据是什么？进行统计推断时，你将采用哪些差别检验方法？选择检验方法的主要依据是什么？

①统计分析类别：主要进行比较性分析。②选择依据：研究目的——比较性研究。③差别检验方法：x^2 检验。④选择依据：主要根据数据资料的类型。因为该数据资料属于定性资料。

17. 在方案的第三部分"组织计划"中，你认为需要考虑哪些方面的问题？说说你拟定的内容小标题？

组织计划(试验安排)：①组织领导；②经费物质；③时间进度。

18. 课题主持人应写在方案中的何种位置？除署名外还需写明什么？

署名位置：方案最后的右下方。还需注明方案拟定的时间。

临床试验报告例文写作格式与内容的提问讨论与讲评(解答)

1. 该论文的哪些内容与设计方案基本相同?

①题目(去掉临床试验方案6字就成了论文题目);②论文的"前言"与方案的"试验目的"相同;③论文的"对象与方法"与方案的"对象与方法"基本相同。

2. 论文与方案各使用的是什么标题序号?两种序号的使用有哪些共同要求?有哪些区别?

(1)论文——标准序号,方案——传统序号。(2)使用的共同要求:①不能混合使用;②不能颠倒顺序;③不用英文序号;④文内序号带圈;⑤单题不标序号。(3)使用的主要区别:①起排规则——传序左空2格,标序左起顶格;②标点使用——传序末字需加标点,标序末字不加标点;③跳挡使用——传序可以跳挡,标序不能跳挡;④使用级数——传序不超过6级,标序不超过4级;⑤使用数字——传序中数与阿数结合,标序只能用阿拉伯数字。

3. 需在期刊杂志上发表的论文一般要求控制在多少字以内?该论文的三大部分各包括了哪些写作项目?

期刊论文字数:3000字左右。该论文共三部九项:①前置4项——文题、作者、摘要、关键词;②正文4项——前言、对象与方法、结果、讨论(含结论);③后置1项——参考文献。

4. 拟定文题有哪些要求?文题一般不超过多少字?说出该文题中的试验三要素。

(1)文题要求:①揭示主题;②体现要素;③简明醒目;④不要太长;⑤措辞恰当;⑥不用标点;⑦不用缩略语;⑧脚注基金项目。文题字数:一般不超过20字。(2)该文题体现的试验三要素:①处理因素——猪蹄汤;②受试对象——产妇;③效应指标——泌乳量。

5. 摘要有哪几种类型?写结构式摘要有哪些要求?摘要一般要求控制在多少字以内?写论文时先写摘要还是先写正文?该论文的摘要属于哪种类型?写了哪4项内容?

(1)摘要类型:①结构式摘要;②概述性摘要。(2)结构式摘要要求:①设立标题;②不缺四项;③不分段落;④不引文献;⑤不要过长,控制在200字左右。(3)写作顺序:先写正文,后写摘要。(4)该论文摘要类型:结构式摘要——4项内容:①目的;②方法;③结果;④结论。

6. 关键词有哪几种选词途径?标引关键词有哪些要求?一般要求标引几个?该文的关键词来自何处?

(1)选词途径:①题内选词;②文内选词;(2)标引要求:①设立标题;②数

量宜少，一般 3~5 个；③反映主题；④名词规范；⑤选词恰当。(3)该文关键词：3 个，均来自文题内。

7. 该正文中何处昭示了研究背景与缘由、研究目的与意义、研究内容与方法？哪句话体现了选题的新颖性？分别念出背景、缘由、目的、意义、内容、方法和体现新颖性的文句。论文的"前言"部分应写哪些内容？写前言有哪些要求？前言一般要求控制在多少字以内？

(1)研究背景、缘由、目的、意义、内容、方法的昭示处：前言部分。(2)研究背景：我国民间有产妇服用猪蹄汤催乳的方法；(3)研究缘由：没有进行过临床试验；(4)研究目的：为了验证这一民间方法是否有催乳效果；(5)研究意义：为推广使用猪蹄汤提供循证依据；(6)研究内容：猪蹄汤催乳；(7)研究方法：临床试验。(8)选题新颖性的表述：没有进行过临床试验。(9)前言写作内容：①研究背景与缘由；②研究目的与意义(必写内容)；③研究内容与方法等。(10)前言写作要求：①不设标题；②目的明确；③不要过长，控制在 200 字左右；④不要雷同；⑤不分段落；⑥注明缩略词。

8. 论文正文主体部分的三段式结构是哪三段？临床试验的"方法"部分可写哪些内容？撰写"方法"有哪些要求？该正文中的"材料与方法"部分采用的是什么大标题？写了哪几个小项目(小标题)？

(1)正文主体的三段结构：①材料与方法；②结果；③讨论。(2)"方法"部分写作内容：①试验对象(病例来源、知情同意书、病例入选标准与排除标准、试验设计类型、试验设计原则等)；②试验方法(处理因素与处理方法、观察内容、观察方法、检测方法、疾病诊断标准、疗效评价标准等)；③统计分析方法。(3)"方法"部分写作要求：①设大标题；②分项陈述；③联系设计；④方法正确；⑤不写过程。(4)主体第一段采用的大标题：对象与方法。(5)该"方法"部分陈述的 4 个小标题：①试验对象；②试验方法；③效应指标；④统计分析。

9. 该正文中哪几个小标题写明了试验的三个基本要素？并说出这些要素。

①1.1"试验对象"中写出了"受试对象"——产妇与新生儿；②1.2"试验方法"中写明了"处理因素"——猪蹄汤；③1.3"效应指标"中写明了"效应指标"——3 个效应指标，即泌乳量、新生儿体重、产妇肛门排气与排便时间。

10. 该正文中写明的受试对象是什么？所需样本用了多少时间才全部到位？

①受试对象：剖宫产产妇；新生儿。②样本到位时间：半年(1999.5~10)。

11. 该正文中何处写明了实验的三大原则？说明实验三原则的具体内容。

(1)实验三原则陈述处：1.1"试验对象"中。(2)具体内容：①重复——样本数量，产妇 82 例，每组各 41 例；新生儿 86 例，每组各 43 例。样本略小，未达到每组 50 例。②随机——交替随机分组，因为样本不能一次到位。③对照——相互对照，比较两种处理效应的强弱。

12. 该正文中写明的处理因素是什么？是如何处理的（操作的）？处理了多长时间？

（1）处理因素：猪蹄汤。（2）处理步骤：①1.2.1 制备；②1.2.2 服用；③1.2.3测量。（3）处理时间：连服 3 天。

13. 该正文中所采用的效应指标有哪些？这些指标是如何测量或观察的？

（1）效应指标：1.3 有集中阐述。（2）效应测量：①产妇泌乳量——1.2.3 测量，每24h测量 1 次，连测 3 天；②新生儿体重——1.2.4 测量，每天早上测量 1 次，连测 8 天；③产妇肠功能恢复情况——1.2.5 观察，每12h 询问一次肛门排气与排便的情况，连续观察 5 天。

14. 论文中的"结果"部分可写哪些内容？撰写"结果"有哪些要求？该正文展示了哪几个方面的结果？

（1）"结果"部分写作内容：①获得的数据；②取得的图像；③观察到的现象。（2）"结果"部分写作要求：①设大标题；②分类陈述；③围绕课题；④结果准确；⑤统计分析；⑥表格规范；⑦避免重复；⑧客观陈述；⑨不作讨论；⑩不引文献。（3）该文陈述的结果：①两组产妇的泌乳量；②两组新生儿体重的变化；③两组产妇术后肠功能的恢复情况。

15. 论文中的图表描述使用的是什么表？此种表的结构由哪 4 部分构成？此种表的基本线条和附加线条各有哪些？

（1）统计表：三线表。（2）三线表结构：4 要素，①表题；②表线；③标目；④数字。（3）基本线条：3 条横线——①顶线；②隔线；③底线。（4）附加线条：根据需要增加 1~2 条横线——①半条合计线；②分层线。

16. 说出文中表 2 的线条和标目的名称。

（1）表 2 线条：①顶线、隔线、底线；②加线——分层线。（2）表 2 标目：①横总标目——组别；②横标目——猪蹄汤组、常规饮食组；③纵总标目——24h、48h、72h；④纵标目——n、$\bar{x}$、S。

17. 论文中的"讨论"部分可写哪些内容？撰写"讨论"有哪些要求？该正文中讨论的内容与陈述的结果以及效应指标三者之间有什么关联？

（1）"讨论"部分写作内容：①结果讨论（分析解释、文献比较）；②相关讨论（评价意义、相应措施）；③问题讨论（指出问题、提出建议）。（2）"讨论"部分写作要求：①设大标题；②分题论述；③围绕论题；④依据结果；⑤论证严谨；⑥突出创新；⑦避免重复；⑧客观评价；⑨不用图表；⑩引文标码。（3）"讨论"与"结果"及"效应指标"三者的联系：该文三者之间有一一对应的关系。"讨论"的 3 个问题是依据 3 个"结果"，方法中的 3 个"效应指标"是用来反映 3 个试验"结果"的。

18. 论文中如作"结论"可写哪些内容？撰写"结论"有哪些要求？结论一般要

求控制在多少字以内？该文的结论写在何处？使用了什么提示语？作出了几点结论？请念出这些结论。

(1)"结论"部分写作内容：①解决的问题；②阐明的原理；③揭示的规律；④作出的补充。(2)"结论"部分写作要求：①不列标题；②单独成段；③提示用语；④分条概括；⑤依据讨论；⑥慎重严谨；⑦可写结语；⑧结论精确；⑨不要过长，结论控制在200字左右。⑩不引文献。(3)结论位置：讨论之后。(4)提示用语：综上所述。(5)3点结论：①猪蹄汤有催乳效果；②足量母乳喂养可促进新生儿体重的尽快恢复；③服猪蹄汤可促进术后产妇肠功能的恢复。

19. 论文中参考文献的著录格式有哪7项？著录参考文献有哪些要求？

(1)期刊与书籍的著录格式：①序号；②作者或编著者；③文题或书名；④期刊名或书籍版次；⑤出版年或书籍的出版地与出版社；⑥卷(期)或书籍的出版年；⑦起止页。(2)著录要求：①引处恰当；②公开发表；③原著为主；④有引则录；⑤标码则录；⑥序码对应；⑦注明标识；⑧格式规范；⑨数量宜少。原著类控制在10篇以内。

20. 参考文献的"三引三不引"各指的是什么？在该文中与参考文献序号相对应的角码标注在正文中的何页何行？各属于论文的哪一部分写作项目？

(1)三引——讨论(主要引用处)、材料与方法、前言3处可引用参考文献。(2)三不引——摘要、结果、结论3处不可引用参考文献。(3)该文4篇参考文献的角码：角码1标注在"对象与方法"项目中的1.2.3处；角码2、3、4标注在"讨论"项目中的3.1处。

试验报告模写练习的提问讨论与模写提示
（作业2讨论的解答）

1. 该资料从科研方法角度看属于哪种类型的研究？从研究目的或从统计分析目的的角度看属于什么性质的研究？该资料所表达的研究三要素是什么？根据研究类型和研究目的综合考虑，你确定的论文题目是什么？你在文题中体现了研究三要素中的哪些要素？

①研究类型：临床试验研究。②研究目的（统计分析目的）：比较性研究。③研究三要素：处理（干预）因素、受试（干预）对象，效应指标。④文题：心理护理干预对胃癌术后患者身心康复的影响。⑤文题三要素：干预因素——心理护理；干预对象——胃癌术后患者；效应指标——身心康复指标，焦虑、抑郁、疼痛、睡眠。

2. 根据资料提供的信息，在"前言"中如何阐明研究背景与缘由、研究目的与意义、研究内容与方法？

①研究背景：胃癌是一种常见的恶性肿瘤，手术是根治的主要方法，但胃癌和手术都会给患者带来较大的心理创伤。②研究缘由：心理护理干预临床研究不多。③研究目的：探讨心理护理干预对胃癌术后患者情绪、疼痛及睡眠的影响。④研究意义：为以后胃癌患者的身心康复护理提供循证依据。⑤研究内容：心理护理干预措施。⑥研究方法：临床干预试验。

3. 在撰写"材料与方法"时，你将拟定怎样的大标题？如此拟定的依据是什么？根据科研实施的需要你将拟定哪几个小标题陈述其内容？

（1）方法大标题：对象与方法或试验对象与方法。（2）方法小标题：①干预对象或试验对象；②干预方法或试验方法；③统计分析方法。

4. 撰写"对象"时，你将叙述哪些方面的内容？请根据提供的资料具体说明这些内容？

（1）病例选择：①病例抽样方法——方便抽样；②病例来源时间——2007.5~2010.5；③对象类别——胃癌术后患者；④病例入选标准——病理确诊、初中以上文化、知情同意；⑤病例排除标准——近期服精神类药物者、有失眠史者、不同意参与试验者。

（2）试验分组：①样本数量——136例患者；②试验设计类型——分组设计；③随机分组方法——交替随机分组；④对照形式——相互对照。

（3）均衡性检验：影响因素的均衡性检验——性别、年龄、病情等的检验。

5. 撰写"方法"时，你将根据不同的研究类型介绍哪些方法？

（1）两组护理方法：①试验组（心理干预组）——常规护理＋心理护理，心理护理干预 7 天；②对照组（常规护理组）——常规护理。

（2）心理干预方法：①语言干预——交谈法，治疗性语言，配合非语言交流，执行保护性医疗原则；②文字干预——发放活页资料；③行为干预——行为矫正，转移放松，睡眠教育。

（3）效应评定方法：采用 SAS、SDS、疼痛评分法、睡眠时间记录评定干预效应。

6. 撰写"统计分析方法"时，你判定的资料是什么类型的资料？你根据资料的类型将介绍哪些统计分析方法？

①资料类型——定量资料；②描述指标——$\bar{x} \pm s$；③差别检验——t 检验。

7. 撰写"结果"时，你将拟定哪几个小标题报告结果？

①两组患者焦虑与抑郁程度的比较；②两组患者疼痛程度的比较；③两组患者睡眠时间的比较。

8. 在结果中对统计数据你将采用什么表格进行图表描述？对提供资料中的数据采用了哪几种描述指标？各指标表达的意义是什么？对统计推断结果所得的 P 值如何进行解释（即可作出何种统计结论与专业结论）？

（1）描述表格：三线表（论文资料表）。（2）描述指标：①均数 $\bar{x}$，描述一组观察值的集中趋势，反映平均水平；②标准差 S，描述一组观察值的离散趋势，反映个体变异程度的大小。（3）P 值解释：①$P > 0.1$，表明两组比较，差别无统计学意义，即两总体指标无差别，如干预前，两组的焦虑评分比较没有差别。②$P < 0.001$，表明两组比较，差别有统计学意义，即两总体指标有差别，如干预后，两组的焦虑评分比较有差别，干预组的均分低于对照组。

9. 统计分析、统计结论与讨论分析、讨论结论有什么区别？在"结果"中可写哪方面的内容而不能写哪方面的内容？

①统计分析与统计结论：是对科研数据进行统计描述（指标描述）和统计推断（假设检验）以后作出的结论；讨论分析与讨论结论：是对科研结果进行综合分析后作出的综合结论。②结果报告的结论：结果中只进行统计分析和报告统计结论与专业结论，不进行综合分析和作出综合结论，综合分析与综合结论是后面讨论的内容。

10. 撰写"讨论"时，你依据什么进行讨论？你将拟定几个小标题进行分题讨论？

（1）讨论依据：依据结果。（2）讨论小标题：①心理护理干预对焦虑与抑郁情绪的影响；②心理护理干预对疼痛与睡眠的影响；③心理护理在整体护理中的地位。

11. 该文的结论应写在何处？是否需要单列标题？是否需要单独成段？可采用什么提示语？你依据什么作出结论？说出你作出的结论。

①结论位置：讨论之后。不单列标题，需单独成段。②结论提示语：综上所述。③结论依据：依据讨论。④论文结论：心理护理干预能减轻胃癌术后患者的焦虑与抑郁等负性情绪以及疼痛，能增加睡眠时间，因此在整体护理中应重视心理护理的应用。

12. 你准备在论文的何处引用参考文献？说出参考文献"三引三不引"各指的是什么？主要在何处引用参考文献？

①论文中参考文献引用处：一是在"对象与方法"中的"效应评定方法"处（2篇）；二是"讨论"处（2篇）。②三引三不引：三引——讨论（主要引用处）、材料与方法、前言3处可引用参考文献；三不引——摘要、结果、结论3处不可引用参考文献。

13. 撰写论文是先写摘要还是先写正文？你准备写哪种类型的摘要？简述你写的摘要内容。

①摘要写作：先写正文，后写摘要。②摘要类型：试验报告应写结构式摘要。③论文摘要：目的　探讨心理护理干预对胃癌术后患者情绪、疼痛及睡眠的影响，为以后胃癌患者的身心康复提供循证依据。方法　采用方便抽样方法选取136例胃癌术后患者，采用交替随机分组方法分为两组，进行相互对照。试验组除进行常规的生理护理外，还进行心理护理干预；对照组只进行常规生理护理。采用 SAS、SDS、疼痛评分法、睡眠时间记录评定干预效应。结果　心理护理干预组焦虑、抑郁及疼痛评分均低于对照组，而睡眠时间长于对照组。结论　心理护理干预能减轻胃癌术后患者的焦虑与抑郁等负性情绪以及疼痛，能增加睡眠时间，因此在整体护理中应重视心理护理的应用。

14. 说出你标引的3个关键词，并说出这些词来自何处？

论文关键词：心理护理干预；胃癌患者；身心康复。3个关键词全部来自文题。

15. 你认为写好论文最重要的步骤是什么？

论文写作最重要的步骤：拟定提纲。

调查报告模写练习的提问讨论与模写提示
（作业 3 讨论的解答）

1. 该资料从科研方法角度看属于哪种类型的研究？从研究目的或从统计分析目的的角度看属于什么性质的研究？该资料所表达的研究三要素是什么？根据研究类型和研究目的综合考虑，你确定的论文题目是什么？你在文题中体现了研究三要素中的哪些要素？

①研究类型：现况调查研究。②研究目的（统计分析目的）：主要为描述性研究，也有比较性研究。③研究三要素：调查内容或项目，调查对象，调查指标。④文题：骨科术后患者失眠情况的调查。⑤文题三要素：调查内容或项目——失眠情况；调查对象——骨科术后患者；调查指标——失眠率、疼痛率等（文题中未体现）。

2. 根据资料提供的信息，在"前言"中如何阐明研究背景与缘由、研究目的与意义、研究内容与方法？

①研究背景：骨科手术是一种创伤性手术，术后患者存在失眠问题。②研究缘由：失眠影响康复。③研究目的：了解失眠情况及原因。④研究意义：以便采取有针对性的护理措施，促进康复。⑤研究内容：失眠问题。⑥研究方法：问卷调查。

3. 在撰写"材料与方法"时，你将拟定怎样的大标题？如此拟定的依据是什么？根据科研实施的需要你将拟定哪几个小标题陈述其内容？

（1）方法大标题：调查对象与方法。（2）方法小标题：①调查对象；②调查方法；③统计分析方法。

4. 撰写"对象"时，你将叙述哪些方面的内容？请根据提供的资料具体说明这些内容？

①抽样方法：方便抽样。②病例来源时间：2007.12～2009.5。③对象类别：骨科术后患者。④病例排除标准：智力障碍、无表达能力、不愿配合者。⑤样本数量：186 例患者。⑥知情同意：同意。

5. 撰写"方法"时，你将根据不同的研究类型介绍哪些方法？

①调查类别：横断面调查（现况调查），自行设计问卷。②调查内容：患者一般情况（性别、年龄、病种等）；失眠情况（术前及术后睡眠时间等）；失眠原因（疼痛、体位不适、身体不适、心理因素、环境因素等）。③调查实施：调查时间在术后 3 天进行；由各病区护士负责分发、讲解、回收问卷；采用自填问卷法填表。

6. 撰写"统计分析方法"时，你判定的资料是什么类型的资料？你根据资料的类型将介绍哪些统计分析方法？

①资料类型：定量资料，定性资料。②描述指标：$\bar{x} \pm s$，P。③差别检验：t 检验。

7. 撰写"结果"时，你将拟定哪几个小标题报告结果？

①患者一般情况；②术后失眠率；③手术前后睡眠时间的比较；④失眠原因。

8. 在结果中对统计数据你将采用什么表格进行图表描述？对提供资料中的数据采用了哪几种描述指标？各指标表达的意义是什么？对统计推断结果所得的 P 值如何进行解释（即可作出何种统计结论与专业结论）？

①描述表格：三线表（论文资料表）。②描述指标：均数 $\bar{x}$，描述一组观察值的集中趋势，反映平均水平；标准差 S，描述一组观察值的离散趋势，反映个体变异程度的大小；率 P，描述某现象发生的频率或强度，反映相对水平。③P 值解释：$P < 0.001$，表明手术前后睡眠时间的比较，差别有统计学意义，即术后平均睡眠时间低于术前。

9. 统计分析、统计结论与讨论分析、讨论结论有什么区别？在"结果"中可写哪方面的内容而不能写哪方面的内容？

①统计分析与统计结论：是对科研数据进行统计描述（指标描述）和统计推断（假设检验）以后作出的结论；讨论分析与讨论结论：是对科研结果进行综合分析后作出的综合结论。②结果报告的结论：结果中只进行统计分析和报告统计结论与专业结论，不进行综合分析和作出综合结论，综合分析与综合结论是后面讨论的内容。

10. 撰写"讨论"时，你依据什么进行讨论？你将拟定几个小标题进行分题讨论？

（1）讨论依据：依据结果。（2）讨论小标题：①失眠情况；②失眠原因（生理因素——疼痛、体位不适、身体不适；心理因素——担心预后、担心费用；环境因素——患者打扰、查房打扰、床不习惯）。③护理对策（疼痛护理、体位不适的护理、身体不适的护理、心理疏导、环境管理）。

11. 该文的结论应写在何处？是否需要单列标题？是否需要单独成段？可采用什么提示语？你依据什么作出结论？说出你作出的结论。

①结论位置：讨论之后。不单列标题，需单独成段。②结论提示语：本调查表明。③结论依据：依据讨论。④论文结论：骨科术后患者失眠的发生率较高，主要原因有生理因素，其次为心理因素和环境因素。针对引起失眠的原因，采取个体化护理措施，有助于减轻失眠，促进康复。

12. 你准备在论文的何处引用参考文献？说出参考文献"三引三不引"各指的是什么？主要在何处引用参考文献？

①论文中参考文献引用处：在"讨论"处引用了 3 篇。②三引三不引：三

引——讨论（主要引用处）、材料与方法、前言3处可引用参考文献；三不引——摘要、结果、结论3处不可引用参考文献。

13. 撰写论文是先写摘要还是先写正文？你准备写哪种类型的摘要？简述你写的摘要内容。

①摘要写作：先写正文，后写摘要。②摘要类型：调查报告应写结构式摘要。③论文摘要：目的：了解骨科术后患者的失眠情况及原因，以便采取有针对性的措施，促进康复。方法：采用方便抽样方法对186例患者的失眠情况及影响因素进行问卷调查。结果：骨科术后患者的失眠率为88.7%，术后平均睡眠时间比术前减少2.43 h。引起失眠的原因有生理因素，其中疼痛占73.9%、体位不适占61.2%、身体不适占49.1%；心理因素占36.9%、环境因素占24.8%。结论：骨科术后患者失眠的发生率较高，主要原因有生理因素，还有心理因素与环境因素。针对引起失眠的原因，采取个体化护理措施，有助于减少失眠，促进康复。

14. 说出你标引的3个关键词，并说出这些词来自何处？

论文关键词：失眠；骨科患者；护理。前2个来自文题，后1个来自文内。

15. 你认为写好论文最重要的步骤是什么？

论文写作最重要的步骤：拟定提纲。

资料分析模写练习的提问讨论与模写提示
（作业4讨论的解答）

1. 该资料从科研方法角度看属于哪种类型的研究？从研究目的或从统计分析目的的角度看属于什么性质的研究？该资料所表达的研究三要素是什么？根据研究类型和研究目的的综合考虑，你确定的论文题目是什么？你在文题中体现了研究三要素中的哪些要素？

①研究类型：临床资料分析。②研究目的（统计分析目的）：相关性研究。③研究三要素：资料分析内容或项目，资料分析对象，资料分析指标。④文题：阴道自然分娩产妇发生会阴裂伤的相关因素分析。⑤文题三要素：分析内容或项目——会阴裂伤；分析对象——阴道自然分娩产妇；分析指标——相关因素。

2. 根据资料提供的信息，在"前言"中如何阐明研究背景与缘由、研究目的与意义、研究内容与方法？

①研究背景：自然分娩会发生产伤，会阴裂伤是最常见的一种产伤。②研究缘由：会阴裂伤会给产妇带来较大痛苦。③研究目的：探讨导致会阴裂伤的有关因素。④研究意义：以便有针对性地采取防控措施。⑤研究内容：导致会阴裂伤的相关因素。⑥研究方法：常规资料分析。

3. 在撰写"材料与方法"时，你将拟定怎样的大标题？如此拟定的依据是什么？根据科研实施的需要你将拟定哪几个小标题陈述其内容？

（1）方法大标题：资料与方法。（2）方法小标题：①资料来源；②资料分析方法；③统计分析方法。

4. 撰写"对象"时，你将叙述哪些方面的内容？请根据提供的资料具体说明这些内容？

①抽样方法：方便抽样。②病例来源时间：2007.1～2008.10。③病例入选标准：阴道自然分娩的产妇。④病例排除标准：剖宫产产妇；阴道产但进行了会阴侧切的产妇。⑤样本数量：1322例产妇。

5. 撰写"方法"时，你将根据不同的研究类型介绍哪些方法？

①分析类别：回顾性病例分析。②分析内容：产妇一般情况；会阴裂伤率；会阴裂伤的相关因素；③诊断标准：会阴裂伤分度诊断标准参考助产学。

6. 撰写"统计分析方法"时，你判定的资料是什么类型的资料？你根据资料的类型将介绍哪些统计分析方法？

①资料类型：定性资料。②描述指标：率P、相对危险度RR。③相关检验：联系性 x^2 检验。

7. 撰写"结果"时，你将拟定哪几个小标题报告结果？

①产妇一般情况；②会阴裂伤率；③会阴裂伤与胎儿的关系；④会阴裂伤与接生者工龄的关系；⑤会阴裂伤与产妇的关系。

8. 在结果中对统计数据你将采用什么表格进行图表描述？对提供资料中的数据采用了哪几种描述指标？各指标表达的意义是什么？对统计推断结果所得的 P 值如何进行解释（即可作出何种统计结论与专业结论）？

①描述表格：三线表（论文资料表）。②描述指标：率 P，描述某现象发生的频率或强度，反映相对水平。相对危险度 RR，描述因果联系的强度，反映暴露于某危险因素的人群，其发病的风险是非暴露人群的多少倍。③P 值解释：$P < 0.001$，表明相关有统计学意义，即认为某因素与某结果有关联。$P > 0.05$ 或 >0.1，表明相关无统计学意义，即无因果联系。

9. 统计分析、统计结论与讨论分析、讨论结论有什么区别？在"结果"中可写哪方面的内容而不能写哪方面的内容？

①统计分析与统计结论：是对科研数据进行统计描述（指标描述）和统计推断（假设检验）以后作出的结论；讨论分析与讨论结论：是对科研结果进行综合分析后作出的综合结论。②结果报告的结论：结果中只进行统计分析和报告统计结论与专业结论，不进行综合分析和作出综合结论，综合分析与综合结论是后面讨论的内容。

10. 撰写"讨论"时，你依据什么进行讨论？你将拟定几个小标题进行分题讨论？

（1）讨论依据：依据结果。（2）讨论小标题：①产妇的会阴裂伤率；②会阴裂伤的有关因素（胎儿体重、胎位、接生工龄）；③会阴裂伤的无关因素（产妇年龄、产次、产程、使用宫缩剂）。

11. 该文的结论应写在何处？是否需要单列标题？是否需要单独成段？可采用什么提示语？你依据什么作出结论？说出你作出的结论。

①结论位置：讨论之后。不单列标题，需单独成段。②结论提示语：本分析显示。③结论依据：依据讨论。④论文结论：自然分娩产妇会阴裂伤与胎儿体重过大和接生者工龄过短有关。由于可能存在较大的选择偏倚，某些影响因素有待进一步研究。

12. 你准备在论文的何处引用参考文献？说出参考文献"三引三不引"各指的是什么？主要在何处引用参考文献？

①论文中参考文献引用处：在"资料与方法"处引用了 1 篇，讨论处引用了 3 篇。②三引三不引：三引——讨论（主要引用处）、材料与方法、前言三处可引用参考文献；三不引——摘要、结果、结论三处不可引用参考文献。

13. 撰写论文是先写摘要还是先写正文？你准备写哪种类型的摘要？简述你写的摘要内容。

①摘要写作：先写正文，后写摘要。②摘要类型：此资料分析应写结构式摘要。③论文摘要：目的：探讨会阴裂伤的相关因素。方法：采用方便抽样方法对1322 例产妇的会阴裂伤情况及相关因素进行回顾性病例分析。结果：会阴裂伤率为 69%。体重 ≥2.5 kg 的胎儿导致产妇的会阴裂伤率高，产科工龄 <5 年者所接生的产妇会阴裂伤率高。结论：自然分娩产妇的会阴裂伤与胎儿体重过大、接生工龄过短有关。

14. 说出你标引的 3 个关键词，并说出这些词来自何处？

论文关键词：会阴裂伤；自然分娩产妇；相关因素。3 个均来自文题。

15. 你认为写好论文最重要的步骤是什么？

论文写作最重要的步骤：拟定提纲。

临床试验报告例文统计分析的演算讨论与讲评(解答)

1. 根据统计分析任务的不同，统计分析方法可分为哪两类？该文中采用了什么统计分析方法？根据研究目的的不同，可进行哪三类统计分析？该文主要是进行哪类统计分析？根据资料类型的不同，可进行哪两类统计分析？该文是进行哪类资料的分析？

(1)按统计分析任务的不同分类：①统计描述——指标描述，该文采用的描述指标有 $\bar{x}$、S、P；②统计推断——假设检验，该文采用的检验方法有 t、x^2、z。(2)按研究目的的不同分类：①描述性分析——指标描述，该文采用的描述指标有 $\bar{x}$、S、P；②比较性分析——差别检验，该文采用的差别检验方法有 t、x^2、z；③相关性分析——相关描述与相关检验。该文未进行此类分析。(3)按资料类型的不同分类：①定量分析——定量描述，该文的定量描述指标有 $\bar{x}$、S；定量推断，该文的定量推断即差别检验有 t 检验。②定性分析——定性描述，该文的定性描述指标有 P；定性推断，该文的定性推断即差别检验有 x^2 检验和 z 检验。

2. 该文中有哪两类资料？各计算了哪些描述指标？论文中哪几个表属于定量资料？哪几个表属于定性资料？判断资料类型的主要依据是什么？

(1)资料类型：①定量资料——表 2、表 5，描述指标为 $\bar{x}$、S；②定性资料——表 1、表 3、表 4，描述指标为 P。

(2)资料类型的判断依据：数据的计量单位。定量数据有计量单位，如 ml、h、d；定性数据没有计量单位，只有清数的个数。

3. 该文中统计推断的目的是什么？采用了哪几种假设检验方法？选择检验方法的主要依据是什么？

①统计推断的目的：比较差别。②差别检验方法：t、x^2、z 检验。③选择检验方法的主要依据：统计分析目的和数据资料类型。统计分析目的——比较差别，进行差别检验；寻找关系，进行相关检验。数据资料类型——定量资料，进行 t 检验；定性资料，进行 x^2 检验或 z 检验。

4. 写出表 1 中 3 个 x^2 检验的公式并代入数据。

表 1 的 x^2 检验　　适用公式 $x^2 = n(\sum \dfrac{A^2}{n_R n_C} - 1)$

$$x_1^2 = 82(\dfrac{2^2}{41 \times 40} + \dfrac{25^2}{41 \times 28} + \dfrac{14^2}{41 \times 14} + \dfrac{38^2}{41 \times 40} + \dfrac{3^2}{41 \times 28} - 1) = 63.69$$

$$x_2^2 = 82(\dfrac{22^2}{41 \times 27} + \dfrac{19^2}{41 \times 19} + \dfrac{28^2}{41 \times 28} + \dfrac{8^2}{41 \times 8} + \dfrac{5^2}{41 \times 27} - 1) = 65.70$$

$$x_3^2 = 82(\dfrac{4^2}{41 \times 12} + \dfrac{37^2}{41 \times 41} + \dfrac{29^2}{41 \times 29} + \dfrac{8^2}{41 \times 12} + \dfrac{4^2}{41 \times 41} - 1) = 56.89$$

5. 写出 $Z = 0.04$ 的检验公式并代入数据（$P_c = \dfrac{P_1 + P_2}{2}$）。

$$P_c = \frac{P_1 + P_2}{2} = \frac{0.067 + 0.065}{2} = 0.066$$

$$Z = \frac{P_1 - P_2}{\sqrt{P_c(1 - P_c)\left(\dfrac{1}{n_1} + \dfrac{1}{n_2}\right)}} = \frac{0.067 - 0.065}{\sqrt{0.066(1 - 0.066)\left(\dfrac{1}{43} + \dfrac{1}{43}\right)}} = 0.04$$

6. 写出表 2 中 3 个 t 检验的公式并代入数据。

表 2 的 t 检验　适用公式 $t = \dfrac{\bar{x}_1 - \bar{x}_2}{\sqrt{\dfrac{S_1^2 + S_2^2}{n}}}$

$$t_1 = \frac{147 - 56}{\sqrt{\dfrac{41.91^2 + 19.77^2}{41}}} = 12.57 \quad t_2 = \frac{232 - 83}{\sqrt{\dfrac{35.34^2 + 53.16^2}{41}}} = 14.95$$

$$t_3 = \frac{263 - 154}{\sqrt{\dfrac{21.03^2 + 48.77^2}{41}}} = 13.14$$

7. 写出表 3 中 3 个 x^2 检验的公式并代入数据。

表 3 的 x^2 检验　适用公式 $x^2 = \dfrac{(ad - bc)^2 n}{n_1 n_2 m_1 m_2}$

$$x_1^2 = \frac{(16 \times 31 - 27 \times 12)^2 \times 86}{43 \times 43 \times 28 \times 58} = 0.85 \quad x_2^2 = \frac{(15 \times 30 - 28 \times 13)^2 \times 86}{43 \times 43 \times 28 \times 58} = 0.21$$

$$x_3^2 = \frac{(12 \times 25 - 31 \times 18)^2 \times 86}{43 \times 43 \times 30 \times 56} = 1.84$$

8. 写出表 4 中 x^2 检验的公式并代入数据。

表 4 的 x^2 检验

$$x^2 = \frac{(27 \times 30 - 16 \times 13)^2 \times 86}{43 \times 43 \times 40 \times 46} = 9.16$$

9. 表 4 资料如用 Z 检验，请写出公式并代入数据。

$$Z = \frac{0.6279 - 0.3023)}{\sqrt{0.4651(1 - 0.4651)\left(\dfrac{1}{43} + \dfrac{1}{43}\right)}} = 3.03$$

10. 写出表 5 中 2 个 t 检验的公式并代入数据。

$$t_1 = \frac{51.7 - 42.1}{\sqrt{\dfrac{7.6^2 + 6.1^2}{41}}} = 6.31 \quad t_2 = \frac{3.9 - 2.3}{\sqrt{\dfrac{0.58^2 + 0.45^2}{41}}} = 13.96$$

考查模写论文的讨论与提示(解答)

1. 从研究方法分析,你认为该数据资料属于什么研究性质的资料?根据判定的资料性质,你认为该研究属于哪种类型的研究?

①资料性质:常规资料——医院感染监测资料。②研究类型:常规资料分析——监测资料分析。

2. 从研究目的分析,你认为该研究属于何种目的的研究?该资料分析的三个要素是什么?请根据研究类型和研究目的确定该论文的题目,并尽可能在文题中体现这三个要素。

①研究目的:描述性研究。②研究三要素:分析内容或项目——医院感染;分析对象——ICU 危重患者;分析指标——感染状况,如医院感染率、感染部位等(文题中不能体现)。③文题:重症监护病房医院感染的状况分析。

3. 撰写"前言"时你如何阐明研究背景与缘由、研究目的与意义、研究内容与方法?

①研究背景:ICU 是医院感染的高危区域。②研究缘由:医院感染严重影响患者的治疗与康复。③研究目的:了解医院感染情况及危险因素。④研究意义:为医院感染的防控提供科学依据。⑤研究内容:医院感染。⑥研究方法:资料分析。

4. 在"材料与方法"部分,你将拟定什么样的大标题?拟题的依据是什么?该方法部分准备分几项陈述其内容?说出你拟定的小标题。

(1)方法大标题:资料与方法。(2)拟题依据:常规资料分析。(3)方法小标题:①资料来源;②监测与分析方法;③统计分析方法。

5. 在资料来源的介绍中,你认为应说明哪些问题?

①抽样方法:方便抽样。②资料来源时间:2009.1~12。③病例入选标准:入住 ICU 的患者;转出 ICU 后随诊48h 发生感染者。④病例排除标准:入住 ICU 前已发生感染。⑤样本数量:329 例患者。

6. 在资料分析方法的陈述中,你认为需要说明哪些问题?

(1)监测方法:①填写日志;②感染登记;③督导评估。(2)诊断标准:2001年卫生部颁布的《医院感染诊断标准》。(3)分析方法:①分析类别:前瞻性与回顾性病例分析;②分析内容:医院感染的例数与例次、部位、病原菌、危险因素等。

7. 在统计分析方法中,你将选择哪些统计分析方法?选择方法的依据是什么?

①统计分析:统计描述——指标描述,率、构成比。②选择依据:研究目

的——描述性研究；资料类型——定性资料。

8. 在"结果"部分，你准备分几项报告结果？说出你拟定的小标题。

①医院感染的发生率；②医院感染的部位；③医院感染的病原菌；④医院感染的危险因素。

9. 该结果中对统计数据你将采用什么表格进行图表描述？统计描述采用了哪几种描述指标？各指标表达的意义是什么？

①描述表格：三线表（论文资料表）。②描述指标：率 P，描述某现象发生的频率或强度，反映相对水平。构成比 P，描述某事物各组成部分的比重或分布，反映某事物的构成情况。

10. 该结果中的统计推断采用的是什么假设检验？你如何根据表中的 P 值大小对统计推断的结果进行解释？即如何作出统计结论与专业结论？（该论文无统计推断）。

11. 统计分析、统计结论与讨论分析、讨论结论有什么区别？在"结果"中可写哪些方面的内容而不能写哪些方面的内容？

①统计结论：该论文未进行统计推断，故无统计结论。②结果可报告的内容：结果中可报告指标描述的内容，不进行综合分析，综合分析在后面的讨论中进行。

12. 在"讨论"部分，你依据什么进行讨论？你准备讨论几个问题？说出你撰写的讨论小标题。

（1）讨论依据：依据结果。（2）讨论小标题：①ICU 医院感染的状况或分布特点（包括感染率、感染部位、感染的病原菌）；②ICU 医院感染的危险因素；③防控医院感染的措施。

13. 该文的"结论"应写在何处？是否需要单列标题？是否需要单独成段？可采用什么提示语？你根据什么作出结论？说出你作出的结论。

①结论位置：讨论之后。不单列标题，需单独成段。②结论提示语：本分析提示。③结论依据：依据讨论。④论文结论：ICU 的医院感染率较高；感染部位以呼吸道为主，其次为泌尿道和皮肤切口；感染的病原菌以 G^- 杆菌为多，其次为球菌和真菌；感染的危险因素主要是介入性诊疗操作。为了防控医院感染，应做好消毒、隔离、无菌操作、合理使用抗生素、做好感染监测等工作。

14. 你准备在论文的何处引用参考文献？说出参考文献"三引三不引"各指的是什么？主要在何处引用参考文献？

①论文中参考文献引用处：可在讨论处引用 3 篇左右。②三引三不引：三引——讨论（主要引用处）、材料与方法、前言三处可引用参考文献；三不引——摘要、结果、结论三处不可引用参考文献。

15. 撰写论文时是先写摘要还是先写正文？你准备写哪种类型的摘要？简述

你写的摘要内容。

①摘要写作：先写正文，后写摘要。②摘要类型：此资料分析应写结构式摘要。③论文摘要：目的：了解 ICU 医院感染的状况与危险因素，为防控提供科学依据。方法：采用方便抽样方法对 ICU 患者进行医院感染监测；采用前瞻性与回顾性病例分析方法对 329 例患者的病历资料进行资料分析。结果：ICU 医院感染率为 14.29%，例次感染率为 23.40%。感染部位呼吸道占 71.43%，泌尿道占 12.98，皮肤及手术切口占 6.49%。感染病菌 G^- 杆菌占 71.95%，G^+ 球菌占 12.85%，真菌占 12.20%。感染的危险因素，使用呼吸机占 61.70%，导尿留管占 29.79%。结论：ICU 的医院感染率较高；感染部位以呼吸道为主，其次为泌尿道和皮肤切口；感染的病原菌以 G^- 杆菌为多，其次为球菌与真菌；感染的危险因素主要是介入性诊疗操作。为了防控医院感染，应做好消毒、隔离和无菌操作。

16. 说出你标引的 3 个关键词，并说出这些词来自何处？

论文关键词：医院感染；重症监护病房；介入性诊疗操作。前 2 个来自文题，后 1 个来自文内。

17. 你认为写好论文最重要的步骤是什么？

论文写作最重要的步骤：拟定提纲。

心理护理对手术患者治疗影响的临床试验方案

一、试验目的

手术是外科诊疗的主要手段，但手术对每个患者来说都会带来重大的心理创伤，产生较为强烈的心理应激反应，特别是手术前的心理紧张、害怕、焦虑、恐惧等情绪反应，手术后的疼痛、疑虑等，都会对手术的进行和效果产生较大的影响，降低手术的依从性，并可能引起手术心身症。临床上对手术患者进行心理护理干预的研究不多，为了探讨心理护理对手术患者治疗的影响，为以后有针对性地进行心理护理提供循证依据，特对腹部手术患者进行一次临床心理干预试验。

二、对象与方法

1. 干预对象

拟对2008年7月~12月期间住院进行腹部外科手术治疗的200名左右的患者，按住院先后顺序采用交替随机分组方法分为两组，试验组即心理干预组（以下称身心护理组），除进行生理护理外，还特别加强心理护理。对照组（以下称生理护理组），只按常规进行生理护理。

2. 护理方法

（1）生理护理　主要进行：①治疗护理（如对因治疗、对症治疗等的护理）；②观察护理（如病情观察、伤口观察、依从性观察等）；③生活护理（如饮食护理、排泄护理、清洁护理等）。

（2）心理护理　根据患者术前普遍存在的紧张、害怕、焦虑、恐惧等心理问题和术后存在的疼痛、疑虑等问题，有针对性地采取心理干预措施。①解释疏导：认真倾听患者的诉求，耐心地进行解释，说明手术的必要性和安全性，手术的大致过程及注意事项等，打消顾虑，消除恐惧。②现身说法：请病友讲述自己手术成功的经历和体验，对即将进行手术的患者进行劝导，帮助克服术前焦虑。③亲友安抚：动员和安排患者的家属、亲友、领导、同事等社会人员进行安慰和鼓励，增强患者手术的信心。④应对指导：指导患者对不良情绪进行自我调控，以减轻紧张和焦虑。告诉患者转移和分散注意力的方法。如视觉分散法——看电视、看书报等；听觉分散法——听音乐、听故事、聊家常等；触觉分散法——轻按伤口周围皮肤等；空间分散法——散步、观景等。告诉患者进行放松训练，如积极的自我暗示，进行深慢呼吸、意守丹田等。⑤文字宣教：发放有关疾病手术的活页资料进行文字心理教育。心理护理（干预）时间从入院开始，直到手术后7天为止。护理过程中记录术前患者手术同意书的签字情况、术后患者使用止痛药的情况和切口愈合折线情况，并在术后 7 天进行问卷调查。

3. 问卷调查

自行设计调查表，于手术后 7 天进行问卷调查，调查患者对护理工作的满意度。问卷内容可从病室环境、服务态度、和善尽责、交流沟通、应对指导、技术操作、生活照料等方面进行综合评估。

4. 统计分析

（1）指标描述　计算遵医率、止痛药使用率、手术切口七天愈合率、对护理工作的满意度等观察指标进行描述。

（2）差别检验　进行 x^2 检验比较差别，$P < 0.05$ 认为差别有统计学意义。

三、试验安排

1. 组织领导　腹部外科病房的 12 名护理人员组成科研组，明确分工。

2. 经费物质　设计调查问卷和干预观察记录表，打印经费由护理部开支。

3. 时间进度　本次临床试验计划 10 个月左右完成，试验步骤与时间进度大致可分为 3 个阶段。

（1）科研选题与科研设计：2008 年 5 月～6 月完成。

（2）科研实施与资料搜集：2008 年 7 月～12 月完成。

（3）统计分析与论文写作：2009 年 1～2 月完成。

临床心理护理干预试验课题组主持人　薛社吉
2008 年 5 月 26 日

心理护理干预对胃癌术后患者身心康复的影响

莫榭怡

（德山人民医院，湖南 常德 415000）

[摘 要] 目的：探讨心理护理干预对胃癌术后患者情绪、疼痛及睡眠的影响，为以后胃癌患者的身心康复护理提供循证依据。方法：采用方便抽样方法选取136例胃癌术后患者，按手术先后顺序采用交替随机分组方法将其分为两组，进行相互对照。试验组除进行常规的生理护理外，还进行心理护理干预；对照组只进行常规的生理护理。采用焦虑与抑郁量表、疼痛评分表、记录睡眠时间评定心理干预效应。结果：心理护理干预组焦虑、抑郁及疼痛的评分均低于对照的常规护理组，而睡眠时间长于对照组。结论：心理护理干预能减轻胃癌术后患者的焦虑与抑郁等负性情绪以及疼痛，能增加睡眠时间，因此在整体护理中应重视心理护理的应用。

[关键词] 心理护理干预；胃癌患者；身心康复

胃癌是一种常见的恶性肿瘤，手术治疗是根治胃癌的主要办法，但胃癌和手术都会给患者带来较大的心理创伤。如何做好心理护理，促进患者康复，临床研究不多。为了探讨心理干预对胃癌术后患者情绪、疼痛及睡眠的影响，以期为以后胃癌患者的身心康复护理提供循证依据，特进行了一次临床心理护理干预观察，现将结果报告如下。

1 对象与方法

1.1 干预对象

1.1.1 病例选择

采用方便抽样方法，选取2007年5月至2010年5月住院手术治疗后的胃癌患者作为心理干预对象。①病例入选标准：胃癌根治术后经病理切片确诊；初中以上文化程度，能正确回答问卷内容；患者知情同意。②病例排除标准：近期服用精神类药物的患者；有失眠病史的患者；不同意参与干预试验的患者。

1.1.2 试验分组

样本纳入患者136例，其中男87例，女49例；平均年龄（53.8±5.3）岁（39

~74 岁)。采用分组试验设计按手术先后顺序采用交替随机分组方法分为两组，进行相互对照。

1.1.3　均衡性检验

干预组与对照组在性别、年龄、病情等可能影响试验结果的因素经均衡性检验，差别无统计学意义，故两组具有均衡可比性。

1.2　干预方法

1.2.1　两组护理方法

试验组(心理干预组)：术后除进行常规的治疗及生理护理外，还进行特定的心理护理干预。术后心理干预 7 天。对照组(常规护理组)：术后只进行常规的治疗与生理护理。

1.2.2　心理干预方法

1.2.2.1　语言干预　采用交谈法，使用治疗性语言(如解释、指导、鼓励、安慰等)，根据心理支持三原则，进行护患沟通。①倾听——接纳诉求，解释指导；②支持——理解同情，鼓励安慰；③保证——担保承诺，可治能愈。进行语言交谈时，要配合使用良好的非语言交流方式，如态度、表情、体姿、动作等。进行语言干预时要执行保护性医疗三原则。①不流露可能导致预后不良的病情，如不告诉癌症患者真实的诊断、治疗与预后，不在患者面前窃窃私语，以免引起疑虑和不安；②不传递可能导致不良身心反应的信息，如生活中的变故与不幸事件或隐私等；③不使用伤害性语言与体态，如消极暗示、讽刺嘲弄、粗暴训斥，或不良的体态语言，如语调、表情、姿势、动作、态度等。

1.2.2.2　文字干预　即使用书面语言——文字进行干预。对胃癌患者发放指导治疗与护理的活页资料进行文字心理健康教育。

1.2.2.3　行为干预　①行为矫正：指导患者纠正不良的饮食习惯、戒烟、忌酒、多活动等。②转移放松：指导患者采用看书报、看电视、听音乐、聊家常、参加文体活动等方式以转移分散注意力，放松身心，增强抗病能力。③睡眠教育：积极为患者创造安静舒适的睡眠环境，指导患者按时就寝，保证睡眠时间，正确对待做梦现象，提高睡眠质量。对安眠药有心理依赖的患者，给予安慰剂，并进行药物言语暗示。

1.2.3　效应评定方法

①精神症状评定量表：采用威廉编制的焦虑自评量表(SAS)和抑郁自评量表(SDS)，对两组患者心理干预前后的焦虑与抑郁程度进行评定，评定时间为术后1 周，最高总分为 80 分[1]。②疼痛评估法：采用疼痛视觉模拟评分法(VAS)，分值为 0 ~ 10，无痛为 0，最重疼痛为 10[2]。③睡眠时间记录：干预前 1 天和干预后7 天，分别记录每个患者的睡眠时间。

1.3 统计分析方法

试验的定量数据特征计算 $\bar{x} \pm s$ 进行指标描述，两组定量资料应用 t 检验进行比较性分析，$P < 0.05$ 认为差别有统计学意义。

2 结果

2.1 两组患者焦虑与抑郁程度的比较

两组患者心理护理干预前焦虑与抑郁的评分比较没有差别（$P > 0.1$）。而心理护理干预后两组患者的焦虑与抑郁的均分都有减少，但心理护理干预组的均分降低更多，低于常规护理组（$P < 0.001$，表1～表2）。

表1 两组胃癌术后患者焦虑评分的比较（$\bar{x} \pm S$，分）

组 别	观察人数	干预前	干预后	减少值
心理干预组	86	43.56 ± 6.31	36.54 ± 4.73	7.12 ± 1.42
常规护理组	50	43.26 ± 6.74	41.36 ± 4.93	1.90 ± 0.43
		$t = 0.26$ $P > 0.1$	$t = 5.57$ $P < 0.001$	$t = 31.68$ $P < 0.001$

表2 两组胃癌术后患者抑郁评分的比较（$\bar{x} \pm S$，分）

组 别	观察人数	干预前	干预后	减少值
心理干预组	86	42.13 ± 4.27	35.42 ± 4.17	6.69 ± 1.69
常规护理组	50	42.01 ± 3.75	39.43 ± 4.08	2.58 ± 0.74
		$t = 0.17$ $P > 0.1$	$t = 5.48$ $P < 0.001$	$t = 19.56$ $P < 0.001$

2.2 两组患者疼痛程度的比较

心理护理干预前两组患者疼痛评分比较没有差别（$P > 0.1$）。心理护理干预后两组患者疼痛的均分都有下降，但心理护理干预组的均分降低更多，低于常规护理组（$P < 0.001$，表3）。

表3 两组胃癌术后患者疼痛评分的比较（$\bar{x} \pm S$，分）

组 别	观察人数	干预前	干预后	减少值
心理干预组	86	5.34 ± 1.02	3.56 ± 0.92	1.78 ± 0.68
常规护理组	50	5.40 ± 1.04	5.03 ± 0.96	0.37 ± 0.08
		$t = 0.33$ $P > 0.1$	$t = 8.75$ $P < 0.001$	$t = 19.05$ $P < 0.001$

2.3 两组患者睡眠时间的比较

心理护理干预前两组患者的睡眠时间比较没有差别($P>0.1$)。心理护理干预后两组患者的睡眠时间均有增加，但心理护理干预组的睡眠时间增加更多，高于常规护理组($P<0.01$，表4)。

表4 两组胃癌术后患者睡眠时间的比较($\bar{x}\pm S$, h)

组 别	观察人数	干预前	干预后	增加值
心理干预组	86	6.12 ± 1.36	8.21 ± 2.15	2.09 ± 0.52
常规护理组	50	6.14 ± 1.16	6.36 ± 1.54	0.22 ± 0.05
		$t=0.09$ $P>0.1$	$t=5.81$ $P<0.001$	$t=33.08$ $P<0.001$

3 讨论

3.1 心理护理干预对焦虑与抑郁情绪的影响

本次临床试验的结果表明，胃癌患者手术以后，两组患者的焦虑与抑郁情绪与术前相比都有所降低，这是由于手术的成功在一定程度上减轻了心理压力所致。但通过两组比较，其结果表明进行了心理护理干预的胃癌患者，术后焦虑与抑郁的程度均低于常规护理的对照组($P<0.001$)，显示了心理护理干预在胃癌术后患者治疗与康复中的重要作用，特别是在情绪调节中的重要作用，它能缓解术后患者的焦虑与抑郁情绪。

胃癌是一种恶性肿瘤，胃癌的诊断、手术治疗以及康复预后等都会对患者的心理产生极大的影响。由于恐癌、害怕手术、担心预后，胃癌患者的知、情、意三个心理过程都会发生很大变化。在认知功能方面，主要表现为对癌症敏感多疑，注意力更多的转向对自身病情的关注。在情绪活动方面，胃癌患者最突出的情绪反应有恐惧、焦虑、抑郁、愤怒等。有研究指出，癌症确诊后的焦虑、抑郁情绪可高达70%，有些抑郁严重者常导致自杀[3]。在意志行为方面，主要表现为意志力减弱，对癌症的治疗缺乏或丧失信心，因而悲观失望，消极厌世、等待死亡。同时患者的依赖性增加，不愿生活自理，总想别人服侍。性格也变得暴躁易怒。患者的心理状态对癌症的发展与预后会产生明显的影响。癌症的死因多数情况下并非由于癌症的自然发展而引起，而往往与患者的心理因素密切相关，心理因素在死因中占了相当大的比重。WHO告诫人们，许多人不是死于疾病，而是死于无知。这说明了正确认知的重要，因为认知决定情绪、态度和行为。许多患者都有恐癌症，都认为癌症是绝症，诊断为癌症就等于宣判了死刑，并认为"是癌治不好，治好不是癌"，因此悲观绝望。医学家指出："哀莫大于心死，绝望毁掉一切"，许多癌症患者不是病死的，而是吓死的，因此恐癌比患癌对身体的杀伤力更大。情绪是生命的指挥棒，对健康的影响极大。压力过大，心力交瘁，精神紧张，心理压抑，导致焦虑、抑郁等不良情绪，会引起人体免疫力下降，不仅可导致胃癌的发生，也会加重病情，影响康复。积极良好、乐观开朗的情绪，可增强机体免疫力，促使癌症逆转，有助于癌症的治疗与康复。对术后的胃癌患者，加强心理护理干预，真诚地给他们讲解胃癌发生、发展及治疗有关的一些基本知识，对患者的疑惑、顾虑或错误认知耐心地进行解释和疏导，告诉他们，胃癌是可能治愈的，帮助患者正确的认识胃癌，消除错误观念，改善情绪，减低恐惧程度。通过心理干预与心理支持，调整患者的心态，有助于改变患者不良的认知、情绪和行为，增强信心，配合治疗，促进身心康复。

3.2　心理护理干预对疼痛与睡眠的影响

试验结果表明，两组胃癌患者术后的疼痛与术前相比均有所减轻，睡眠时间都有所增加。但两组比较，进行了心理护理干预的患者，术后疼痛的程度，低于常规护理的对照组（$P < 0.001$），睡眠长于对照组（$P < 0.001$）。显示了心理护理干预能有效地改善患者的生理状况。身心统一观告诉我们，人是一个身心合一的整体，外环境的刺激，身心会统一反应。同时身心两者也相互影响，身体疾病会引起心理反应，心理问题也会引起生理反应。因此心理护理干预不仅会影响心理状态（知、情、意、人格），也会影响生理状态（生理活动）。疼痛是一种生理反应，是伤害性刺激引起的一种不愉快感觉，疼痛程度不仅与损伤程度有关，也与心理状态密切相关。各种心理护理干预措施都可缓解与减轻疼痛，如转移注意、放松身心、积极情绪、正确认知、语言药物暗示等[4]。有人报道，手术疼痛使用吗啡止痛的有效率为75%，而使用安慰剂的有效率也有35%。研究表明，积极的情绪可使人体内吗啡类物质增加，从而减轻疼痛。睡眠是一种生理现象，能恢复体力与脑力，对患者来说还能促进疾病康复。生理因素如身体不适、疼痛等，心理因素如恐惧、焦虑、抑郁等不良情绪，环境因素如吵闹、声响、灯光等都会影响睡眠。心理护理干预能改善胃癌患者的身心状态，消除病理过程，消除心理困扰，增强对环境的适应能力，可以增加睡眠时间，提高睡眠质量，这有利于患者的治疗与康复。

3.3　心理护理在整体护理中的地位

生物—心理—社会医学模式要求护士对患者实施整体护理。整体护理就是要提供综合护理服务，即全方位多层面的护理服务，既要实施生理护理，也要实施心理护理。心理护理是整体护理不可缺少的重要组成部分，心理护理与生理护理同等重要。在护理工作中，两者要有机结合，双管齐下，才能提高护理效果。同时，心理护理应贯穿于整体护理的全过程，实行全程护理服务，即从入院到出院的全过程连续性护理服务，还应把心理护理从医院推向家庭及社区。心理护理是护理的重要手段和方法之一，在整体护理中占有重要地位。心理护理的目标可概括为一提高：提高认知、提高能力（适应能力、应对能力、自护能力等）；二增强：增强信心、增强心理承受能力、增强机体免疫力；三调动：调动潜力、调动积极性、调动主观能动性，积极主动配合诊断、治疗和护理；四改变：改变不良的认知、情绪和行为；五消除：消除心理困扰和心理问题、消除病理状态；六促进：促进机体的代偿功能、促进身心康复、促进身心健康。心理护理的基本技术就是实施心理支持，心理支持的主要方法就是倾听（接纳诉求，解释指导）；支持（理解同情，鼓励安慰）；保证（担保承诺，可治能愈）。实施支持性心理护理，可使患者从"山重水复疑无路"——进入绝境，走投无路，再现"柳暗花明又一村"——充满希望，又见光明。

综上所述，心理护理干预能缓解与减轻胃癌术后患者的焦虑和抑郁程度，能缓解与减轻疼痛程度，能改善睡眠状态，增加睡眠时间。因此在整体护理中，心理护理占有重要地位，在临床护理工作中应重视和应用心理护理，以利于疾病的治疗与康复。

参考文献

[1] 张树森，主编.护理心理学[M].北京：人民卫生出版社，2000：146～148.

[2] 卢欣欣，于兰贞，魏代艳.疼痛评估现状及新进展[J].中国实用护理杂志，2006，22（10A）：57～58.

[3] 张娟，王桂香.胃癌患者抑郁和焦虑心理行为干预作用分析[J].中国医药指南，2009，7（23）：111～112.

[4] 魏道儒.胃癌化疗患者心理护理方法研究.中华现代护理学杂志[J]，2007，13（7）：596～600.

骨科术后患者失眠情况的调查

慕协尔

（柳叶人民医院，湖南 常德 415000）

[摘 要] 目的：了解骨科术后患者的失眠情况及原因，以便采取有针对性的护理措施，促进患者康复。方法：采用方便抽样方法对 186 例骨科术后患者的失眠情况及影响因素进行问卷调查。结果：骨科术后患者的失眠率为 88.7%，术后平均睡眠时间比术前减少 2.43 h。引起失眠的原因有生理因素，包括疼痛占73.9%、体位不适占 61.2%、身体不适占 49.1%；还有心理因素占 36.9%；环境因素占 24.8%。结论：骨科术后患者失眠的发生率较高，主要原因有生理因素，其次为心理因素和环境因素。针对引起失眠的原因，采取个体化护理措施，有助于减少失眠，促进康复。

[关键词] 失眠；骨科患者；护理

骨科手术是一种有创伤性的治疗手术，术后患者机体比较虚弱。有研究表明，骨科术后患者存在失眠问题，睡眠不足将严重影响手术效果及患者的康复。为了了解骨科术后患者的失眠情况及原因，以便采取有针对性的护理措施，促进患者康复，特进行一次问卷调查，现将结果报告如下。

1 调查对象与方法

1.1 调查对象

采用方便抽样方法对 2007 年 12 月至 2009 年 5 月入住骨科的术后患者进行问卷调查。病例排除标准：智力障碍、无表达能力、不愿配合者。通过筛选，共纳入调查对象 186 例。患者均知情同意。

1.2 调查方法

①调查类别：采用横断面调查（现况调查）方法，自行设计调查表进行问卷调查。②调查内容：患者的一般情况，包括性别、年龄、病种等；失眠情况，包括失眠天数、术前及术后睡眠时间等；失眠原因，包括疼痛、体位不适、身体不适、心理因素、环境因素等。③调查实施：调查时间在骨科术后 3 天进行。每个病区指

派 1 名护士负责分发、讲解和回收问卷。采用自填问卷的方法进行调查，对不识字或术后不能写字者由护士协助填表。

1.3 统计分析方法

计算率和均数，主要进行描述性分析，部分资料进行 t 检验进行比较性分析，$P < 0.05$ 认为差别有统计学意义。

2 结果

本次调查共发放问卷 186 份，回收有效问卷 186 份，有效回收率为 100%。

2.1 患者一般情况

调查 186 例骨科术后患者，其中男 102 例，女 84 例。中位数年龄为 57 岁(14~95 岁)。患者病种：上肢骨折 17 例，下肢骨折 110 例，颈椎疾病 28 例，腰椎疾病 22 例，骨盆骨折 9 例。

2.2 术后失眠率

调查 186 例骨科患者，有 165 例患者自诉术后存在失眠或失眠加重，术后失眠率为 88.7%。

2.3 手术前后睡眠时间的比较

186 例骨科患者术前在家睡眠时间为 5 ~ 12 h，平均为(8.46 ± 2.14)h；术后睡眠时间为 2 ~ 12 h，平均为(6.03 ± 1.54)h，术后比术前平均减少 2.43 h。两者比较，差别有统计学意义，术后平均睡眠时间低于术前($P < 0.001$)(表 1)。

表 1　骨科患者手术前后睡眠时间的比较(h)

睡眠时间	n	$\bar{x}$	S	t	P
手术前	186	8.46	2.14	12.56	< 0.001
手术后	186	6.03	1.54		

2.4 失眠原因

调查结果显示，导致骨科术后患者失眠的原因有生理因素，包括疼痛、体位不适、身体不适等，分别占 73.9%、61.2%、49.1%；心理因素占 36.9%；环境因素占 24.8%(表 2)。

表2　165 例骨科术后患者失眠的原因

失眠原因		人数	%
疼痛		122	73.9
体位不适		101	61.2
身体不适		81	49.1
其中	便秘	33	20.0
	导尿管不适	28	17.0
	腹　胀	20	12.1
心理因素		61	36.9
其中	担心预后	53	32.1
	担心费用	8	4.8
环境因素		41	24.8
其中	患者打扰	18	10.9
	查房打扰	16	9.7
	床不习惯	7	4.2

3　讨论

3.1　失眠情况

调查表明,骨科术后患者失眠的发生率很高,达88.7%,平均睡眠时间减少2.43 h($P < 0.001$),这是一个严重的护理问题。睡眠是一种生理现象,无论是对正常人或对患者来说都极为重要。充足的睡眠能够保证人体器官组织充分休息,使机体得到恢复和调整,消除疲劳,恢复体力与脑力。对患者来说更显重要,因为通过睡眠,不但能使精神和体力得到恢复,而且能为人体积蓄精力,提高人体的抵抗力,从而抵抗疾病的侵袭。同时充足的睡眠,可恢复术后患者虚弱的机体,调整紊乱的生理功能,改善身心状况,提高手术效果,促进患者康复。严重失眠,不仅影响康复,还会产生焦虑、抑郁等不良情绪,加重病情[1]。因此做好睡眠护理至关重要。

3.2　失眠原因

调查显示,导致失眠的因素很多,可归纳为3个方面,即生理因素、心理因素、环境因素。不同疾病其主要原因可能不同。

3.2.1 生理因素

就骨科患者而言，导致失眠的主要因素是生理因素，包括疼痛、体位不适、身体不适等。①疼痛引起失眠者占 73.9%，其比例很大。骨折损伤以及手术创伤会不可避免地引起不同程度的疼痛，这是显而易见的，术后 1～2 天是疼痛的高峰期。疼痛刺激会导致患者身心不适，身心得不到放松而影响睡眠[2]。②体位不适引起失眠者占 61.2%，也是影响睡眠的另一大原因。为了治疗的需要，骨科患者术后会采用一些特殊的体位，如夹板、石膏、绷带、颈托、腰托等固定，头部、四肢牵引，患肢抬高等，都严格要求摆放成一个特殊的固定不变的体位。而且体位维持不变的时间很长，不能轻易改变体位和翻身，这使患者感到很不适，因而影响睡眠。③身体不适引起失眠的比例占 49.1%，将近一半。骨科患者由于长期卧床，容易发生便秘、尿潴留、腹胀等并发症，尤其是老年患者。这些身体不适也会影响睡眠。

3.2.2 心理因素

心理因素导致失眠者占 37.0%。生理因素会引起心理反应，从而影响睡眠。同时一些心理因素，如担心机体功能是否能完全康复而导致思想负担很重、压力很大，经济困难者担心医疗费用问题而心里不安等，都会影响睡眠。

3.2.3 环境因素

环境因素影响睡眠者占 24.8%。如患者打扰、查房打扰、床不习惯等因素都不同程度地对睡眠产生不良影响。

3.3 护理对策

3.3.1 疼痛护理

疼痛是导致骨科术后患者失眠的主要原因，应采用综合护理措施减轻疼痛[3]。①心理护理：术后告知患者 1～2 天内会有不同程度的疼痛，随着机体的恢复，疼痛会逐渐减轻，使患者有所心理准备。同时指导患者自我缓解疼痛的一些方法，如深呼吸放松，看电视、听音乐、聊家常等转移分散注意力等。②遵医给药：疼痛严重者，根据患者的要求，遵照医嘱使用止痛、安眠等药物，也可使用安慰剂。③操作轻柔：对患者进行治疗和护理时，各种操作要轻柔，避免加重患者的疼痛。

3.3.2 体位不适的护理

骨科术后对患者的肢体摆放各种特殊体位，是为了维持正确的体位，以预防压疮、肢体挛缩、关节畸形，达到预期的治疗效果。护士应掌握体位转移技术，根据不同的手术要求，实施不同的体位护理。①体位宣教：向患者说明维持正确体位的必要性，取得患者及家属的理解。②局部按摩：指导患者及家属适时地进行局部按摩。③改变体位：在病情允许的情况下，适当改变患者的体位，以增加身体的舒适度。

3.3.3 身体不适的护理

积极预防、观察与处理各种并发症。①防治便秘：指导患者多吃蔬菜、水果，增加纤维素，防止便秘。如发生便秘，适当给予缓泻剂或肛门灌肠进行排便。②诱尿导尿：发生尿潴留时先进行热敷或听流水声诱导排尿，必要时留管导尿。③处理腹胀：有腹胀者与医生合作进行处理。

3.3.4 心理疏导

针对患者出现的各种心理问题，采用支持性心理护理积极进行疏导。①解释安慰：热情、关心患者，以真诚的态度倾听患者的诉求，耐心进行解释和安慰，增强治疗信心。②家属安抚：指导家属配合作好患者的思想工作，以消除紧张和恐惧情绪。③现身说法：请同类手术治疗者进行现身说法，以消除顾虑，增强信心。

3.3.5 环境管理

环境因素如吵闹、声响、灯光等都会影响睡眠，因此护士要为患者创造一个安静、安全、清洁、舒适的环境。①病房管理：保持病房适度的温度、湿度和光线，保持床单清洁、干燥和平整。②防止噪声：做好患者与家属的宣教工作，防止病室内外高声喧哗、吵闹，晚间按时就寝与熄灯，停止电视等各种娱乐活动。③夜间四轻：医护人员夜间治疗和护理时做到"四轻"，即走路轻、说话轻、动作轻、关门轻，以保证患者能安静睡眠。

本调查表明，骨科手术患者失眠的发生率较高，主要原因有生理因素（疼痛、体位不适、身体不适等），其次为心理因素（担心预后、担心费用等）和环境因素（患者打扰、查房打扰等）。针对引起失眠的原因，采取个体化护理措施，有助于减少失眠，促进康复。

参考文献

[1] 陈继培.睡眠充足好处多[J].家庭中医药，2000，（1）：34.

[2] 沈曲，李峥.手术后患者疼痛控制满意度状况及影响因素的研究[J].中华护理杂志，2007，42（3）：197～202.

[3] 胡三莲，许燕玲，熊飞，等.骨科住院患者对疼痛护理认知和需求情况的调查[J].解放军护理杂志，2008，25（10A）：26～27.

阴道自然分娩产妇发生会阴裂伤的相关因素分析

牟缬姗

（河洑人民医院，湖南　常德　41500）

[摘　要]　目的：探讨导致阴道自然分娩产妇会阴裂伤的相关因素，以便有针对性地采取防控措施，减少会阴裂伤的发生。方法：采用方便抽样方法对1322例经阴道自然分娩产妇会阴裂伤的情况及相关因素进行回顾性病例分析。结果：阴道自然分娩产妇的会阴裂伤率为69%。会阴裂伤率与胎儿体重和接生者工龄有关。体重≥2.5 kg的胎儿导致产妇的会阴裂伤率高，产科工龄<5年者所接生的产妇其会阴裂伤率高，正常胎位产妇的会阴裂伤率高于异常胎位。会阴裂伤与产妇的年龄、产次、产程与使用宫缩剂无关。结论：经阴道自然分娩的产妇，发生会阴裂伤与胎儿体重过大、接生工龄过短有关。由于可能存在较大的选择偏倚，某些影响会阴裂伤的因素有待进一步研究。

[关键词]　会阴裂伤；自然分娩产妇；相关因素

自然分娩是最理想、对母婴最安全的分娩方式，与剖宫产相比，有明显的优越性。但自然分娩也有部分产妇会发生产伤，会阴裂伤是最常见的一种产伤，会给产妇带来较大痛苦。为了探讨导致阴道自然分娩产妇会阴裂伤的相关因素，以便有针对性地采取预防与控制措施，特对医院产科住院分娩的病例进行一次资料分析，现将结果报告如下。

1　资料与方法

1.1　资料来源

现存的常规资料来源于医院存档的病历。采用方便抽样方法对2007年1月~2008年10月住院分娩的产妇病历进行分析。病例入选标准：阴道自然分娩的产妇。病例排除标准：剖宫产产妇；阴道产但进行了会阴侧切的产妇。通过筛选，共纳入自然分娩的1322例产妇进行分析。

1.2　资料分析方法

采用回顾性病例分析方法，查阅住院病历资料，按分析项目进行资料的整理与分析。分析内容或项目：①产妇一般情况；②会阴裂伤率；③会阴裂伤的相关因素，如胎儿因素、产妇因素、接生者因素等。会阴裂伤的分度诊断标准参考助产学[1]。

1.3 统计分析方法

主要进行相关性分析，计算频率进行指标描述，计算联系强度指标 RR 进行相关描述，采用 x^2 检验进行联系性相关检验，$P < 0.05$ 认为相关有统计学意义。

2 结果

2.1 产妇一般情况

清查近两年的产科病历，除去剖宫产产妇以外，共获得 2307 例经阴道分娩的病例。在阴道分娩的病例中，再除去会阴侧切术的 985 个病例（占阴道产的 42.70%。其中初产妇 902 例，占会阴侧切的 91.57%；经产妇 83 例，占 8.43%），剩下 1322 例为经阴道自然分娩者。自然分娩产妇占阴道产的 57.30%。其中初产妇 565 例，占 42.74%；经产妇 757 例，占 57.26%）。产妇平均年龄为（29 ± 5）岁（18 ~ 45）岁。

2.2 会阴裂伤率

分析 1322 例自然分娩的产妇，发生会阴裂伤者 912 例，会阴裂伤率为 69.00%。其中 Ⅰ 度裂伤 285 例，裂伤率为 21.56%；Ⅱ 度裂伤 624 例，裂伤率为 47.20%；Ⅲ 度裂伤 3 例，裂伤率为 0.23%。

2.3 会阴裂伤与胎儿的关系

分析自然分娩产妇的会阴裂伤与胎儿体重的关系，可以看出会阴裂伤与胎儿体重有关，胎儿体重大者会阴裂伤率高。RR（相对危险度）的结果表明，体重超过 2.5 kg 的胎儿分娩，其产妇发生会阴裂伤的危险性是低于 2.5 kg 胎儿的 2 倍（$P < 0.001$，表 1）。

表 1 产妇会阴裂伤与胎儿体重的关系

胎儿体重（kg）	自然分娩人数	会阴裂伤人数	会阴裂伤率（%）	RR	x^2	P
<2.5	68	24	35.29	1.0	38.04	<0.001
≥2.5	1254	888	70.81	2.0		

分析自然分娩产妇的会阴裂伤与胎位的关系,可以发现会阴裂伤与胎位有关,枕前位(正常胎位)胎儿的会阴裂伤率高于异常胎位($P < 0.001$,表2)。

表2 产妇会阴裂伤与胎位的关系

胎位	自然分娩人数	会阴裂伤人数	会阴裂伤率(%)	x^2	P
枕前位	1255	896	73.39	67.11	< 0.001
异常胎位	67	16	23.88		

2.4 会阴裂伤与接生者工龄的关系

分析自然分娩产妇的会阴裂伤与接生者工作年限的关系,其结果显示,产科工龄低于5年的接生者,所接生的产妇其发生会阴裂伤率高于超过5年工龄的接生者($P < 0.001$,表3)。

表3 产妇会阴裂伤与接生工龄的关系

接生工龄(年)	自然分娩人数	会阴裂伤人数	会阴裂伤率(%)	RR	x^2	P
< 5	888	640	72.07	1.2	12.04	< 0.001
≥5	434	272	62.67	1.0		

2.5 会阴裂伤与产妇的关系

分析自然分娩产妇的会阴裂伤率与产妇本身的一些固有因素的关系,可以看出,会阴裂伤与产妇的年龄、产次、产程和使用宫缩剂之间无关联($P > 0.1$ 或 $P > 0.05$,表4)。

表4 产妇会阴裂伤与产妇年龄、产次、产程和使用宫缩剂的关系

产妇因素	产妇年龄(岁)		产 次		产 程		宫缩剂	
	< 35	≥35	初产	经产	急产	平产	使用	未用
自然分娩人数	1139	183	565	757	237	1085	108	1214
会阴裂伤人数	782	130	376	536	161	752	73	842
会阴裂伤率(%)	68.66	71.04	66.55	70.81	67.93	69.31	67.59	69.36

$x^2 = 0.42$ $P > 0.1$ $x^2 = 2.74$ $P > 0.05$ $x^2 = 0.14$ $P > 0.1$ $x^2 = 0.14$ $P > 0.1$

3　讨论

3.1　产妇的会阴裂伤率

产科病例资料的分析表明，自然分娩的产妇其会阴裂伤率达 69%，以 Ⅱ 度裂伤率最高，达 47.2%。由此可见，会阴裂伤这种软产道的撕裂伤是产科中最常见的一种产伤，它不仅引起出血，给产妇带来痛苦，还会增加产妇的住院时间和经济负担，严重者还会影响产妇的生理功能和正常生活，因此，需引起医护人员高度关注。预防和控制会阴裂伤是助产人员和护理人员的一项重要任务。

3.2　会阴裂伤的有关因素

通过回顾性病例分析，发现自然分娩产妇的会阴裂伤与胎儿体重、胎位以及接生者工龄有关。

3.2.1　胎儿体重

本次分析显示，胎儿体重超过 2.5 kg 者，产妇会阴裂伤率增高（$RR = 2$，$P < 0.001$）。表明胎儿过大是导致会阴裂伤的重要因素之一。胎儿出生的平均体重约 3000 g，超过平均体重者，将会增加会阴裂伤的危险。有研究表明，胎儿 ≥ 3500 g 者，明显增加会阴裂伤的危险（$OR = 3.8$）。这是由于软产道的生理性伸展有限，过大胎儿通过产道容易导致会阴过度膨胀而引起裂伤。但也有研究指出，会阴裂伤与胎儿大小无明显关系[2]。

3.2.2　胎位

本次分析的结果，正常胎位（枕前位，包括左枕前、右枕前）产妇的会阴裂伤率高于异常胎位（如枕后位、枕横位、臀先露、肩先露、面先露等）（$P < 0.001$），此结果有违常理，是一种反常现象。妇产科学指出：胎位异常时，胎儿娩出更加困难，常导致继发性宫缩乏力，使产程延长，容易发生会阴裂伤，常需手术助产[3]。有研究指出，枕后位是 Ⅲ 度会阴裂伤的重要危险因素（$OR = 69.8$）。本次分析结果，异常胎位的会阴裂伤率低于正常胎位，可能是选择偏倚造成的系统误差所致。因为在产前发现了胎位异常时，基本上选择了剖宫产或会阴侧切术，没有选择手术的产妇，医生和助产士在接生时会格外的注意。由于选择了分娩方式，使胎位异常的产妇经阴道自然分娩的例数很少，只有 67 例，而胎位正常者却有 1255 例，异常胎位的样本太小，由于选择分娩方式导致了选择偏倚，造成了较大的系统误差，因而使本次分析结果出现了反常现象。如果胎位异常的产妇都采用自然分娩方式，而不选择手术分娩，则可能出现异常胎位产妇的会阴裂伤率高于正常胎位的结果。

3.2.3 接生工龄

本次分析结果表明，接生者工龄的长短与自然分娩的会阴裂伤有关。工龄低于 5 年者所接生的产妇其会阴裂伤率高($P < 0.001$)，说明接生者经验不足是造成会阴裂伤率增高的重要因素。接生经验不足可表现在以下一些方面。①会阴保护不好。分娩时助产士用手保护会阴十分重要。如果保护技术不熟或使用不当，保护方法不正确或保护力度过小，会造成会阴裂伤。②手术助产不当。分娩时采用臀牵引、胎头吸引术、钳产等，会阴侧切过小，术者与会阴保护助手配合不协调等都会引起会阴裂伤。③产程把握不好。产程观察不够细心，未能及时发现产妇的异常情况进行正确地诊断与处理，如静滴催产素引产时，产妇宫缩过强，产程进展过快，或未能正确估计胎儿的大小等而导致产妇会阴裂伤。④分娩干预过早。分娩时过早的进行人工扩张宫颈、过早的人工破膜、过早的要求产妇用力等，都会使会阴的裂伤发生率升高。因此接生者要不断地加强学习，积累经验，提高接生技术水平。要做好产前准备，产时仔细观察，及时发现各种异常情况，严格掌握手术助产的适应证，选择合适的分娩方式，减少会阴裂伤的发生。

3.3 会阴裂伤的无关因素

本次分析结果，自然分娩产妇的会阴裂伤率与产妇本身的年龄、产次、产程和使用宫缩剂无关($P > 0.05$ 或 0.1)。

3.3.1 年龄

通常认为产妇的年龄过大(> 35 岁)或过小(< 18 岁)，都容易导致会阴裂伤。因为年龄过大，骨盆的可动性减小，会阴弹性差，分娩时会阴体不能充分扩张而容易造成裂伤；年龄过小，外阴发育不成熟，也容易造成裂伤。但有研究认为会阴裂伤与产妇年龄无明显的相关性。本分析也显示无关。此中可能存在因选择偏倚而造成的系统误差过大所致。本组 >35 岁的产妇选择自然分娩者只有 183 例，大多数产妇选择了剖宫产或行会阴侧切术。而 <35 岁组中无 <18 岁的产妇。

3.3.2 产次

一般认为初产妇的会阴裂伤率高于经产妇，许多研究的结论也是如此[2]。这是由于初产妇的会阴体较厚、较紧所致。但本次分析的结果却并非如此，没有显示裂伤与产次有关。此中可能存在选择偏倚而有系统误差，因为有较多的初产妇选择了剖宫产或进行了会阴侧切术。如本次资料分析中，985 例会阴侧切者(占阴道产的 42.7%)，其中有 902 例是初产妇，占会阴侧切者的 91.57%。而经产妇只占 8.43%。

3.3.3 产程

一般认为急产的会阴裂伤率高于平产。这是由于急产时胎头下降过快，胎儿娩出过快，会阴来不及充分扩展，加上接生者未能及时保护会阴，故容易导致会阴裂伤。但本次分析研究表明，急产与平产的会阴裂伤率却没有差别，即没有反映出裂伤与产程有关。其原因也可能是分娩方式的选择造成的。由于急产，接生者较为重视，会较多的选择会阴侧切术分娩，而侧切分娩者未作为本次的分析对象，故可能存在较大的选择偏倚。

3.3.4　宫缩剂

分娩过程中由于子宫收缩乏力，第二产程延长，容易引起会阴裂伤，故接生时常使用宫缩剂如催产素。本次分析结果显示，使用宫缩剂者与未使用宫缩剂者其会阴裂伤率无差别，表明裂伤率与使用宫缩剂无关，与文献报告的结果相似[4]。说明合理使用宫缩剂不会增加会阴裂伤的危险。

本分析显示，经阴道自然分娩的产妇，发生会阴裂伤与胎儿体重过大或接生者工龄过短经验不足有关。会阴裂伤与胎位有关，但结果是正常胎位造成的裂伤高于异常胎位，这有违常理，可能是因选择偏倚造成的系统误差所致。会阴裂伤与产妇的年龄、产次、产程和使用宫缩剂无关，其中某些因素的分析如年龄、产次、产程可能存在较大的选择偏倚而影响分析结果，有待今后进一步研究。

参考文献

[1] 魏碧容. 高级助产学[M]. 北京：人民出版社，2002：227～228.

[2] 李炳招，项永华. 会阴Ⅱ度裂伤发生因素的临床分析[J]. 浙江预防医学，1996，8(4)：27.

[3] 乐杰. 妇产科学[M]. 第4版. 北京：人民卫生出版社，1996：187～192.

[4] 王木兰，王淑娟. 软产道裂伤的相关因素及处理[J]. 安徽医学，1997，18(6)：60.

重症监护病房医院感染的状况分析

柯姹雯

（丹洲人民医院，湖南　常德　415000）

[摘　要]　目的：了解 ICU 医院感染的状况与危险因素，为防控医院感染提供科学依据。方法：采用方便抽样方法对 ICU 患者进行医院感染监测；采用前瞻性与回顾性病例分析方法对 329 例患者的病历资料进行资料分析。结果：ICU 医院感染率为 14.29%，例次感染率为 23.40%。感染部位呼吸道占 71.43%，泌尿道占 12.98%，皮肤及手术切口占 6.49%。感染病菌 G^- 杆菌占 71.95%，G^+ 球菌占 12.85%，真菌占 12.20%。感染的危险因素，使用呼吸机占 61.70%，导尿留管占 29.79%。结论：ICU 的医院感染率较高；感染部位以呼吸道为主，其次为泌尿道和皮肤切口；感染的病原菌以 G^- 杆菌为多，其次为球菌与真菌；感染的危险因素主要是介入性诊疗操作。为了防控医院感染，应做好消毒、隔离和无菌操作。

[关键词]　医院感染；重症监护病房；介入性诊疗操作

重症监护病房（ICU）是危重患者救治与监护的集中区域。患者病情危重，免疫功能低下，常接受各种介入性诊疗，是医院感染的高危区域。医院感染严重影响患者的治疗与康复。为了了解 ICU 医院感染的情况及危险因素，为医院感染的防控提供科学依据，以便采取有针对性的防控措施，特对 ICU 的病例进行一次医院感染的资料分析，现将结果报告如下。

1　资料与方法

1.1　资料来源

采用方便抽样方法对 2009 年 1 月～12 月所有住过 ICU 的患者进行医院感染监测。病例入选标准：入住 ICU 的患者；转出 ICU 后随诊 48h 发生医院感染的患者。病例排除标准：入住 ICU 前在其他科室已发生医院感染的患者。通过监测共纳入 329 例患者。

1.2　监测与分析方法

1.2.1　监测方法

①填写日志：当班护士填写"ICU 病人日志"，内容包括新入住患者情况，介入性诊疗情况（留置导尿管、动静脉留针、呼吸机使用等）。②感染登记：医院感染确诊后填写"医院感染病例登记表"，上报医院感染管理科。③督导评估：每天到 ICU 督导核实医院感染的发生情况，每周对患者进行病情评估。

1.2.2　诊断标准

采用 2001 年卫生部颁布的《医院感染诊断标准（试行）》进行诊断。

1.2.3　分析方法

采用前瞻性与回顾性病例分析方法，对收集的病例按分析项目进行资料的整理与分析。分析内容或项目：医院感染例数与例次；医院感染的部位、病原菌及危险因素等。

1.3　统计分析方法

计算率与构成比进行描述性分析。

2　结果

2.1　医院感染的发生率

共监测 ICU 病例 329 例，发生医院感染 47 例（77 例次），ICU 医院感染率为 14.29%，例次感染率为 23.40%。

2.2　医院感染的部位

77 例次的 ICU 医院感染，以呼吸道感染所占比例最大，主要是呼吸机相关肺炎有 29 例；其次为泌尿道（表 1）。

2.3　医院感染的病原菌

对医院感染者进行细菌培养，共检出病原菌 82 株，以 G⁻ 杆菌最多，共 59 株。有不动杆菌 25 株、铜绿假单胞菌 11 株、肺炎克雷伯菌属 10 株、大肠埃希菌 6 株、其他假单胞菌 4 株、肠杆菌属 2 株、柠檬酸杆菌 1 株。G⁺ 球菌 13 株，有凝固酶阴性葡萄球菌 6 株、金黄色葡萄球菌 3 株、肠球菌属 3 株、其他 G⁺ 菌 1 株。真菌 10 株（表 2）。

表1　ICU 医院感染的部位

感染部位	感染例次	构成比（%）
呼吸道	55	71.43
泌尿道	10	12.98
皮肤及手术切口	5	6.49
血管血液	2	2.60
腹腔内组织	2	2.60
其他部位	3	3.90
合　计	77	100.00

表2　ICU 医院感染的病原菌

感染病原菌	检出株数	构成比（%）
G^- 杆菌	59	71.95
G^+ 球菌	13	15.85
真菌	10	12.20
合计	82	100.00

2.4　医院感染的危险因素

各种介入性诊疗操作是导致医院感染的主要危险因素，如使用呼吸机、泌尿道留置导尿管、血管内留针等（表3）。

表3　ICU 各种侵入性操作的感染情况

侵入性操作类别	感染例数	构成比（%）
呼吸机插管或套管	29	61.70
泌尿道插管与留管	14	29.79
血管内穿刺与留针	2	4.26
其他操作	2	4.25
合　计	47	100.00

3　讨论

3.1　ICU 医院感染的状况

本资料分析显示，ICU 医院感染率为 14.29%，例次感染率为 23.40%。ICU 收治的多为需要抢救的高危患者，由于有创操作较多，加上机体免疫低下，容易发生医院感染，病死率较高，是医院感染的高发科室，需引起医护人员的高度重视[1]。医院感染部位以呼吸道为主，占 71.43%，其中以下呼吸道为多，常见为肺炎。其次为泌尿道和皮肤切口。感染的多发部位与使用呼吸机和导尿留管等侵入性操作有关。病原菌以 G⁻杆菌多见，占 71.95%；其次为球菌和真菌。这些导致医院感染的病原微生物可能来自自然环境中的空气、物品或医疗器械，引起外源性感染；也可能来自人体的体表皮肤或体腔中的正常菌群或条件致病菌，引起内源性感染。

3.2　ICU 医院感染的危险因素

导致医院感染的危险因素有外因（如医源因素、环境因素、管理因素等）和内因（患者免疫力下降等）。本次资料分析说明，各种介入性诊疗操作是导致医院感染的主要危险因素。如使用呼吸机导致的感染占 61.70%，留置导尿管导致的感染占 29.79% 等。ICU 的患者，病情危重，需要抢救，各种应急诊疗的操作很多，其中就有许多侵入性操作，如抢救时进行气管切开或气管插管、使用呼吸机时的插管或套管、使用导管、内镜或穿刺进行导尿、检查或输液等操作，都可导致人体内皮肤和腔道黏膜屏障遭受损伤或破坏，引起各种感染[2]。

3.3　防控医院感染的措施

医院是病原微生物较多的场所，容易导致医院感染的发生。医院感染不仅影响患者的治疗与康复，加重患者的痛苦，而且还增加患者的住院时间和经济负担，因此应引起医护人员的高度重视。WHO 提出 5 项防控医院感染的关键措施，应该认真贯彻执行[3]。①消毒。做好医用物品的清洁、消毒与灭菌，做好病室的通风与空气消毒。②隔离。做好传染病隔离与保护性隔离，特别是做好 ICU 的保护性隔离。③无菌操作。医护人员应执行无菌操作原则，正确运用无菌操作规程，以保证患者的安全。④合理使用抗生素。防止滥用抗生素，避免二重感染和耐药菌的产生。⑤监测。对医护人员、患者进行监察和检测，掌握医院感染的发生状况及危险因素，及时采取科学的防控措施。

本分析提示，ICU 的医院感染率较高；感染部位以呼吸道为主，其次为泌尿道和皮肤切口；感染的病原菌以 G⁻杆菌为多，其次为球菌与真菌；感染的危险因素主要是介入性诊疗操作。为了防控医院感染，应做好消毒、隔离、无菌操作、合理使用抗生素以及做好感染监测等工作。

参考文献

[1] 徐秀华. 临床感染学[M]. 长沙：湖南科学技术出版社，2005：173.
[2] 傅应云，何正强，吴伟元，等. 呼吸重症监护病房肺部感染的病原菌分布及其耐药性[J]. 中华医院感染学杂志，2005，15（5）：590~593.
[3] 覃志芳，刘红，吴小满，等. 医院获得性铜绿假单胞菌感染的护理管理[J]. 护士进修杂志，2009，24（9）：796~797.

护理科研"三基"填空测试题(解答)

一、科研的六步程序是——科研选题、科研设计、科研实施、统计分析、论文写作、成果推广。

科研选题的三项要求是——求新(创新性)、求真(科学性)、求行(可行性)。

根据科研方法的不同,科研课题的五种类型是——实验研究、调查研究、资料分析、经验总结、整理知识。

二、按加工资料的不同,医学文献的四种类型是——零次文献(原始资料)、一次文献(原始文献,原著)、二次文献(检索文献)、三次文献(再生文献、编著)。

按信息载体的不同,医学文献的四种类型是——书本文献(纸印文献)、胶片文献(缩微文献)、音像文献(视听文献)、电子文献(机读文献)。

文献检索的三种基本方法是——期刊浏览法、引文追溯法、工具查找法。

三、实验的三种类型是——动物实验、临床试验、社区试验。

实验的三个要素是——处理因素、受试对象、效应指标。

实验的三大原则是——对照、重复、随机。

单因素实验设计的三种类型是——分组设计、配对设计、交叉设计。

统计工作的三个步骤是——搜集资料、整理资料、分析资料。

科研的三种误差是——抽样误差、系统误差(偏倚)、过失误差。

四、根据调查时间方向的不同,采用的三种调查是——现况调查、病例对照调查、队列调查。

根据调查的目的不同,调查可进行的三种研究是——描述性研究、比较性研究、相关性研究。

调查研究中随机抽样的四种基本方法是——单纯随机抽样、系统抽样、分层抽样、整群抽样。

根据不同的需要,搜集资料的三种不同形式的调查表是——单一表、一览表、编码表。

五、根据变量的不同,科研资料的两种类型是——定量资料、定性资料。

根据统计分析任务的不同,可进行的两类统计是——统计描述(指标描述)、统计推断(假设检验)。

根据研究目的的不同,可进行的三种统计分析是——描述性分析、比较性分析、相关性分析。

根据资料类型的不同，可进行的两类统计分析是——定量分析、定性分析。

六、根据资料来源的不同，广义的两类论文是——原著、编著。

根据研究方法的不同，四类原著是指——实验报告、调查报告、资料分析、经验总结。

七、论文写作时，可使用的两种标题序号是——传统序号、标准序号。

三线表结构的四要素是——表题、表线、标目、数字。

三线表的三条基本线条是——顶线、隔线、底线。

三线表的两条附加线是——合计线、分层线。

八、规范标准的学术论文写作格式的三部分是——前置部分、正文部分、后置部分。

论文正文的三大主体部分是——材料与方法、结果、讨论（含结论）。

九、论文的结构式摘要其四部分内容是——目的、方法、结果、结论。

关键词的两种选词途径是——题内选词、文内选词。

十、毕业论文答辩其答辩二字的两种内涵是——答询、辩说。

答辩时限的两项规定是——每人答辩时间控制在 15 分钟左右、每题答辩时间控制在 5 分钟左右。

论文答辩辞写作格式的三部分是——标题、正文、署名。

参考文献

[1] 罗隆明，张生皆，主编.医学科研学[M].北京：人民卫生出版社，2007.

[2] 罗隆明，朱明瑶，主编.护理科研[M].北京：科学技术文献出版社，2013.

[3] 罗隆明，主编.预防医学[M].长沙：湖南科学技术出版社，1998.

[4] 贺石林，陈修，主编.医学科研方法导论[M].北京：人民卫生出版社，1998.

[5] 肖顺贞，主编.护理研究[M].第3版.北京：人民卫生出版社，2008.

[6] 方积乾，主编.卫生统计学[M].第6版.北京：人民卫生出版社，2008.

[7] 王家良，主编.临床流行病学[M].第3版.北京：人民卫生出版社，2008.

[8] 郭继军，主编.医学文献检索[M].第2版.北京：人民卫生出版社，2006.

[9] 邱心镜，主编.应用文写作[M].北京：人民卫生出版社，2005.

[10] 石金玉，等编著.实用医学论文写作[M].北京：人民军医出版社，1995.

[11] 徐勇勇，等.医学研究统计方法应用[J].中华预防医学杂志，2001，35(1~6);2002，36(1~6).